Doris Altmaier
Dr. med. Siegfried Wentz

Ernährung mit Spaß
Bewegung mit Maß

Dieses Buch ist allen Menschen gewidmet, die Spaß an sportlichen Aktivitäten finden und Essen & Trinken mit Freude und Genuss verbinden – Menschen die etwas für sich und ihre Lebensqualität tun möchten.

1. Auflage 2004
ISBN 3-7750-0442-4

Redaktion: Monika Graff
Bildnachweise: alle Fotos Seite 2 – 95: corbis, Düsseldorf; außer Seite 5 (unten), Seite 61 © Edith Gerlach, Frankfurt; Seite 64 © Klaus Arras, Köln; Seite 60 & 66 © Studio L´EVEQUE, Bischof & Major; Abbildung Seite 54 © dyadesign, Düsseldorf, Volker Schächtele
Alle Foodaufnahmen ab Seite 95 © Studio L´EVEQUE, Bischof & Major, München, Assistenz für die Aufnahmen auf den Seiten 103, 111, 115, 121, 123, 127, 131, 143, 149, 159, 166, 171, 173, 175, 188 (unten), 189, 190 & 191: Hannelore Bellini und Kristina Babics. Außer: Seite 177 © Carsten Eichner, Hamburg; Seiten 107, 109, 145, 146 & 153 © Klaus Arras, Köln; Seiten 96/97, 98, 117, 124, 137, 139, 140, 152, 157, 178, 180, 188 (oben), 190 (Mitte) © Edith Gerlach, Frankfurt; Seite 104 © Chris Meier, BFF, Stuttgart; Seiten 162–165 © Bruno Hausch.

Titel-Entwurf: dyadesign, Düsseldorf
Satz: dyadesign, Düsseldorf
Reproduktionen: Schniepp, Satz + Reprotechnik, Göppingen
Druck: Ozgraf

Printed in EU, 2004

Ernährung mit Spaß, Bewegung mit Maß – Inhalt

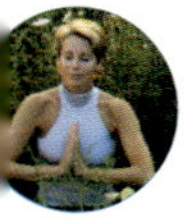

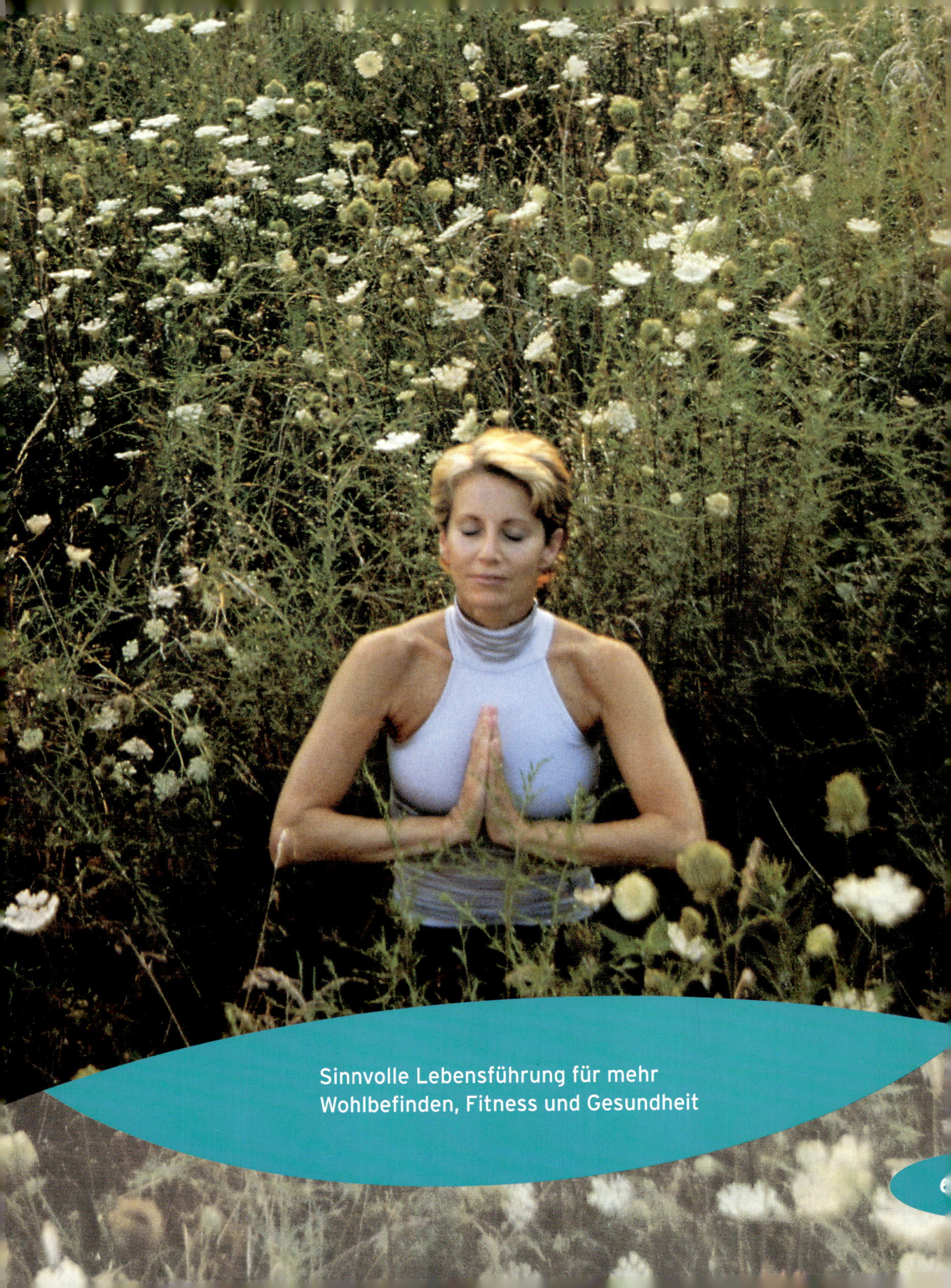

Sinnvolle Lebensführung für mehr Wohlbefinden, Fitness und Gesundheit

Vorwort

Liebe Leserin, lieber Leser!

Ärgern auch Sie sich über ständig wechselnde und widersprüchliche Aussagen und Empfehlungen in diversen Zeitschriften, Büchern, Funk und Fernsehen zum Thema »Diät, Gesunde Ernährung und Phänomenale Gewichtsabnahmen in kürzester Zeit?«
Was davon ist glaubwürdig und in der täglichen Praxis im Umgang mit Gewichtssorgen, Ernährungsumstellung und Lebensgewohnheiten tatsächlich umsetzbar … und das auf wohltuende Weise?
Möchten Sie sich auf Dauer fit, gesund und wohl fühlen?
Bemühen Sie sich um einen Ernährungsfahrplan, der keine radikale und einschränkende Diät ist, sondern der es Ihnen ermöglicht, nach Ihrem Geschmack vollwertig und wertvoll zu essen?
Möchten Sie zudem wissen, was Sie alles mit Sport und Bewegung für sich und Ihre Gesundheit tun können?
In diesem Buch finden Sie Antworten auf diese und viele andere Fragen.

Nach dem Motto:
**»Vollwertig, wertvoll essen – Mit Spaß und Freude genießen –
Moderat und sinnvoll Sport treiben – «**

finden Sie die drei wichtigsten Säulen für mehr Gesundheit, Wohlbefinden und Lebensqualität.

Auf der Grundlage von ernährungswissenschaftlichen Erkenntnissen und sportmedizinischen Erfahrungen und Wissensstand, möchten wir Ihnen einen Ratgeber mit vielen nützlichen Tipps und Hintergrundwissen in die Hand geben.

Den Aspekten »Genuss« und »Bewegung« haben wir unser Hauptaugenmerk geschenkt; denn sie sind so wichtig, dass ihnen diese Bedeutung auch zusteht.

Werden Sie Ihr eigener Therapeut in Sachen sinnvoller Lebensführung für mehr Wohlbefinden, Fitness und Gesundheit.
Wir wünschen Ihnen viel Freude beim Lesen und Umsetzen dieses Buches.

Doris Altmaier
Leitende Diätassistentin
der Schlüsselbad Klinik

Dr. med. Siegfried Wentz
Chefarzt der Schlüsselbad Klinik
Arzt für Orthopädie, Chirotherapie und Sportmedizin
Physikalische Therapie

Essen bedeutet Lebensfreude, Genuss und Lebensqualität

Die therapeutische Bedeutung, die unsere Nahrung bietet, ist nicht zu unterschätzen und lässt sich für den Menschen ganz individuell nach Nutzen und Orientierung einsetzen. Sachliche Anleitungen und Konzepte von bewusster Ernährung stehen machtlos einer Vielzahl von Modediäten und vielversprechenden Wunderdiäten gegenüber, die Schönheit, Schlanksein und Fitness in kürzester Zeit versprechen.
Wichtigstes Ziel sollte jedoch die Hinführung zu vernünftiger Lebensweise und entsprechendem Essverhalten sein, um so mit Einsicht und Erkennen des eigenen Fehlverhaltens eine bewusstere Lebensführung auf Dauer zu erreichen.
Bei aller Beachtung von ernährungsmedizinischen Therapien soll Essen Freude machen und auch Genuss bereiten.
Der Mensch steht im Vordergrund, nicht rigide Verbote, radikale Ernährungsumstellung und Messergebnisse mit blanken Zahlen. Die Empfehlungen zur Ernährungsumstellung sollten immer gesundheitlich unbedenklich sein, mit der Zielsetzung einer mittelfristigen Gewichtsreduzierung und einer langfristigen Stabilisierung des erreichten Gewichtes; unter Berücksichtigung von genussvollem Nahrungsangebot, Wohlbefinden und Erhalt der Lebensqualität.
Bei den vielen ernährungsabhängigen Erkrankungen kann eine Ernährungsumstellung und geänderte Lebensführung wieder zu mehr Gesundheit und Fitness führen.
Die Gesundheit muss im komplexen Bereich von Nahrung – Vitalität – Lebensfreude immer im ganzheitlichen Zusammenhang von Körper, Geist und Seele betrachtet werden.

»Richtig essen hält Leib und Seele zusammen«

Dieses Buch möchte Ihnen einen Weg aufzeigen, die Verantwortung für Ihren Körper in die eigenen Hände zu nehmen, es soll ein hilfreicher Ratgeber zu einem gesünderen – und folglich auch positiveren Leben – sein. Und es soll Ihnen mit überraschenden und leckeren Rezepten jeden Tag die Freude und den Genuss am Essen erhalten.

Dick geboren oder falsche Lebensweise?

Jeder Mensch verfügt von Geburt an über eine gewisse Fettzahlmenge, die genetisch mit bedingt ist, sowie eine spezielle Fettzelldeponierung (Körperregionen, an denen sich die Fettzellen bevorzugt vergrößern und überschüssige Energien und Fette

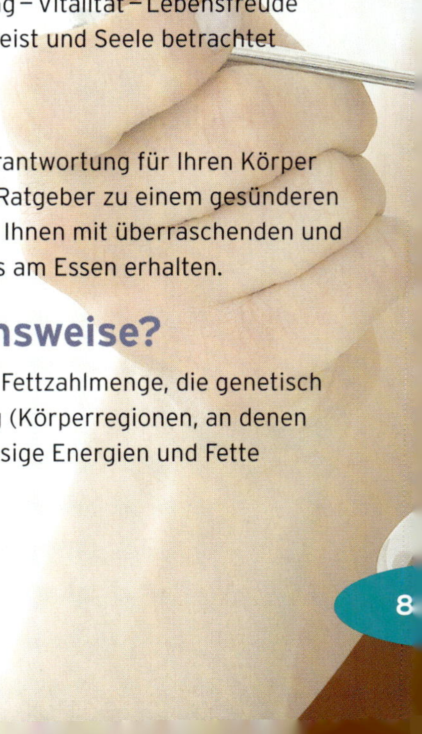

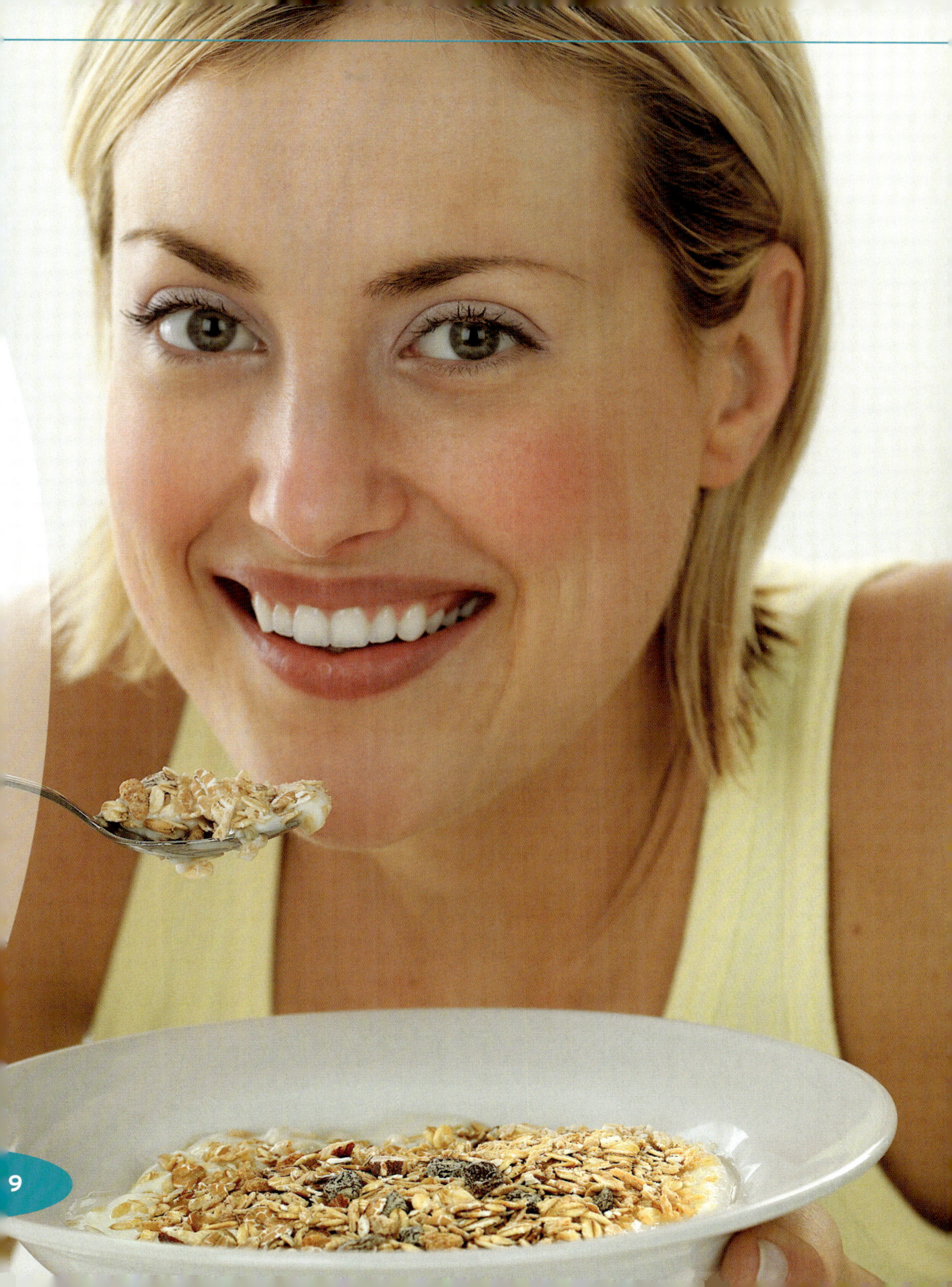

als Depot gelagert werden). Genetische Veranlagungen können negativ beeinflusst werden, vor allem anerzogen durch falsche Ernährungs- und Essgewohnheiten von Kind an.

»Übergewicht kann man nicht erben, aber erwerben!«

Verhaltensweisen im Umgang mit Nahrung, die von Kind an geprägt werden, gehören zu Langzeit-Gewohnheiten; die Entwicklung eines sinnvollen und einsichtigen Essverhaltens ist daher von Kindesbeinen an wichtig. Eltern prägen nicht nur das Verhältnis ihrer Kinder zum Essen, sondern sie vermitteln ihnen auch die entsprechende Einstellung zur Ernährung und zur Bewegung; die Ernährungserziehung und das häusliche Verhaltensmuster begleiten den Heranwachsenden bis ins Erwachsenenalter.

»Entscheidend ist die richtige Anlage-Beratung, nicht die genetische Veranlagung!«

Stoffwechsel

Der innere Motor des menschlichen Organismus, auch als Stoffwechsel bezeichnet, lässt sich weder mit Pillen, Pulverdrinks, Hungerdiäten oder Wundermitteln beschleunigen. Eine effektive Starthilfe und ein zuverlässiger Beschleuniger ist da nur die regelmäßige, eigene sportliche Aktivität.
Unser Stoffwechselprogramm, in dem alle Nähr- und Vitalstoffe wie Eiweißbausteine, Kohlenhydrate, Fettsäuren sowie Ballaststoffe, Vitamine und Enzyme, auch Mineralstoffe miteinander wirken, steuert ein sehr wirksames fettverbrennendes System.
Der weit verbreitete Bewegungsmangel und kaum sportliche – regelmäßige! – Aktivität, lässt dieses System auf Sparflamme laufen.
Der Mensch benötigt Nahrung, um seinen Körper funktionsfähig zu machen, in Betrieb zu halten. Mit dem Material Essen wird die ständige Zellerneuerung, die Zufuhr von Regel- und Stabilisierungsstoffen für alle Funktionen gewährleistet; zudem liefert es Treibstoff und Energie für die Arbeitsleistungen.
Wir unterscheiden den Grundumsatz, der alle üblichen Körperfunktionen beinhaltet und bei Männern höher liegt als bei Frauen; der Unterschied liegt daran, dass Männer mehr Muskelmasse haben und die verbraucht mehr Energie.
Mit zunehmendem Alter schwindet die Muskelmasse, also sinkt auch der Grundumsatz. Jeglicher Verbrauch, den der Körper darüber hinaus leistet, wird als Arbeits- und Leistungsumsatz bezeichnet. Dieser Energieverbrauch ist eine variable Größe, abhängig davon, wie aktiv der Mensch ist.
Dieser Arbeits- und Leistungsumsatz reicht von wenigen hundert Kalorien (bei mäßig leichter körperlicher Arbeit) bis zu Tausenden von Kalorien bei Hochleistungssportlern. Somit liegt das Geheimnis von attraktiver Figur und Gewicht im Maß der sport-

lichen Aktivität: der Erfolg ist geprägt von der sinnvollen und richtigen Kombination von Nahrungsaufnahme (= Energieaufnahme) und sportlicher Bewegung (= Energieverbrauch).

Ernährungsfehler

Die Belastung von falschen Ernährungsgewohnheiten und unter Umständen einseitiger Nahrungsauswahl nach Lust und Laune, führen auf lange Sicht zu entsprechenden Folgen: Gewichtssorgen bis hin zu Gewichtsproblematiken, Abnahme von Fitness und sportlicher Aktivität, Müdigkeit, Konzentrationsschwäche und Verschlechterung von Stoffwechsel und Fettverbrennung.
Die heutigen Zivilisationsgesellschaften essen nachweislich zu viel »leere Kalorien und belastende Genussmittel, zu fett, zu üppig, zu schnell und zu unbewusst«.
Die Zeit, sich wissentlich mit der Nahrungsauswahl sowie mit Einkauf und Zubereitung zu beschäftigen, bleibt kaum, die Möglichkeit sich regelmäßig und sinnvoll zu ernähren ebenso. Auch das Verhältnis von Energieaufnahme und Energieverbrauch gerät immer mehr aus der Balance, mit dem Ergebnis, dass kontinuierlich Fettdepots aufgebaut werden. Hierzu kommt Bewegungsmangel mit Abnahme der Muskelmasse und Verschlechterung/Verminderung des Stoffwechsels. Eine einseitige Ernährung, z.B. Fast Food mit schnell zur Verfügung stehenden Kalorien, oftmals mit geringem Ballaststoff- und Vitamingehalt, führt u.a. zu einer Unterversorgung von wichtigen Pflanzenstoffen und einem schlechteren Immunsystem.

Radikal schlank & krank?

Lust und Frust: Trostpflaster Nahrung

Dass Essen kurzfristig glücklich und zufrieden machen kann, erfährt der Mensch schon von Anbeginn seines Lebens. Der Zusammenhang von Nahrungsaufnahme und Psyche ist einer der stärksten Eindrücke im Leben der Neugeborenen. Egal ob Flaschen- oder Brustkind, bei der Nahrungsaufnahme spüren sie Wärme, Geborgenheit, Nähe, Zärtlichkeit, Beruhigung und schließlich Sättigung.

Getreu dem frühkindlichen Muster, Essen auch als Trost, Beruhigung, Belohnung und als Zeichen von Zuneigung und Liebe einzusetzen, reagieren wir auch als Erwachsene auf entsprechende Situationen.

Frustesser, die sich in diesen Trost flüchten, essen meist zuviel, bevorzugen Lieblingsspeisen und -getränke und haben oft auch einseitige Essgewohnheiten wie den Konsum von Süßem, Fettem und Alkohol. Anschließend meldet sich das schlechte Gewissen mit radikalem Essverhalten, um diese »Sünden« auszugleichen. Ein Teufelskreis beginnt und Betroffene finden nur schwer eine Alternative zum Essen, manchmal hilft jedoch eine ausführliche Beratung und Therapie beim Ernährungspsychologen zur richtigen Steuerung des Unterbewusstseins.

Experten sind sich einig – stetes Hungern und ein regelrechter Diätwahn machen gravierende Gewichtsprobleme, sorgen sogar für eine Verschärfung derselben.

Ständig wechselnde Diäten, Radikalkuren und Fastenkuren erzeugen auf Dauer einen »Hungerstoffwechsel« mit Mangelzuständen. Hungern oder »Diätwahn«/Diäten auf Dauer verbessern nicht den Stoffwechsel – ganz im Gegenteil.

In der Ruhe liegt das große Problem, denn der entscheidende Punkt für Übergewicht ist der Bewegungsmangel.

Subjektiv fühlt sich der Mensch laufend in Bewegung, jedoch die vielfältigen Alltagsbewegungen verbrennen keine gezielten Fettdepots und beschleunigen nicht effektiv die Stoffwechsellage.

Der richtige Sport im moderaten und bewussten Rahmen trägt entscheidend zu Gesundheit und Wohlbefinden bei, ist der ideale Begleiter einer einsichtigen Ernährungsweise – unverzichtbar für alle, die das Gewicht reduzieren oder stabilisieren wollen (siehe Seite 84–95).

Mode- und Trend-Diäten; Jo-Jo-Effekt

Wundersame Versprechungen von Mode- und Trend-Diäten führen, meist gepaart mit Kohlenhydrat- und Eiweißmangel, in eine einzige Einbahnstraße.

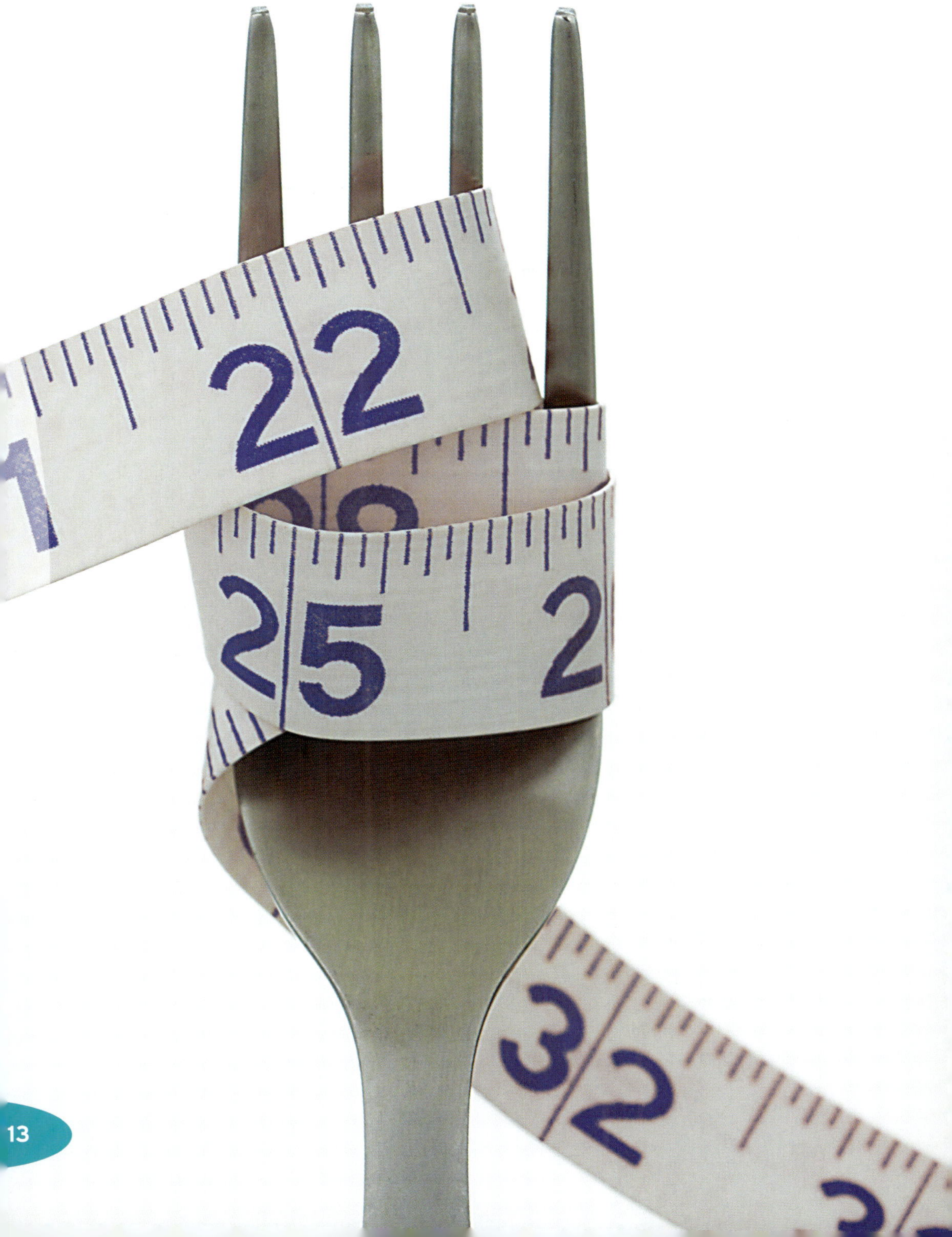
22
25
32

Der Jo-Jo-Effekt ist vorprogrammiert und Frust und Enttäuschung bei stets schlechter werdenden Diätergebnissen führen oftmals zu Heißhungerattacken und Ernährungsentgleisungen. Der gesamte Organismus bekommt die Fehlernährung zu spüren: von schlappen Ermüdungszuständen über fahle, schlecht durchblutete Haut und dünne, spröde Haare bis hin zu Verdauungsstörungen, Blähungen und Unwohlsein.
Wer den Jo-Jo-Effekt wieder auspendeln möchte, benötigt ein ausgearbeitetes Ernährungs-, Fitness- und Regenerationsprogramm, stets als Langzeitkombination und Hilfe sowie Unterstützung für den gesamten Stoffwechsel. Es gibt weder Wunderdiäten noch Wunderpillen, die ohne Eigenverantwortung und Umstellung der Lebensführung (Langzeit-Essverhalten & moderater regelmäßiger Sport) zur Gewichtsabnahme und Gewichtsstabilisierung führen könnten.

**Die Erfolgsformel für das Dauer-Wohlfühlgewicht lautet:
Gesunde, bewusste Ernährung und regelmäßige Bewegung.**

Mentales Training für Körper & Geist

In der heutigen Konsumgesellschaft bestimmt schon lange nicht mehr der Hunger, was und wie wir essen: Die Menschen sind von komplexen Faktoren wie Erziehung, Ernährungsgewohnheiten, Lebensführung, Arbeitsalltag und nicht zuletzt gesellschaftlichen Schönheits- und Schlankheitsidealen geprägt – Fakten, die oft wesentlich schwerer wiegen als einige wenige Pfündchen zuviel.
So weiß die Medizin und Wissenschaft schon lange, dass der sogenannte »Diäten- und Körperwahn« neben den körperlichen auch gravierende psychologische Folgen mit sich bringt: negatives Körpergefühl, Frust und mangelndes Selbstwertgefühl als Resultat von Hungerkuren und radikalen Verboten, von ständig wechselnden Gewaltkuren.
Wer sich selbst und seinem Körper Vertrauen, Geduld und Zeit entgegenbringt, kann erfolgreich ein anderes Verhaltensmuster und eine neue Einstellung zum Essen gewinnen:

Ruhe und Muße gehören dazu!

Nicht Model-Maße zählen, nicht das Aussehen eines Supermodels sollte Wunschziel sein, sondern ein gutes Wohlfühlgewicht mit toleranten Schwankungen; so lassen sich in Lebensweise, Beweglichkeit und Mentalität eigene Grenzen erkennen und akzeptieren.

Mit einigen kleinen psychologischen Tipps und Tricks lässt sich so manche Gewohnheit ändern.

- Niemals hungrig einkaufen gehen!
- Keine Vorräte von den Lebensmitteln anlegen, die aus Erfahrung zum Essen verleiten!
- Die Nahrungszufuhr auf mehrere kleine Mahlzeiten verteilen; schützt vor Heißhungerattacken!
- Langsam essen und gut kauen, beim Einstellen von Sättigungsgefühl mit dem Essen aufhören ... auch wenn der Teller nicht leer ist!
- Gelegentliche Naschereien bewusst und sinnvoll einplanen (ohne schlechtes Gewissen)!
- Entspannung bei angenehmer Musik, Erholung bei einem schönen Spaziergang, tun Körper und Seele viel Gutes.
- Verwöhnen Sie sich mit Wellness und einem Pflegeprogramm: unterstützt auf natürliche Weise Haut und Gewebe und ist Balsam für die Seele (gilt auch für Männer).

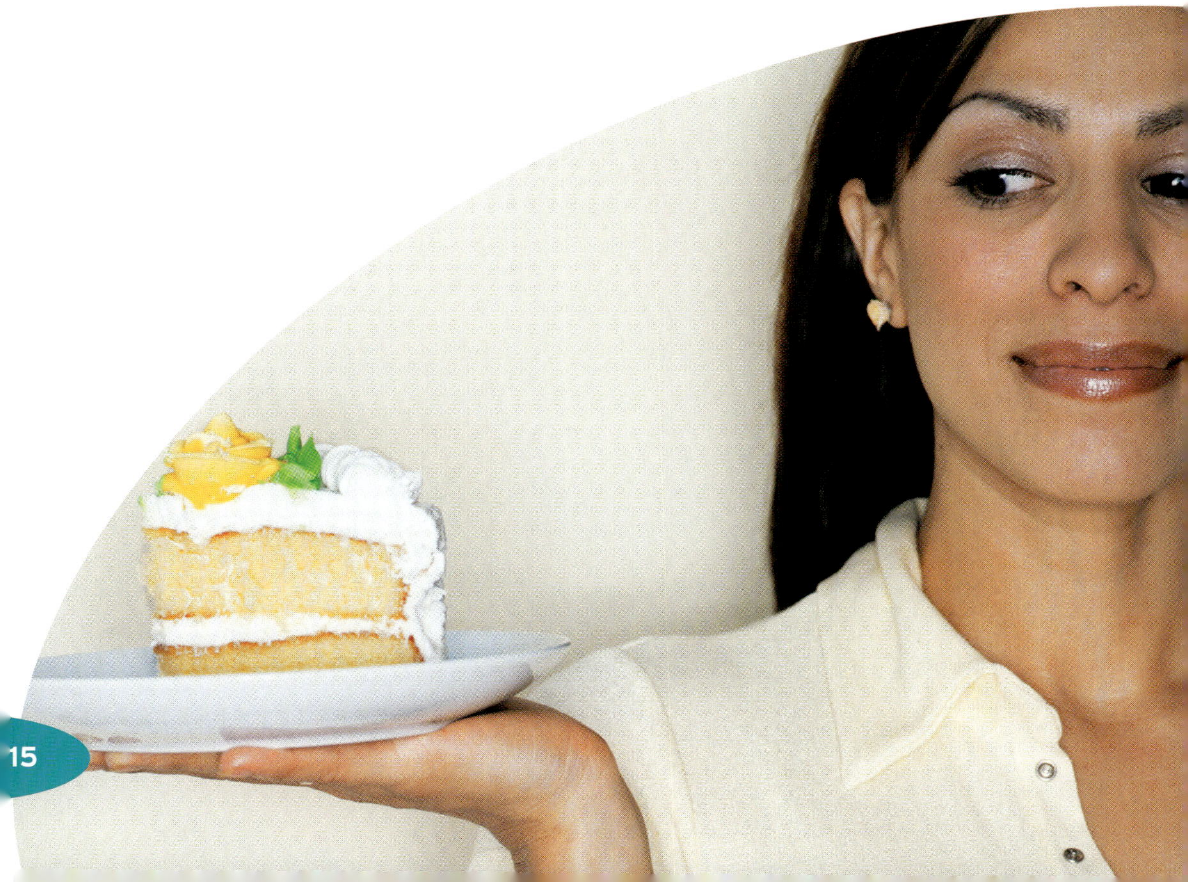

Grundlagen einer sinnvollen, gesunden Ernährung!

Die 6 Bausteine als Fundament

Eiweiß – Protein: Power und Bausteine für Zellerneuerung

Ohne Eiweiß funktioniert kein Leben; der Organismus benötigt sie als Bausteine für neue Zellen, für Knochen und Gelenke, Muskeln, Blut, Hormone und Immunsystem u. v. m. Man kennt 24 verschiedene Eiweißbausteine, die Aminosäuren, 10 davon sind essenziell, d. h. lebenswichtig, weil der Körper sie nicht selbst herstellen kann. Fehlen dem Menschen Proteine, schwinden die Abwehrkräfte und die körperliche und geistige Leistungsfähigkeit nimmt unweigerlich ab.

Der Erwachsene benötigt 0,8 g Eiweiß pro Kilogramm Körpergewicht täglich; unter enormen Stressbelastungen, sportlichen Leistungen und bei sich stets wiederholenden Infektionen bei Heranwachsenden und bei alten Menschen erhöht sich der Eiweißbedarf auf 1,0 – 1,5 g pro Kilogramm Körpergewicht.

Eiweiße finden sich in tierischen und pflanzlichen Produkten; nur ein Drittel der Eiweißmenge sollte jedoch aus Fleisch, Fisch und Wurst stammen.

Der Grund: Pflanzliche Eiweiße haben eine höhere biologische Wertigkeit; sie enthalten neben den Eiweißbausteinen gleichzeitig Vitamine, Mineral- und Ballaststoffe und Kohlenhydrate – aber nur wenig Fett. Die höchste Wertigkeit erreichen pflanzliche Eiweißträger in Verbindung mit Milcheiweiß oder Eiereiweiß.

Grundsätzlich gilt: je fettreicher ein Nahrungsmittel, desto weniger Eiweiß enthält es.

Power und Fitness mit Eiweiß

- Getreide & Milchprodukte oder Ei
- Reis & Ei oder Milchprodukte
- Vollkorn & Käse
- Bohnen & Mais
- Müsli & Milch
- Ei & Sojaprodukte
- Kartoffeln & Ei oder Milchprodukte
- Vollkornweizen & Milch
- Hülsenfrüchte & Kartoffeln oder Getreide

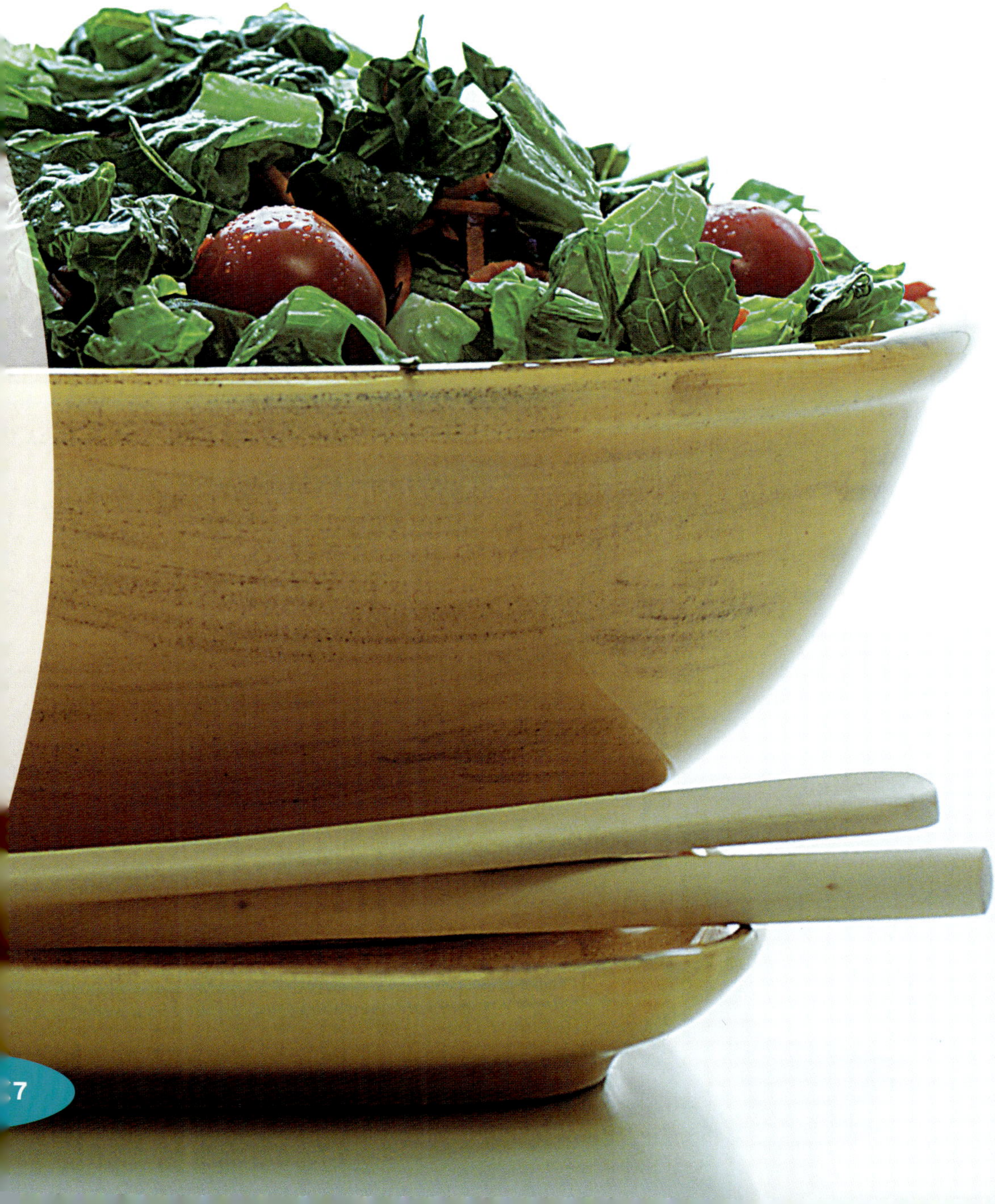

Hitliste der mageren Eiweißlieferanten

20 g Eiweiß stecken in:
30 g Algen
60 g Sojabohnen
120 g Shiitakepilzen

10 g Eiweiß stecken in:
200 g Sojajoghurt
330 ml Sojamilch
1,5 Hühnereiern

Fleisch, Geflügel, Wurst
80 g Hühnerbrust ohne Haut
80 g Putenbrust ohne Haut
90 g Lamm, mager
90 g Rehrücken
90 g Schweinefilet
95 g Kaninchen
100 g Kalbsfilet
100 g Rinderfilet, -lende
120 g Schinken ohne Fettrand
125 g Geflügelwurst, mager

Milchprodukte
250 ml Kefir oder Dickmilch
300 ml Milch oder Buttermilch
300 ml Joghurt
25 g Parmesankäse
40 g Romadur oder Schnittkäse (30 %)
50 g Mozzarella oder Roquefort
60 g Fetakäse
75 g Magerquark
75 g Frischkäse (20 %)

Fisch
80 g Räucherlachs
100 – 120 g Fisch oder Schal- bzw. Krustentiere
220 g Austern

Getreide
60 g Quinoa oder Vollkornteigwaren
75 g Amaranth oder Wildreis
85 g Hartweizennudeln
90 g Haferflocken oder Vollkornmehl
100 g Knäckebrot
125 g Naturreis oder Weizenschrot

In Obst und anderen Gemüsesorten steckt zwar auch Eiweiß, aber in minimalen Mengen.

Hülsenfrüchte, Gemüse
50 g getrocknete Bohnen oder Linsen
125 g Tofu
175 g Erbsen, frisch
200 g Rosen- oder Grünkohl
500 g Kartoffeln

Nicht zu vergessen:

Nüsse und Samen
35 g Erdnüssen
40 g Leinsamen
45 g Sonnenblumenkernen
50 g Mandel- oder Pistazienkernen
55 g Sesamsamen
60 g Cashewnüssen

Kohlenhydrate

Nicht alle sind sinnvoll und tun uns gut

Für die tägliche Portion Energie, für die Bereitstellung an Muskelleistung und Hirntätigkeit benötigt der Mensch eine Menge an sogenannten »natürlichen Kohlenhydraten« wie Obst, Gemüse, Getreide und Hülsenfrüchte, Kartoffeln und Reis.
Kohlenhydrate setzen sich aus Kohlenstoff, Wasserstoff sowie Sauerstoff zusammen und sind in der Nahrung in Form von Zucker, Stärke und Zellulose enthalten.
Kohlenhydrate sollten eigentlich 55–60 % der täglichen Energiezufuhr ausmachen; in der heutigen Zivilisationskost jedoch liegt der durchschnittliche Kohlenhydratanteil bei kargen 40 % – die restlichen Prozente werden mit dem potentiellen Dickmacher Fett ergänzt. Dreht man dieses Mengenverhältnis um und nimmt deutlich mehr Kohlenhydrate als Fettkalorien zu sich, so ist das ein wesentlicher Schritt in Richtung natürliche, leichte Ernährung. Aber auch bei Kohlenhydraten entscheidet die Qualität: Obst, Gemüse, Salate, Vollkornprodukte und Kartoffeln sollten auf dem täglichen Speiseplan stehen, sie liefern zudem wertvolle Vitamine, Mineralien und Ballaststoffe, sowie pflanzliche Schutzstoffe, die sogenannten sekundären Pflanzenstoffe und Antioxidantien.
Künstliche Kohlenhydrate, die der Mensch geschaffen hat, wie Zucker, Süßungsmittel an Speisen und Getränken (wie z. B. Cola, Kuchen, Kekse, Schokolade usw.), Weißmehlprodukte oder polierter Reis, lassen den Blutzuckerspiegel explosionsartig ansteigen und fördern so die Insulinausschüttung; aber Insulin in großen Mengen unterstützt die Einlagerung von Fett in die Zellen. Zudem enthalten diese künstlichen Kohlenhydrate kaum Vitamine und Mineralstoffe, Ballaststoffe gar keine mehr.
Natürliche komplexe Kohlenhydrate hingegen haben einen hohen Sättigungswert weil die Kohlenhydrate durch eine längere Verdauungszeit nur nach und nach in Niedrigdosierung ins Blut abgegeben werden. Die gelieferte Energie wird besser und langfristiger ausgenutzt; der Blutzuckerspiegel steigt nicht so rapide an und die Insulinausschüttung ist wesentlich geringer.

Also besser:

Leere, künstliche Kohlenhydrate nur selten und in kleinen Mengen zu sich nehmen; komplexe Kohlenhydrate täglich in reichlichen Mengen zuführen!

Schlank ohne Kohlenhydrate? – Eindeutig NEIN!

Diäten, die dem Körper generell Kohlenhydrate verweigern, machen alt, krank und dick. Kohlenhydratarme Diäten führen zu mehr Fetten im Blut, da sich das Gehirn seinen speziellen Zucker, den es benötigt, über andere Wege aneignet.

Die Leber baut im Muskel Eiweiß ab, dem Ort, wo eigentlich im nennenswerten Bereich Fett verbrannt werden sollte.
Der Mensch baut sein Körpergewicht nicht ab, er verliert größtenteils Wasser und das Fett bleibt im Depot!

Fette und Fettsäuren

Die Muntermacher aus der Mittelmeerküche

Erwiesen ist, dass Fett das größte Problem bei Übergewicht und Essverhaltensstörungen darstellt; erwiesen ist auch, dass bestimmte Nahrungsfette im täglichen Speiseplan nicht fehlen dürfen, weil der Körper sie benötigt, aber in der richtigen Qualität und Quantität.
Doch Fett pauschal als »Killer oder Krankmacher« zu verteufeln, hält einer wissenschaftlichen Studie nicht mehr stand. Der Zusammenhang zwischen Fett, Blutfettwerten und der Entstehung von Herz-Kreislauf-Erkrankungen muss differenzierter behandelt werden. So ist die Art des aufgenommenen Fettes bzw. die Fettsäuren-Zusammensetzung genauso wichtig wie die Fettreduzierung in der Ernährung.
Für eine gesunde und ausgewogene Ernährung sollten sich Männer maximal 80 g und Frauen 60 g Gesamtfettmenge pro Tag zuführen. Wer sein Körpergewicht reduzieren möchte, dem sei geraten, maximal 30 – 40 g Gesamtfettmenge pro Tag nicht zu überschreiten.
Entscheidend ist zudem die Auswahl der Fette; vorwiegend pflanzliche Fette wie Oliven- und Rapsöl zu verwenden und nur den kleineren Anteil aus tierischen Fetten (wie Braten, Wurst, Sahne, Torten, Saucen, Butter, Schmalz und Frittierfette) zu beziehen, entspräche den Empfehlungen der Ernährungsmedizin.
Aus dem mageren tierischen Fettbereich wären bevorzugt Milch, Milchprodukte und Fisch zu verwenden.
Laut weltweiter Studien bezüglich koronarer Herz-Erkrankungen, Gefäßproblematiken und Fetthaushaltsstörungen, heißt das Geheimnis für eine bessere, gesündere Ernährungsweise: Oliven- und Rapsöl, kalt gepresst. Das sind hochwertige Öle mit einem ausgewogenen Verhältnis von einfach und mehrfach ungesättigten Fettsäuren, die sonst kein anderes Pflanzenfett aufzuweisen hat. Zudem besitzt Rapsöl einen hohen Anteil an Omega-3-Fettsäuren, die nach aktuellen Studien, sehr wirkungsvoll vor Herz-Kreislauf-Erkrankungen schützen und in der Lage sind, schlechte Blut-Cholesterine wie LDL und Triglyceride zu senken. In den letzten Jahren wurde der essenzielle Charakter der Omega-3-Fettsäuren festgestellt.

Als Bestandteil von Zellmembran und als Vorstufe von Gewebshormonen sind sie unentbehrlich für die Entwicklung der Gehirnfunktion und die Immunabwehr. Sie mindern die Entzündungsneigung im Gewebe, hemmen die Blutgerinnung und damit die Thrombosegefahr.
Bei Patienten, die bereits einen Herzinfarkt erlitten haben, schützen sie offenbar vor unregelmäßigem Herzschlag und Herzkammerflimmern.
Nicht zu vergessen ist die Tatsache, dass Oliven- und Rapsöl einen hohen Anteil an Vitamin-E besitzen, einen essenziellen Wirkstoff, den der Körper nicht selbst bilden kann. Das Vitamin-E schenkt dem Körper verbesserten Schutz vor Alterungsprozessen, leistet gute Dienste bei Gelenkbeschwerden und unterstützt das Herz-Kreislauf-System.

So gesund ist Olivenöl

Bisher glaubten Ernährungswissenschaftler, dass nur Öle mit einem hohen Gehalt an mehrfach ungesättigten Fettsäuren zur Vorbeugung gegen Fettstoffwechselstörungen und Arteriosklerose geeignet seien. Doch diese Fettsäuren kommen im Olivenöl nur in sehr geringen Mengen vor. Dafür besteht es zu 70 – 89 % aus einer einfach ungesättigten Fettsäure, der Ölsäure. Bis vor kurzem nahmen Experten an, diese Ölsäure sei weder günstig noch schädlich – also quasi neutral, damit unwirksam.
Studien der letzten Jahre haben jedoch gezeigt, dass gerade die Olivenöl-Verbraucher der Mittelmeerländer trotz ihres geradezu verschwenderischen Ölkonsums kaum Probleme mit Herz-Kreislauf-Erkrankungen haben. Der Grund liegt in der günstigen Wirkung der Ölsäure auf die komplizierten Steuerungsmechanismen des Stoffwechsels. Nicht nur das Fett, sondern auch natürliche Begleitsubstanzen (Pflanzenfarbstoffe und Phenole) im Olivenöl greifen positiv in den Stoffwechsel ein und schützen Herz und Gefäße. Auch ist Olivenöl sehr leicht verdaulich – einsetzbar in der Flaschennahrung von Säuglingen, bei Magen-Darm-Beschwerden und Herz-Kreislauf-Erkrankungen. Forscher weisen inzwischen auf die besondere Bedeutung des Öls für die Entwicklung des kindlichen Nervensystems hin. Schon die Römer und Griechen der Antike wussten um die heilende Wirkung des Olivenöls.
Fazit: Die Früchte des Olivenbaumes haben dem Genießer und Gesundheitsbewussten weit mehr zu bieten, als die Fachleute bisher annahmen.

Vitamine und Mineralstoffe

Das Geheimnis von Obst und Gemüse, mit allen Farben vertreten, liegt in seiner bunten Mischung an Inhaltsstoffen, die unsere Körperzellen vor feindlichen Angriffen, z.B. denen durch Freie Radikale oder Krankheitserreger, schützen.

Um alle Schutzstoffe und Vitalstoffe aufzunehmen, sollte eine gesunde Ernährung sich an folgende Empfehlungen halten:

- täglich mindestens 5 x Obst und Gemüse essen – frisch vom Biobauern, falls möglich aus dem eigenen Garten oder aus der Tiefkühltruhe
- täglich 3–4 Sorten Salat/Gemüse, 2–3 x Rohkost essen
- stets Vollkorn dem raffinierten Getreide vorziehen
- Zucker, Weißmehl und tierische Fette möglichst meiden; sie sind nur leere Kalorienspender und besitzen keine Vitalstoffe
- wöchentlich 2–4 Portionen Seefisch auf den Speiseplan setzen, je öfter desto besser
- Gemüse, Salate und Fischgerichte bevorzugt mit kaltgepresstem Olivenöl oder Rapsöl zubereiten; deckt sinnvoll das benötigte Vitamin-E und den Bedarf an ungesättigten Fettsäuren ab
- Fertigprodukte und Schnellgerichte weitgehend meiden, sie enthalten keine lebendigen Inhaltstoffe mehr
- die sogenannten Gesundheitsampelfarben beachten: ROT – GELB – GRÜN! Bei jeder Mahlzeit sollten alle diese Farben bei Obst, Gemüse und Salaten vertreten sein; dadurch decken die wichtigsten sekundären Pflanzenstoffe die Antioxidantien-Wirkung im Körper ab

VITAMIN-C – der Alleskönner unter den Vitaminen

Mit Recht wird das Vitamin-C als der weltweit am häufigsten eingesetzte wasserlösliche Radikalenfänger bezeichnet. Unverzichtbar für das Immunsystem, aktiviert es die Abwehrzellen, die dann auf von außen eindringende Viren und Keime reagieren können. Darüber hinaus schützt das Vitamin-C die Augenlinsen vor zu starker UV-Belastung und beugt Augenerkrankungen vor. Vitamin-C achtet auf gefährliche Zellveränderungen im Körper, die zu Krebs führen können. Auch bei der Entgiftung leistet Vitamin-C große Dienste, da es am Aufbau von Leberenzymen beteiligt ist. Da der Mikronährstoff die Blutgefäße besser abdichtet, unterstützt er die Wundheilung und ist somit ein unverzichtbarer Begleiter vor und nach Operationen. Bei der Bildung von

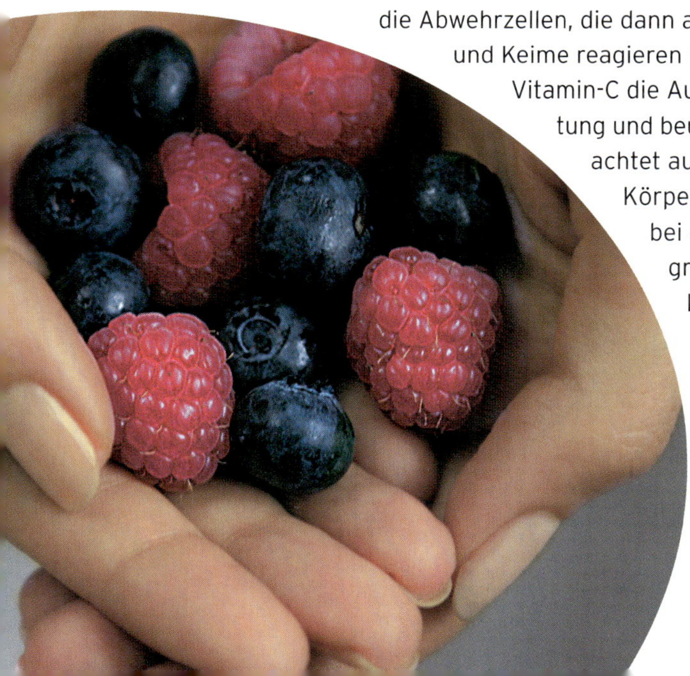

festem Kollagen profitiert auch das Bindegewebe vom Vitamin-C. Die Möglichkeit, dass der Körper Eisen aufnehmen und die Schilddrüse und Nebenniere Hormone bilden können, ist auf das Wirken von Vitamin-C zurückzuführen.
Anzeichen eines Vitamin-C-Mangels sind Zahnfleischbluten, schlechte Wundheilung und Anfälligkeit für alle Arten von Infekten, Bindegewebsschwäche oder Neigung zu entzündlichen Erkrankungen der Schleimhäute.
Die besten natürlichen Vitamin-C-Quellen sind gut gereiftes Obst und Gemüse. Dagegen ist Kühlhausware fast frei von Vitamin-C.
Der Spitzenreiter unter den tropischen Früchten ist die Acerolakirsche (gibt es auch als Saft oder in Gläsern), aber auch die Papaya enthält viel Vitamin-C. Zu den heimischen Vitaminquellen gehören rote Paprika, schwarze Johannisbeeren, Hagebutten, Sanddorn und Kiwis.
Auch Kartoffeln, Kohlrabi, Grünkohl und Petersilie sind – ökologisch angebaut – gute Vitaminspender. Selbstverständlich zählen gut gereifte Zitrusfrüchte auch dazu.
Nicht zu vergessen sind milchsauer vergorene Gemüse wie Sauerkraut.
Vitamin-C ist in großen Mengen nicht speicherbar im Körper – daher ist es sinnvoll, über den Tag verteilt mehrere Vitamin-C-haltige Nahrungsmittel zu verzehren.

Die Funktionen von VITAMIN-C im Überblick

- Als Radikalenfänger ist es antioxidativ wirksam.
- Es regeneriert die verbrauchten Antioxidantien Vitamin-E und Coenzym Q 10.
- Es festigt Bindegewebe, Bänder und Sehnen, indem es die Kollagenbildung fördert.
- Es dichtet Gefäßwände besser ab, daher ist es ein wichtiger Begleiter vor und nach Operationen.
- Es entgiftet die Leber und hilft Medikamente und Chemikalien auszuscheiden.
- Es wirkt antientzündlich.
- Es schützt vor Neuinfektionen und stärkt das Immunsystem.
- Es hilft entscheidend bei der Wundheilung.
- Es ist wichtig für die Fettverbrennung im Körper.
- Es beugt der Linsentrübung im Auge vor.

Vitamin-C ist fast an allen Stoffwechselreaktionen beteiligt. Als Radikalenfänger schützt es die Zellen und den Zellkern mit seinen Erbinformationen vor aggressiven Verbindungen. Vitamin-C unterstützt die Funktion der beiden großen Radikalenfänger Vitamin-E und Coenzym Q 10. Sie unterstützen und regenerieren sich selbst.

Antioxidantien – was ist das?

Die besten Radikalfänger mit reichlich Antioxidantien liefert dem Mensch die Pflanzenwelt!
Die gegen Freie Radikale gerichtete Schutzwirkung ergibt sich aus deren Gehalt an antioxidativen Mikronährstoffen wie Vitamin-C, E, Selen und Zink und den sekundären Pflanzenstoffen, die da wären: Carotinoide, Polyphenole und Flavonoide. Dabei ist die schützende Wirkung dieser Pflanzenfarbstoffe sogar bedeutender als die der Vitamine. So kennt man in der Herzforschung die Bedeutung der roten Farbstoffe (Phenole) aus roter Traube, Kirsche und Johannisbeere, wie auch aus der Heidelbeere und den Holunderbeeren. Diese Farbstoffe wirken herzschützend.
Obst und Gemüse sind hervorragend geeignet, den Organismus mit Antioxidantien auf natürliche Weise zu versorgen. Die bewusste Auswahl von frischem Obst und Gemüse im täglichen Speiseplan und die Anwendung nährstoffschonender Garmethoden sind erforderlich, um das Risiko einer Unterversorgung mit Antioxidantien auszuschließen.

Sekundäre Pflanzenstoffe

Kleine Mengen und großer Schutz: auf den Spuren faszinierender Stoffe!

Ein ganz aktuelles Thema stellen die sekundären Pflanzenstoffe, auch Antioxidantien genannt, dar. Die Erforschung dieser natürlichen Substanzen hat dazu geführt, Hintergründe für die Erfolge der Ernährungsmedizin aufzudecken. Diese räumt den pflanzlichen Lebensmitteln seit Jahrtausenden einen zentralen Platz ein. Im alten Ägypten wurden schon 1.500 v. Chr. verschiedene Kohlarten, Linsen oder Zwiebeln als Heilpflanzen, der Knoblauch sogar als »heilige« Pflanze angesehen. Auch die faszinierende Wirkung von Kräutern, Tees und anderen Pflanzen konnte durch die Forschung teilweise aufgeklärt und belegt werden.
Laut Definition sind sekundäre Pflanzenstoffe natürliche Inhaltsstoffe von Obst (auch von Steinfrüchten wie Nüsse und Mandeln), Gemüse, Hülsenfrüchten und Getreide. Sie verleihen diesen Lebensmitteln Aroma, Duft, Farbe – und eben auch deren gesundheitsfördernde Wirkung.
Anfang der 90er Jahre entstand ein neuer Forschungszweig, der sich mit diesen Inhaltsstoffen beschäftigte, und mehr und mehr wurden positive Wirkungen vielfältiger Art entdeckt.
Inzwischen gibt es viele Studien, die den Zusammenhang zwischen Gemüse- und Obstverzehr und Krebsrisiko untersucht haben. Eines ist sicher: Je mehr Gemüse und Obst wir essen, desto geringer ist das Krebsrisiko sowie das Risiko für Herz-Kreislauf- und Stoffwechsel- Erkrankungen. Aber auch ganz andere gesundheitsfördernde Wirkungen

wurden gefunden: Manche sekundären Pflanzenstoffe bekämpfen Bakterien, Viren und Pilze, andere wiederum senken den Cholesterinspiegel, wirken gegen Entzündungen, beeinflussen den Blutzuckerspiegel oder stärken die Immunabwehr des Körpers. Aufgrund ihrer chemischen Struktur und ihrer funktionellen Eigenschaften lassen sich die sekundären Pflanzenstoffe in 10 Gruppen einteilen:

Carotinoide

Ob Tomate, Paprika, Kürbis oder Aprikosen – ihre intensive Rot- oder Gelbfärbung verdanken sie den Carotinoiden. Auch in grünen Gemüsesorten wie Brokkoli, Spinat, Erbsen oder Salat sind sie enthalten – hier wird ihre Farbe jedoch durch den grünen Blattfarbstoff Chlorophyll überdeckt.
40 – 50 dieser Carotinoide werden vom Menschen verwertet und schützen Haut und Gewebe vor unerwünschten Reaktionen mit Sauerstoff (antioxidative Wirkung). Einige Carotinoide können vom Organismus zu Provitamin-A umgebaut werden und sind so an wichtigen Körperfunktionen wie dem Sehprozess und der Embryonalbildung beteiligt.

Flavonoide

gehören zu den Polyphenolen und sind u. a. enthalten in Zitrus- und Beerenfrüchten, Äpfeln, Nüssen sowie in verschiedenen Gemüsen, im Vollkorn, in Grünem und Schwarzem Tee, in Rotwein und Bitterschokolade.
Der Kakao schützt das Bindegewebe und wirkt bakterizid und antioxidativ. Bereits die Mayas bereiteten 600 v. Chr. ein Getränk aus Kakaobohnen zu, um Husten, Fieber und Schwangerschaftsbeschwerden zu behandeln. Bei den Inkaherrschern wurde stets zum Abschluss eines Essens aufgeschäumter Kakao gereicht.
Damit Kakao seine gesunde Wirkung entfaltet, sollte zum Beispiel sein Anteil in einer Schokolade mindestens 70 % betragen. Neueste Forschungen schreiben dem Flavonoid Epicatechin sogar gefäßerweiternde Eigenschaften zu.

Glucosinolate

Etwa 100 verschiedene, in der Natur vorkommende Glucosinolate sind u. a. für den scharfen bzw. pikanten Geschmack der Kreuzblütler (Cruciferae) wie Senf, Meerrettich, Kresse, Kohl und auch Pastinake (einem etwas in Vergessenheit geratenem Gemüse) verantwortlich. Der ihnen zugesprochene Krebsschutzeffekt wird durch den Gehalt an natürlichen ätherischen Ölen begründet.

Monoterpene

Monoterpene erfreuen als Aromastoffe den Geruchs- und Geschmackssinn. Sie schützen vor Krebs, Verdauungsbeschwerden sowie Infektionen durch Viren, Bakterien und Pilze. Monoterpene sind in verschiedenen Gewürzen und im Fenchel zu finden.

Phytoöstrogene

Pflanzenöstrogene aus Hülsenfrüchten, Leinsamen, Getreide und der Sojapflanze wirken ähnlich wie die menschlichen Östrogene, nur sehr viel schwächer. Ihr gesundheitlicher Nutzen bezieht sich auf eine Schutzwirkung bei hormonabhängigen Krebsarten wie Brust-, Gebärmutter- und Prostatakrebs.

Phytosterine

Phytosterine sind in fettreichen, pflanzlichen Lebensmitteln wie in Sonnenblumenkernen, Nüssen und Hülsenfrüchten enthalten. Auch Pflanzenöle weisen einen hohen Gehalt an Phytosterinen auf. Sie senken die risikoträchtigen Cholesteringehalte im Blut, ohne die guten HDL-Cholesterinwerte zu beeinflussen – ein effektiver Schutz vor Herz-Kreislauf-Erkrankungen.

Polyphenole

Polyphenole kommen fast in allen Pflanzen, besonders in deren Randschichten und Blättern vor. Diese Natursubstanzen verteilen sich auf zwei Untergruppen: Die Phenolsäuren sind für das Aroma und die Flavonoide für die Farbe verantwortlich. Ihre vielfältigen gesundheitsfördernden Wirkungen umfassen den Schutz vor Infektionen, Entzündungen, negativen Stoffwechselreaktionen im Gewebe und der Krebsentstehung.

Protease-Inhibitoren

Proteasen sind für die Eiweißverdauung notwendige Enzyme. Beim Menschen stehen die gesundheitsfördernden Effekte wie Krebsschutz, Blutzuckerregulierung und Entzündungshemmung im Vordergrund.

Saponine

Die in Erbsen, Linsen oder Sojabohnen enthaltenen Saponine führen beim Kochen im Wasser zur typischen Schaumbildung. Obwohl Hülsenfrüchte einen hohen Puringehalt haben, also Säure bindend wirken, stehen heute die gesundheitsfördernden Effekte der Saponine wie der Krebsschutz oder die Cholesterinsenkung im Vordergrund. Jedoch sollten Menschen, die an Gicht, Nierenerkrankungen, Magen-Darm-Geschwüren oder Magenübersäuerung leiden, besser auf Hülsenfrüchte verzichten.

Sulfide

Sulfide sind schwefelhaltige Verbindungen, die vor allem in Liliengewächsen (Liliaceae) wie Zwiebeln, Lauchzwiebeln, Spargel und Knoblauch aber auch in Weißkohl (Brassicaceae) und Brunnenkresse vorkommen. Diesen natürlichen Inhaltsstoffen verdankt z. B. Knoblauch seine viel gelobte Wirksamkeit in der Volksmedizin.

Terpene

Pfefferminze, Kümmel und Zitrone verdanken ihren natürlichen Duft und Geschmack den Terpenen, einer äußerst vielfältigen Gruppe von pflanzlichen Aromastoffen. Diese erfreuen nicht nur den Geruchs- und Geschmackssinn, ihnen wird auch eine Bedeutung bei der Krebsprävention zugesprochen.

Die vielfältigen Schutzstoffe der Pflanzen

Stoffgruppe	Eigenschaft & Wirkung	Vorkommen
Carotinoide	Krebsschutz, Antioxidans, Immunstimulanz	Möhren, Paprika, Kürbis Tomaten, Grünkohl, Aprikosen
Polyphenole	Krebsschutz, Antioxidans, Immunstimulanz	Rotkohl, Artischocke, Beerenfrüchte, Weizenvollkorn, rote Trauben, Kirschen, Äpfel, Pflaume, rote Zwiebel, rote Salate, Radieschen, Walnüsse
Phytosterine	Krebsschutz, Cholesterin senkend	Leinsamen, Sesam, Sojabohne, Sonnenblumenkerne, Getreidekeime, Nüsse, kaltgepresste Öle
Glucosinolate	Krebsschutz, Antimikrobiell	Kohl, Rettich, Kresse, Sauerkraut, Radieschen
Sulfide	Krebsschutz, Einfluss auf Blutgerinnung, Antioxidans, Antimikrobiell	Spargel, Knoblauch, Porree, Schnittlauch
Protease-Inhibitoren	Krebsschutz, Antioxidans	Weizen, Sojabohnen, Erbsen, Bohnen, Linsen, Kartoffeln

Stoffgruppe	Eigenschaft & Wirkung	Vorkommen
Terpene	Krebsschutz	Karotten, Zitronen, Tomaten, Pfefferminze, Kümmel
Phytoöstrogene	Krebsschutz, Antioxidans	Leinsamen, Weizenkleie, Sojabohnen, Hülsenfrüchte
Saponine	Krebsschutz, Cholesterin senkend	Sojabohnen, Kichererbsen, Spinat, Rote Bete, Spargel
Monoterpene	Krebsschutz, Schutz vor Verdauungsstörungen, Schutz vor Infektionen durch Viren, Pilze und Bakterien	Anis, Kümmel, Fenchel, Koriander, Basilikum

Natürliche Quellen der Radikalenfänger

Carotinoide: Gemüse wie Karotten, Tomaten, Paprika, Brokkoli, Kürbis, Spinat und Mangold

Polyphenole (u.a. Flavonoide): Gemüse, Zwiebeln, Zitrus- und Beerenfrüchte, Äpfel mit Schale; Vollkorn, Nüsse; Grüner Tee, Bitterschokolade und Rotwein

Phytoöstrogene: Sojabohnen, Leinsamen, Roggen, Weizenkleie

Sulfide: Knoblauch, Lauch und Zwiebeln, Rote Bete

Phytinsäure: Randschichten der Getreide, Hülsenfrüchte

Vitamin-E: Keimöle, insbesondere Weizenkeim- und Maiskeimöl; Nüsse, Sonnenblumenkerne und Sesamsaat, Vollkornprodukte, Weizenkeime; Knollensellerie

Vitamin-C: Obst, insbesondere Zitrus- und Beerenfrüchte, Gemüse (besonders Paprika 100–400 mg je nach Sorte), Kartoffeln – schonend gegart, Rosenkohl, Grünkohl, frisch gepresste Säfte aus Obst und Gemüse

Selen: Fleisch (aufgrund selenhaltiger Tierfutterzusätze), besonders Schweinefleisch; Eier und Seefisch, Vollkornprodukte (in Abhängigkeit von der Bodenbeschaffenheit)

Zink: Fleisch, Fisch, Weizenkeime und Haferflocken

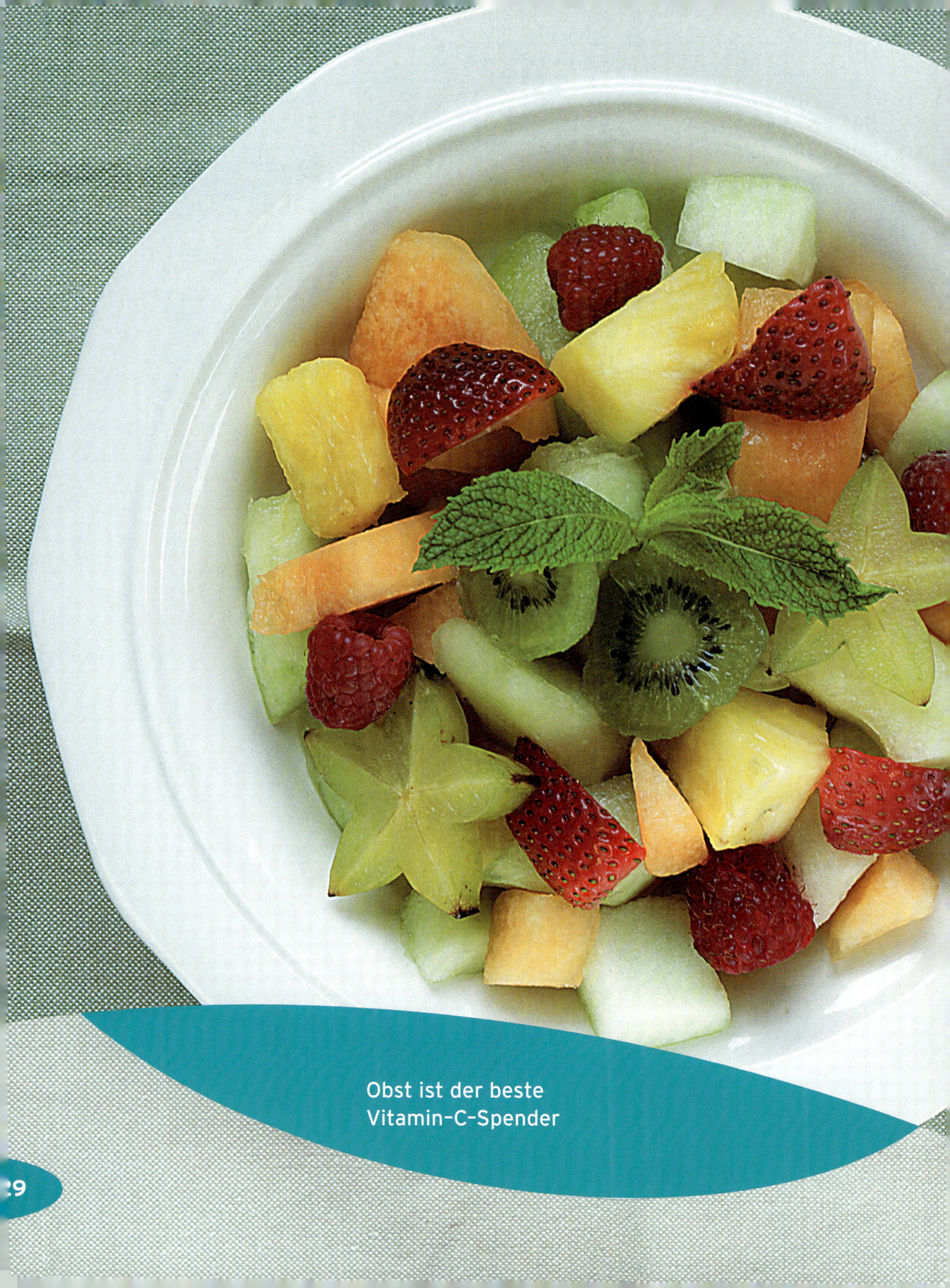

Obst ist der beste
Vitamin-C-Spender

Gesundheit zum Trinken – Wasser ist Leben!

Die Bedeutung von Wasser für den menschlichen Körper

Wasser ist Leben … im Wasser liegt der Ursprung allen Lebens, ohne Wasser wäre kein Leben auf der Erde möglich. Etwa 71 % der Erdoberfläche sind von Wasser bedeckt, jedoch nur 0,3 % stehen dem Menschen als potentielles Trinkwasser in Bächen, Flüssen, Seen und im Grundwasser zur Verfügung. Mehr als 97 % der Wasserreserven weltweit sind Salzwasser.

Schon in frühgeschichtlicher Zeit hatte Mineralwasser seine Liebhaber; bereits die Römer und Germanen genossen das Wasser aus germanischen Quellen. Die Römer ließen aus den entlegensten Provinzen das wertvolle Mineralwasser bis nach Rom transportieren, um es dort gegen Wein oder bare Münze einzutauschen.

Im Mittelalter wurden die ersten Trinkkuren bekannt und waren sehr beliebt. An Quellen errichtete Kurbäder waren weit über die Landesgrenzen hinaus berühmt. Auch Kaiser und Könige wussten die Wirkung des Wassers zu schätzen. Einzigartig war der Kurierdienst am Zarenhof, der regelmäßig deutsches Mineralwasser nach Russland brachte. Dadurch erlebte der Mineralwasserhandel seinen unerwarteten und ersten Aufschwung.

Mineralwasser war zu dieser Zeit ein wertvolles und kostbares Gut, nur einige wenige Wohlhabende konnten sich den Luxus »Mineralwasser« leisten. Erst Mitte des 20. Jahrhunderts wurde Mineralwasser ein Getränk für jedermann, also auch für alle bezahlbar. Mit Hilfe neuer Techniken wurden die Erschließung neuer Brunnen, Abfüllung und Versand im großen Umfang kostengünstig möglich.

Heute nimmt deutsches Mineralwasser unter allen Getränken, auch im internationalen Markt eine herausragende Stellung ein. Bei Sportlern und Gesundheitsbewussten ist Mineralwasser sogar eindeutiger Favorit und gehört zum unverzichtbaren Getränkebestand. In Deutschland liegt der Pro-Kopf-Verbrauch jährlich bei rund 100 Litern, damit nehmen die deutschen Mineralwassertrinker weltweit eine Spitzenstellung ein.

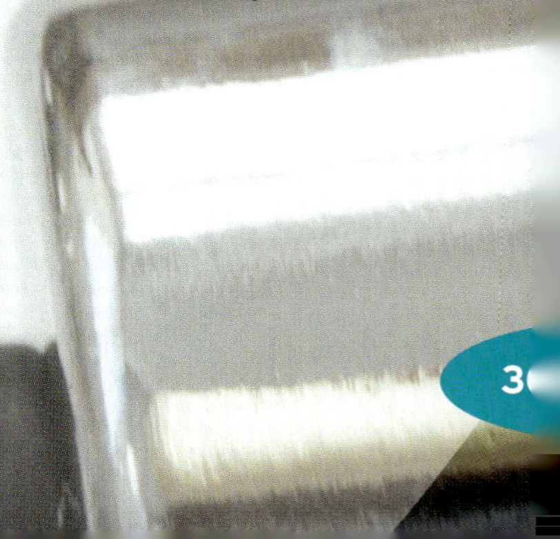

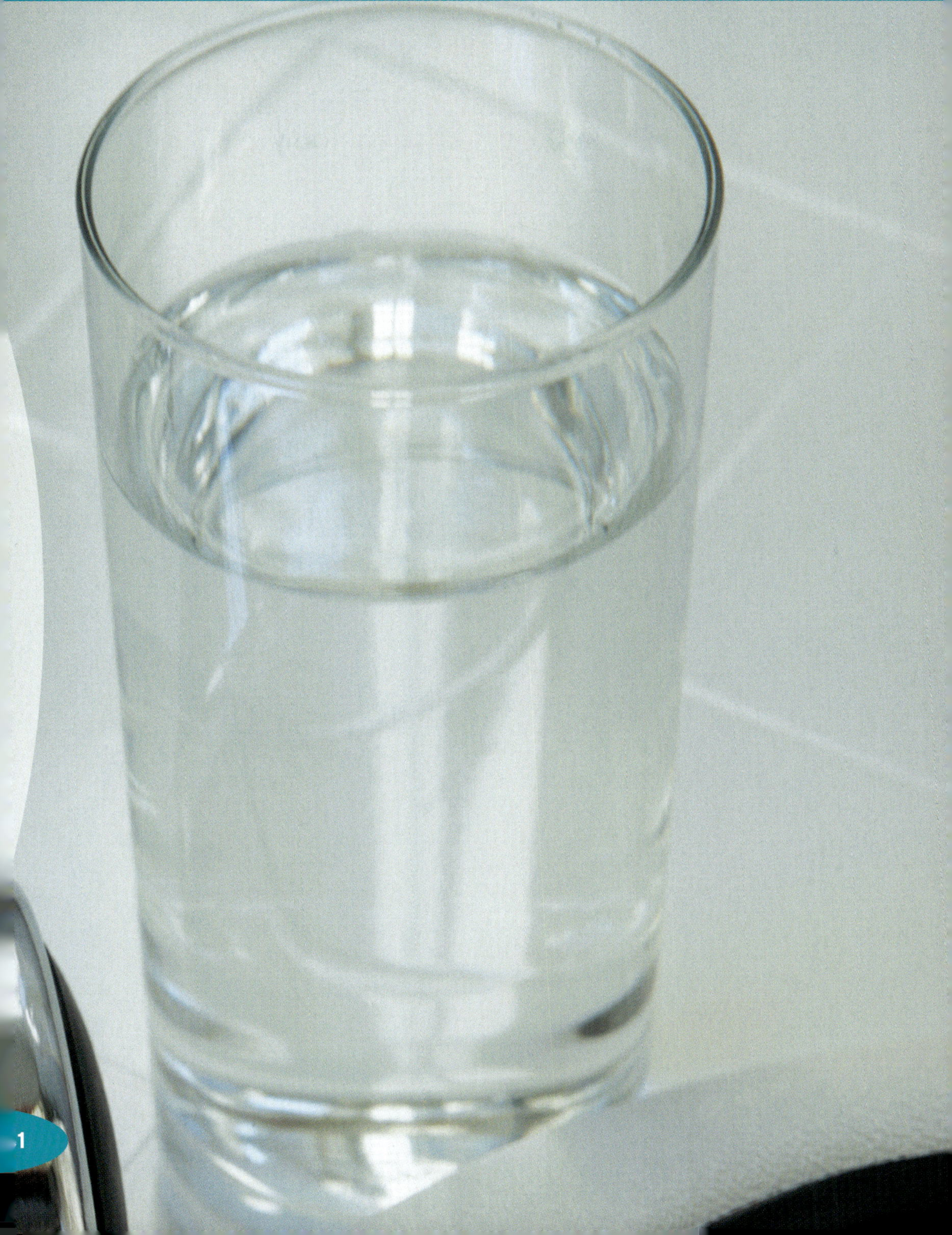

1

Natürliches Mineralwasser Heilwasser – Quellwasser – Tafelwasser – wie entsteht es und woher kommt es?

Natürliches Mineralwasser

ist vor vielen Jahrzehnten und Jahrhunderten als Regentropfen im Untergrund versickert; auf diesem Weg durch die unterschiedlichsten Gesteinsschichten wurde es gefiltert und gereinigt. Die bekannte Lösungsfähigkeit von Mineralwasser ist der Grund dafür, dass es beim langsamen Durchfließen des Gesteins Spurenelemente, Mineralien und Kohlensäure aufnimmt. Mineralwasser hat somit seinen Ursprung in unterirdischen, vor Verunreinigung geschützten Wasservorkommen. Damit diese Reinheit bis zum Öffnen der Flasche gewahrt bleibt, muss Mineralwasser direkt an der Quelle abgefüllt werden; nur wenige Behandlungsverfahren sind möglich und erlaubt. Durch seine wertvollen Mineralien und Spurenelemente, die Mineralwasser von Natur aus enthält, ist es für den menschlichen Organismus ernährungsphysiologisch wirksam und hat einen positiven Einfluss auf die Gesundheit des Menschen.
Als einziges deutsches Lebensmittel bedarf Mineralwasser einer amtlichen Anerkennung, dafür wird es in mehr als 200 Untersuchungen geprüft. Die Mineral- und Tafelwasserverordnung (MTV) legt fest, was auf dem Etikett stehen muss, wie es verpackt sein muss usw. Diese Einhaltung der gesetzlichen Anforderungen wird durch die ständige Überwachung und Kontrollen garantiert.
Mit rund 240 Mineralbrunnenbetrieben ist Deutschland das Brunnenland! Man kann wählen zwischen 650 Mineralwässern und 70 Heilwässern aus deutschen Brunnen und Quellen. Stark mineralhaltiges Wasser findet man in den Gegenden Deutschlands, in denen in erdgeschichtlich relativ junger Zeit vulkanische Aktivitäten oder tektonische Verwerfungen auftraten; dazu gehören Eifel, Ober- und Mittelrhein, Hessisches Bergland, mittlere Schwäbische Alb u. a. Hier hat das Wasser viele Möglichkeiten, über Kluftsysteme viele verschiedene Gesteinsschichten zu durchlaufen und dabei in großer Menge wertvolle Mineralien und Spurenelemente aufzunehmen.
Die Kreativität der Natur in Bezug auf Mineralwasser ist mannigfaltig; jedes Mineralwasser hat seinen eigenen unverwechselbaren und individuellen Geschmack – abhängig davon, welche Boden und Gesteinsschichten es durchlaufen hat. Diese natürliche Vielfalt lässt sich in vier Hauptgruppen einteilen:

- **Chlorid(CL)-Wässer** entstehen, wenn das Mineralwasser Salzgesteine, die Ablagerungen der Urmeere, durchlaufen hat.

- **Sulfat-Wässer** haben Gipsgestein durchlaufen.
- **Hydrogencarbonat-Wässer** haben Kalkgesteine durchlaufen.
- **Säuerlinge** weisen einen Gehalt an natürlichem Kohlendioxid von mehr als 250 mg pro Liter auf. Sie kommen häufig in Vulkangebieten vor.

Daneben gibt es noch eine Vielzahl von Mischtypen, diese werden nach ihren Hauptbestandteilen benannt.

Natürliches Heilwasser

entstammt, wie natürliches Mineralwasser, einem unterirdischen, vor Verunreinigung geschützten, also ursprünglich reinem Wasservorkommen; das Wasser muss direkt an der Quelle abgefüllt werden. Aufgrund der besonderen Zusammensetzung besitzt Heilwasser krankheitsheilende, -lindernde und -vorbeugende Wirkungen. Diese Wirksamkeit ist stets wissenschaftlich anerkannt und nachgewiesen. Auch dieses Wasser bedarf einer amtlichen Zulassung.

Wir können also feststellen: Wasser ist nicht gleich Wasser!

Trink- und Mineralwässer gelten als Lebensmittel, natürliche Heilwässer sind dagegen Arzneimittel. Dies hat auch seine Gründe:
Wasser aus Heilquellen können Krankheiten vorbeugen, Beschwerden lindern und helfen, bestehende Erkrankungen zu heilen. Aus diesem Wissen entstand die **Trinkkur** als Therapiemittel. Bei Heilwässern gibt es drei Wirkungsbereiche:

- Magen-Darm sowie Leber und Galle
- Stoffwechsel und Kreislauf
- Nieren und ableitende Harnwege

Heilwässer regen den Körper zur Aktivierung körpereigener Abwehr- und Heilungs–prozesse an. Trinkkuren mit natürlichem Heilwasser helfen Körper und Seele, ihr Gleichgewicht wiederzufinden.

Quellwasser

stammt ebenfalls aus unterirdischen Wasserlagerstätten, muss jedoch keinen ernährungsphysiologischen Wirkungsnachweis erbringen, bedarf keiner amtlichen Zulassung, muss aber am Quellort abgefüllt werden. In seiner Zusammensetzung muss Quellwasser den Richtlinien für Trinkwasser entsprechen.

Tafelwasser

ist kein reines Naturprodukt, sondern eine Mischung verschiedener Wasserarten und auch weiterer Zutaten, die Mischverhältnisse sind in der MTV festgelegt. Auch dieses Wasser bedarf keiner amtlichen Anerkennung und muss auch keine ernährungsphysiologischen Wirkungsnachweise erbringen. Tafelwasser kann an jedem beliebigen Ort hergestellt und abgefüllt werden, es darf jedoch keine zusätzliche Bezeichnung »natürlich« besitzen oder mit einem Brunnen- oder Quellennamen bezeichnet sein, um eine Verwechslung mit natürlichem Mineralwasser auszuschließen.

Hilfe bei Beschwerden

Beschwerden	Heilwasser	Wirkung
Magen/Darm, chronische Magenschleimhautentzündung	Natrium- und Calcium-Hydrogencarbonathaltige Wässer	Schleimhautschonend, entzündungshemmend
Magensäureproduktion	a) zuviel: Hydrogencarbonathaltige Wässer b) zuwenig: Natrium-Chlorid und Kohlensäurehaltige Wässer	Pufferung der überschüssigen Magensäure, Normalisierung der Säureproduktion Anregung der Säureproduktion und durchblutungsfördernd
Funktionsstörungen von Leber, Galle und Pankreas	Sulfathaltige Heilwässer	Anregung und Normalisierung der Produktion von Galle und Verdauungssaft der Bauchspeicheldrüse, Förderung der Entleerung der Gallenblase
Chronische Verstopfung	Sulfathaltige Heilwässer	Anregung der Darmtätigkeit, Verminderung der Stuhlhärte

Beschwerden	Heilwasser	Wirkung
Diabetes mellitus (Zuckerkrankheit im Alter)	Natrium-Hydrogencarbonathaltige Heilwässer	Unterstützung durch Verbesserung der Insulinwirkung und verbesserte Glykogenspeicherung
Erhöhte Harnsäure im Blut und Gicht	Natrium-Hydrogencarbonathaltige Heilwässer	Steigerung der Harnsäureausscheidung aus dem Blut, Verbesserung der Harnsäurelöslichkeit im Harn, Vermeidung von Harnsteinbildung
Calciummangel, Osteoporose, Allergien	Calciumhaltige Heilwässer	Ausgleich des Calciummangels, Dämpfung der allergischen Reaktion
Magnesiummangel	Magnesiumhaltiges Heilwasser	Ausgleich des Magnesiummangels
Eisenmangelzustände, z. B. nach Blutverlust, Infektionen	Eisenhaltige Heilwässer	Ausgleich des Eisenmangels im Blut
Harnwegsinfekte	Calcium-Magnesium-Hydrogencarbonathaltige Heilwässer	Entzündungshemmende Wirkung von Calcium und Magnesium, Neutralisierung des Entzündungsmilieus durch Hydrogencarbonat
Vorbeugung von Zahnkaries	Fluoridhaltige Heilwässer	Zahnschmelzhärtende Wirkung, Hemmung der Säurebildung von Mundbakterien

Beschwerden	Heilwasser	Wirkung
Stress und unausgewogene Ernährung	Heilwässer mit hohem Magnesiumanteil	Ausgleich von Magnesiummangelzuständen (Magnesiummangel ausgelöst durch falsche, zu hastige Ernährung, Stressfaktoren und hohe Leistungsanforderungen)

Trinkkur

Natürliche Heilwässer, je nach Beschwerdebild eingesetzt, sind eine gesunde Basis für den Tag; das morgendliche große Glas Heilwasser belebt den Organismus. Trinkkuren eignen sich sehr gut, um das Gleichgewicht des Säure-Basen-Haushalts wieder herzustellen; ein hydrogencarbonathaltiges Heilwasser wirkt basisch und ist somit ein gesunder Ausgleich zu der säurebildenden Zivilisationskost mit zuckerreichen, nährstoffarmen Nahrungsmitteln und einem hohen Kaffee- und Alkoholkonsum.
Das basische Hydrogencarbonat ist an Puffersystemen maßgeblich beteiligt, so werden im Übermaß gebildete Säuren von ihrer Wirkung her neutralisiert. Hydrogencarbonathaltige Heilwässer enthalten reichlich Magnesium- und Calciumsalze.
Der Einstieg in eine kleine Trinkkur sollte mit 3 x täglich einem großen Glas Heilwasser vor den Mahlzeiten beginnen; langsam wird die gesamte Trinkmenge pro Tag auf 2 Liter gesteigert.
Die Gesundheit des Menschen hängt nicht nur davon ab, wieviel Flüssigkeit er trinkt, sondern auch maßgeblich davon, welches Getränk er wählt. So genießen Heilwässer- und Natürliche Mineralwässer einen hohen Stellenwert, enthalten sie doch reichlich Mineralstoffe und Spurenelemente, mithin lebenswichtige Substanzen. Diese spielen eine wichtige Rolle im

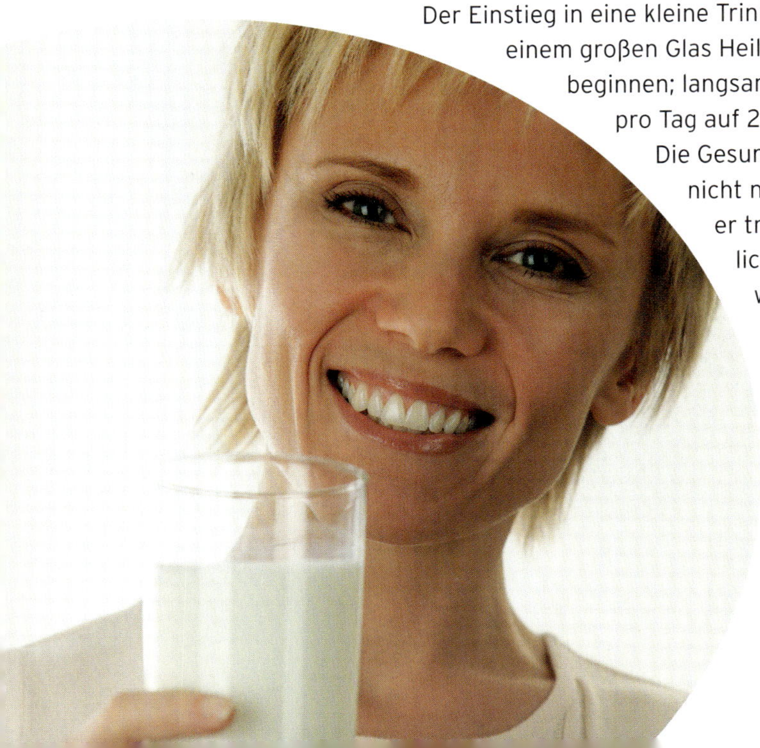

Wasserhaushalt des gesamten Organismus. So kann der tägliche Genuss von Heil- oder Mineralwasser dabei helfen, Mineralstoffmangel vorzubeugen oder auszugleichen. Heil- und Mineralwässer werden im ernährungs- und sportmedizinischen Bereich gerne als Fitnessquelle für Gesundheitsbewusste bezeichnet. Auch in der Ernährung von Sportlern hat sich Heil- und Mineralwasser als ideales Sportgetränk etabliert und hilft Mineralstoffverluste bei muskulären Leistungen sowie hohen Flüssigkeitsverlust durch Schwitzen usw. auszugleichen. Bereits geringe Wasserdefizite können zu Unkonzentriertheit und Leistungsabfall führen; gesunde Ernährung und ausreichende Flüssigkeitszufuhr können im Bereich Leistung, eigenes Potenzial und Wettkampf entscheidend sein.

Die entscheidende Bedeutung der gelösten Mineralien für den Menschen – man braucht sie täglich!

Mineralstoffe und Spurenelemente sind wie die Vitamine lebensnotwendige Substanzen und müssen täglich mit der Nahrung zugeführt werden, weil der Körper sie nicht selbst bilden kann. Die Mineralstoffe und Spurenelemente sind weder tierischen noch pflanzlichen Ursprungs – sie sind anorganisch und überwiegend metallisch. Die nichtmetallischen sind Sulfat und Chlorid, sie kommen als Elemente in der Erdkruste vor.

Mineralstoffe und Spurenelemente

Sie werden auch gerne Mengenelemente genannt, da sie täglich dem Körper zu mehreren Gramm zugeführt werden müssen; sie besitzen entscheidende Fähigkeiten, die das Leben erst ermöglichen. Als Bausteine für Gewebe und Skelett geben sie dem Körper seine Struktur, zudem sorgen sie für einen reibungslosen Ablauf der Stoffwechselfunktionen. Jede Körperzelle, aber auch Hormone und Enzyme, die wichtige Stoffwechselvorgänge im Organismus regeln und steuern, sind auf die Hilfe der Mineralien angewiesen. Ob die Haut müde und blass erscheint – Eisen und Kupfer sind mit daran beteiligt. Ob der Muskel an- oder entspannt ist – ohne Calcium, Magnesium und Kalium läuft gar nichts. Ob die Seele im Gleichgewicht ist – das Spurenelement Lithium kann die Psyche positiv beeinflussen. Und Natrium und Chlorid helfen mit, den Wasserhaushalt zu regulieren.

Wer Körper und Seele in Schwung halten möchte, ist auf eine ausreichende Zufuhr von Mineralstoffen und Spurenelementen angewiesen. Eine ausgewogene und vielseitige Ernährung mit hohen Anteilen an Vollkornprodukten, Gemüse, Salaten, Obst und Hülsenfrüchten, sowie Milch, Milchprodukten und mäßig Fleisch, Wurst oder Fisch hilft dabei.

Alle pflanzlichen Bestandteile in der Nahrung enthalten zwar relativ große Mengen an Mineralstoffen, beim Vorbereiten und Zubereiten verschwinden jedoch viele der lebensnotwendigen Substanzen ganz oder zu einem bestimmten Teil; viele »verflüssigen« sich durch zu langes Waschen, Wegschütten von Kochwasser usw. Ein Großteil der Mineralstoffe ist nämlich wasserlöslich und wird dadurch dem Nahrungsmittel entzogen. Es empfiehlt sich daher, Obst und Gemüse nur kurz zu waschen und reichlich roh zu verzehren; eine weitere zusätzliche Möglichkeit genügend Mineralstoffe zuzuführen, ist der Genuss von Mineralwasser. Damit nimmt der Körper die benötigten Mineralien in natürlicher, gelöster Form zu sich. Diese können optimal genutzt werden, denn Mineralwasser besitzt in seiner Komposition einen natürlichen Gehalt an Mineralien und Spurenelementen, ist nicht umweltbelastet und bakteriologisch einwandfrei.

Mineralwasser ist ein Lebensmittel mit reichlich Mineralstoffen und Spurenelementen!

In bestimmten Lebenssituationen ist der Mineralstoffbedarf für den menschlichen Organismus erhöht, diese Menschen sind in den sogenannten Risikogruppen zusammengefasst. Wer dazu zählt, hat einen erhöhten Mineralstoffbedarf. Falsche Ernährung und eine ungesunde Lebensführung mit zuviel Stress, Alkoholmissbrauch und Nikotin führen leicht zu Mineralstoffmangel.

Trinkempfehlungen

Kinder und Jugendliche

Zum Aufbau von Knochengerüst und Zahnsubstanz haben Heranwachsende einen erhöhten Bedarf an Calcium, Magnesium und Phosphor. Während dieser Wachstumsperiode ist aber auch auf eine ausreichende Zufuhr mit den Spurenelementen Eisen, Zink, Fluorid und Jodid zu achten.

Ältere Menschen

Zur Vermeidung von Osteoporose benötigen ältere Menschen, auch Frauen im Klimakterium, ausreichend Calcium.
Ebenso wichtig sind Kalium und Magnesium sowie die Spurenelemente Eisen, Zink, Fluorid, Jodid und Selen, um weiteren Alterungsprozessen vorzubeugen.

Frauen im gebärfähigen Alter

Durch die monatliche Blutung der Frau kommt es zu hohen Eisenverlusten; Eisenmangel zählt zum häufigsten Mangelsymptom. Auch der Mangel an Kalium ist sehr oft festzustellen.

Schwangere und Stillende

Schwangere und Stillende haben insgesamt einen höheren Bedarf an Mineralstoffen, damit auch das Kind ausreichend versorgt wird. Vor allem sind dies Eisen, Calcium, Magnesium, Zink, Jodid und Phosphor.

Stressgeplagte Menschen

Um Abwehrkräfte gegen Stress zu mobilisieren und Reserven aufzubauen, braucht der Körper mehr Mineralstoffe.
Diese sind, vor allem Calcium und Magnesium, für die Steuerungsvorgänge der Nerven verantwortlich.

Sportler

Wer intensiv Sport treibt, benötigt mehr Natrium für die Leistungsfähigkeit und wegen des großen Schweißverlustes. Sportler und sportlich aktive Menschen brauchen auch mehr Kalium, Magnesium, Calcium, Eisen und Phosphat.

Menschen bei der Gewichtsabnahme

Bei Reduktionsdiäten oder weniger Nahrungsaufnahme sollte die Flüssigkeitszufuhr entsprechend mit ansteigen: je weniger man isst, desto mehr sollte man trinken!

SOS-Flüssigkeitsmangel – Flüssigkeitsmangel hat gravierende Folgen für den Körper!

Symptome bei Flüssigkeitsmangel: auftretendes Durstgefühl, Verminderung der Ausdauerleistung, Verminderung von Speichel- und Harnfluss, abnehmende Kraftleistung, Erbrechen, erhöhter Puls, Krämpfe, psychische Störungen – bis hin zu Lebensunfähigkeit bei 15 % Wasserverlust im Körper (entspricht 11 Liter bei einem Erwachsenengewicht von 70 – 75 kg).
Bei Flüssigkeitsmangel nimmt die Viskosität des Blutes zu und die Blutfließfähigkeit wird dadurch verschlechtert, speziell im feinen Blutgefäßbereich; die Folgen sind eine gesteigerte Thrombosegefahr, aber auch eine behinderte Versorgung der Gewebe.
Schon ein Flüssigkeitsverlust von 2 % des Körpergewichtes führt zu einem verminderten Sauerstofftransport in der Arbeitsmuskulatur. Dadurch entsteht frühzeitige Übersäuerung und schnelle Ermüdung der Muskulatur bei körperlichen Aktivitäten. Ebenso ist die Stoffwechselausscheidung über die Niere beeinträchtigt, das Herzschlagvolumen verringert sich und führt zu einer verminderten Hautdurchblutung, damit auch zu Störungen in der Wärmeregulation.
Am gravierendsten ist die Mangeldurchblutung des Gehirns und eine Anhäufung von schädlichen Stoffwechselabbauprodukten – dies kann zu mentalen Fehlleistungen und Verwirrtheit führen. Wasserverlust bedeutet auch stets Mineralstoffverlust, dabei übernehmen die Nieren eine wichtige Schlüsselposition: sie können den Elektrolyt-

haushalt mitsteuern und reduzieren bei erhöhtem Mineralstoffverlust die Ausscheidung über den Urin. Wird die Zufuhr von Mineralien wieder erhöht, stellen die Nieren das Gleichgewicht im Körper durch vermehrte Ausscheidung wieder her. Dank dieser Funktion kann die Niere Wasser- und Mineralstoff-Verluste problemlos ausgleichen. Um ein Defizit generell zu vermeiden, sollte die Zufuhr stets über dem eigentlichen Bedarf liegen.
So eignet sich natürliches Mineralwasser für die täglich benötigte Flüssigkeitsmenge ideal, da es den Körper auf natürliche Weise mit lebenswichtigen Mineralien und Spurenelementen versorgt und dabei kalorienfrei den Durst löscht.

Gehalt an Inhaltsstoffen in Mineralwasser und die Anwendungsgebiete

Mengenelement	Funktion	Mangel
Natrium	• Aufrechterhaltung des osmotischen Drucks • Regulation des Wasserhaushalts • Beteiligung an der Erregungsleitung in Nerven- und Muskelzellen	• Körperliche Schwäche • Übelkeit • Muskelkrämpfe bis zu Kreislaufkollaps
Kalium	• Regulation des Flüssigkeitshaushalts • Beteiligung an der Erregungsleitung in Nerven- und Muskelzellen • Aktivierung verschiedener Enzyme	• Muskelschwäche • Absinken des Blutdrucks • Störungen der Herztätigkeit • Appetitlosigkeit und Verstopfung
Chlorid	• Regulation der Wasserbilanz (zusammen mit Natrium) • als Bestandteil der Magensäure Förderung der Verdauung	• Störungen der Magensäureproduktion und der Verdauung • Durchfall • Wachstumsstörungen (in extremen Fällen)

Mengenelement	Funktion	Mangel
Calcium	• Beteiligung am Aufbau von Knochen und Zähnen • wichtiger Faktor bei der Blutgerinnung • Weiterleitung der Nervenimpulse auf die Muskel zellen • Beteiligung bei Muskelreizbarkeit und -kontraktion • Regulation der Herzaktivität	• Entkalkung der Knochen (Osteoporose) • Zahn-, Haar- und Nagelschäden • Krampfzustände • Herzrhythmus-Störungen
Magnesium	• Beteiligung an zahlreichen Stoffwechselfunktionen • Beteiligung an der Erregung der Muskel- und Nervenfasern • Aktivierung von Enzymen für die Energiegewinnung	• Kopfschmerzen • Schwindel • Herzrasen • Neigung zu Krämpfen • Konzentrations- und Kreislaufschwäche
Fluorid	• Aufbau der Knochen- und Zahnstruktur • Härtung des Zahnschmelzes • Remineralisierung von Mikroentkalkungen an Zähnen • Verhütung der Zahnbelag-(Plaques-)bildung • Vorbeugung gegen Osteoporose	• Wachstumsstörungen • brüchige Knochen und Zähne • stärkere Anfälligkeit für Karies

Mengenelement	Funktion	Mangel
Zink	• Unterstützung bei Zellteilung • Wundheilung und Wachstum • Bestandteil von mindestens 15 Enzymen	• Verzögerung der Wundheilung • Haarausfall • Hautentzündungen • Wachstumsstörungen
Mangan	• Beteiligung am Aufbau von Bindegewebe, Knorpeln und Knochen • Steuerung des Eiweiß-, Fett- und Kohlenhydratstoffwechsels	• möglicherweise Störungen der Fruchtbarkeit und des Skelettaufbaus
Silizium	• Förderung des Skelett- und des Bindegewebewachstums • Stärkung der Knochen	• Wachstumsverzögerung • Störung bei der Skelettbildung • Alterungsprozesse der Gelenke, Arterien und des Bindegewebes
Phosphor 800 mg	• wichtiger Bestandteil der Knochen und Zähne • ist am Aufbau von Enzymen beteiligt, wichtig für die Energiegewinnung • Baustein der Nucleinsäuren	• selten: führt zu Schäden am Skelett und an den Zähnen
Jod 180 µg	• ist am Stoffwechsel der Schilddrüsenhormone beteiligt • beeinflusst den Grundumsatz	• führt zu Kropfbildung • Verminderung des Energiestoffwechsels

Wichtige Bestandteile des Heilwassers und Anwendungen

Mengenelement	Konzentration (mg/Liter)	Anwendung bei
Magnesium	über 100	Magnesiummangel, Herz-Kreislauferkrankungen
Calcium	über 250	Calciummangel, Osteoporose, Allergien, chronischen Harnwegsinfekten
Fluorid	über 1	Fluoridmangel
Sulfat	über 1.200	Erkrankungen von Galle und Bauchspeicheldrüse, Stuhlverstopfung, Fettsucht, Calcium- und Phosphat-Harnsteinen
Hydrogencarbonat	über 1.300	Reizmagen, chronischer Gastritis, zu viel Magensäure, Zuckerkrankheit, Störungen des Harnsäurestoffwechsels, chronischen Harnwegsinfekten, Calcium-Oxalat-Harnsteinen, Harnsäuresteinen, Herz-Kreislauferkrankungen
Kohlendioxid	über 1.000 über 2.000	zu wenig Magensäure chronischen Harnwegsinfekten für Durchspülungsbehandlungen

Die Aufgaben des Wassers im menschlichen Körper

Ohne Wasser kann der Mensch nicht leben

Wasser zählt zu den wichtigsten Stoffen im menschlichen Körper. Durch das Gehirn fließen täglich 1.400 Liter Wasser, im selben Zeitraum wird die Niere von 2.000 Liter Wasser durchspült. Der Mensch geht aber mit seinen Wasservorräten sehr sparsam um, d.h. der größte Teil des Wassers wird wieder zurückgewonnen. Nur etwa 1,5–2 Liter werden pro Tag ausgeschieden, müssen also über Nahrung und Flüssigkeitszufuhr ersetzt werden.
Die Aufgaben von Wasser im Körper sind vielfältiger Natur, die wichtigsten seien hier erwähnt:

1. Wasser ist Baustoff

Wasser ist Bestandteil aller Körperzellen und Körperflüssigkeiten (Blut, Verdauungssäfte, Lymphe).

2. Wasser ist Lösungsmittel

Mit Hilfe der Verdauungssäfte werden im Darm die Nähr- und Wirkstoffe aus der Nahrung herausgelöst und können mit Hilfe von Wasser optimal verwertet werden.

3. Wasser ist Transportmittel

Mit Hilfe von Wasser werden in Blut und Lymphe die gelösten Nähr- und Wirkstoffe zu den Zellen transportiert.
Gleichzeitig werden aber auch die Abfallprodukte des Stoffwechsels den jeweiligen Ausscheidungsorganen zugeführt.

4. Wasser ist ein Wärmeregulator

Bei heißen Temperaturen beginnt der Mensch zu schwitzen, so wird verstärkt Wasser über die Hautoberfläche verdunstet; dabei wird dem Körper Wärme entzogen und es entsteht ein kühlender Effekt.

Regelmäßiges und ausreichendes Trinken ist nötig

Der prozentuale Wasseranteil im menschlichen Körper ist von Geschlecht und Alter abhängig. So beträgt er im Säuglingsalter 80 %, reduziert sich im Erwachsenenalter auf 60 % und schrumpft bei Senioren auf 40 – 50 %.
Frauen haben dabei stets einen geringeren Wasseranteil, da sie von Natur aus einen höheren Fettgewebeanteil besitzen. Auch im Organismus ist das Wasser

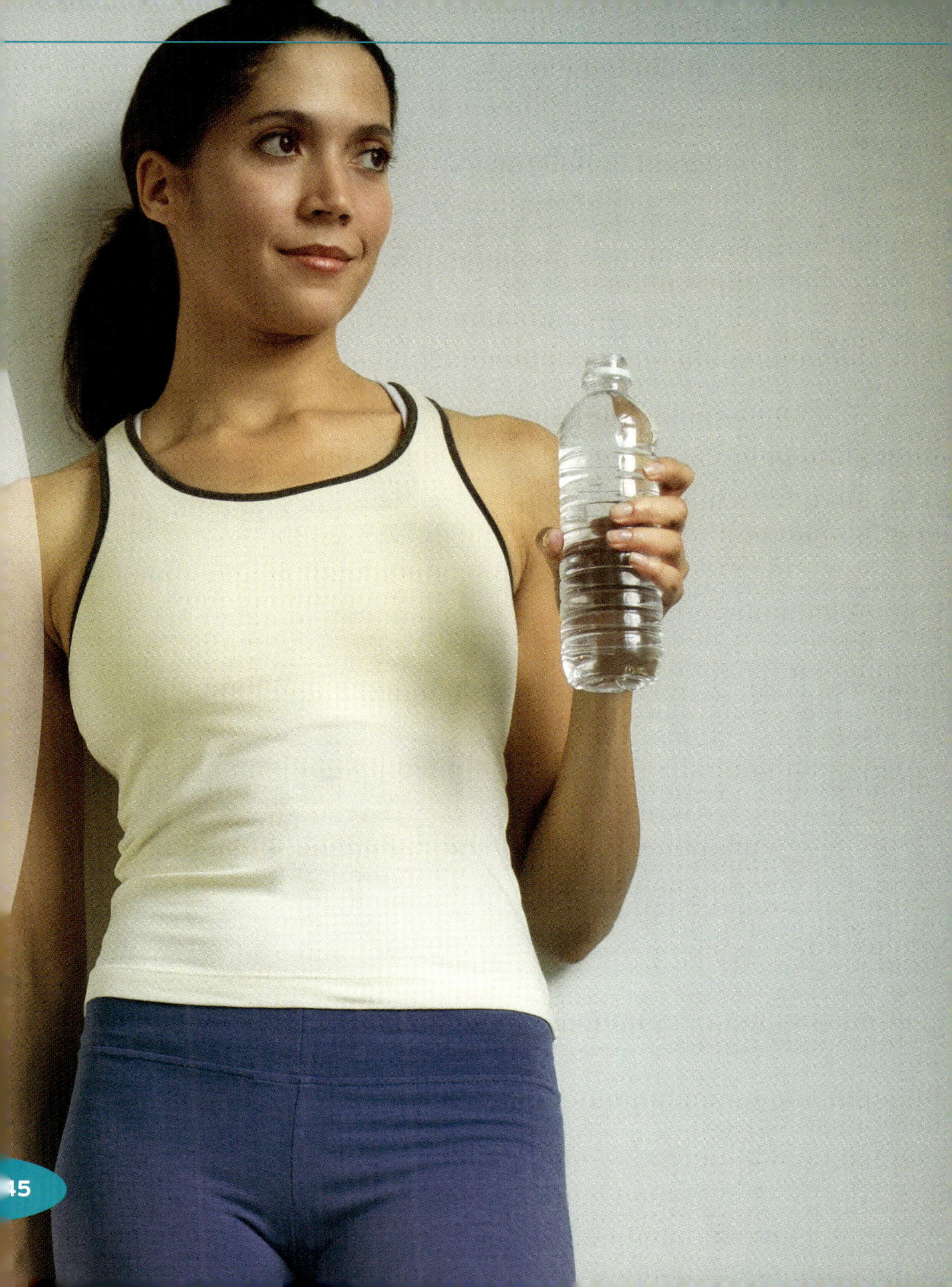

unterschiedlich verteilt – etwa 70 % intrazellulär und etwa 30 % extrazellulär. Die Flüssigkeit im Körper unterliegt einem ständigen Austausch. Nur 10 % des gesamten Wasseranteils entfallen auf die Blutflüssigkeit, d. h. der Mensch verfügt trotz des hohen Wasseranteiles im Körper keinesfalls über einen jederzeit abrufbaren Wasserspeicher – nur regelmäßiges und ausreichendes Trinken ermöglicht und erhält somit auch alle Lebensprozesse. Um körperliche Schäden zu vermeiden, sollte die Flüssigkeitszufuhr täglich bei 1,5 – 2,0 (optimal 2,5) Liter liegen. Dabei werden auch die Nieren entlastet und der Körper hat einen sogenannten »Flüssigkeitspuffer« für eventuellen Mehrbedarf.
Bestimmte Einflüsse erhöhen sogar diesen täglichen Bedarf, wie z. B. heißes Wetter, Wind, körperliche Aktivitäten, Fieber u. a. Auch bei trockener Büroluft steigt die Flüssigkeitsabgabe auf das Doppelte, ein entsprechender Ausgleich dieses Defizites wäre sinnvoll.
Die Frage nach dem sinnvollen Trinken und der Menge, ist leicht zu beantworten und ein paar Tricks sind nützlich und hilfreich, um sich an regelmäßiges Trinken zu gewöhnen. Generell eignen sich Mineralwässer mit einem natürlichen Gehalt an Mineralien und Spurenelementen optimal, aber auch Kräuter- und Früchtetees, ebenso Gemüse- und Obstsaftschorle sind gute Alternativen.
Hingegen wirken Kaffee und Schwarzer Tee harntreibend, d. h. dem Körper wird Wasser entzogen und der Organismus scheidet mehr Wasser aus, als er aufgenommen hat. Daher empfiehlt es sich, diese Getränke in Maßen zu trinken (täglich max. 4 Tassen). Sehr sinnvoll ist die Gewohnheit, zu Kaffee oder Schwarztee, ein großes Glas Mineralwasser extra zu trinken.
Milch- und Milchgetränke werden zwar nach dem heutigen Wissensstand zur Flüssigkeit gerechnet, dennoch sollte nicht vergessen werden, dass durch Eiweiß- und Fettgehalt usw., auch entsprechende Kalorien enthalten sind

Wie fehlenden Durst überlisten?

- zu jeder Mahlzeit mindestens ein großes Glas Wasser oder Tee trinken
- zu Tagesbeginn gut sichtbar die Getränke bereitstellen, die tagsüber getrunken werden sollen, z. B. eine Kanne Tee oder eine große Flasche Mineralwasser
- Getränke stets eingeschenkt und in Sichtweite platzieren und zwischendurch stets einen Schluck nehmen
- Abwechslung in die Getränkeauswahl bringen; auch Trinken auf gesunder Basis kann ein Genuss sein (z. B. Mineralwässer mit Fruchtgeschmack – oder verdünnt mit Obst- und Gemüsesäften)

- Erstellen eines Tagestrinkplanes, um die Flüssigkeitszufuhr im Laufe des Tages kontrollieren zu können
- Trinken und Wasser als physiologische Notwendigkeit erachten. Wasser ist Leben!

Tages-Trinkplan (2.000 – 2.500 ml)

Tageszeit	Getränk	Menge
Nach dem Aufstehen	1 großes Glas Mineralwasser	300 ml
Zum Frühstück	1 großes Glas Fruchtsaft- oder Gemüsesaft-Schorle	300 ml
Vormittags	1 Kanne Früchte-/Kräutertee oder 1 große Flasche Mineralwasser	750 ml
Mittagessen	1 großes Glas Mineralwasser, Saft oder Molke	300 ml
Nachmittags	**1 große Tasse Tee oder Mineralwasser**	300 ml
Abendessen	1 große Tasse Kräuter- oder Früchtetee oder Saftschorle	300 ml
Zum Abend	**1 großes Glas Saftschorle oder Mineralwasser**	300 – 400 ml

Die Gesamtflüssigkeit liegt optimal bei 2,0 – 2,5 Litern, gleichmäßig über den Tag verteilt getrunken. Die Mindestmenge an Flüssigkeit sollte bei 1,5 Litern liegen.

Mit Genuss zum Langzeiterfolg

Der gesunde Weg zum Wohlfühlgewicht

Was bewusste Ernährung alles beinhaltet, was Bewegung als Partner dazu bedeutet, das wissen Menschen, die nicht einseitig hungern und schnellstmöglich Gewicht verlieren möchten, sondern vielseitig essen und ein regelmäßiges Ausdauertraining damit verbinden: die Erfolgsformel zur Gewichtsabnahme und -stabilisierung mit Wohlfühlgarantie.
Es gibt keinen besseren Fettkiller und Fettverwerter als Ausdauersport; Sport bedeutet Verbesserung von Stoffwechselaktivität und Fettabbau.

Was ist BMI?

Bewegung ist Leben, mit Bewegung bleiben Sie in Schwung und tun etwas für Fitness, Wohlbefinden und die Figur.
Sowohl starkes Über- als auch Untergewicht sind ungesund, überflüssige Pfunde belasten Kreislauf, Knochengerüst und Stoffwechsel. Als Folge und Langzeitrisiken für Gesundheit und Lebenserwartung können z. B. Zuckerkrankheit/Diabetes mellitus, Gicht, Bluthochdruck, Herz-Kreislauferkrankungen und Gelenk-Bandscheibenschäden auftreten. So wie übergewichtige Menschen ihren Organismus belasten, so haben untergewichtige Menschen meist Mangelerscheinungen aufzuweisen, die als Folge verminderte Leistungsfähigkeit, Müdigkeit, Gereiztheit bis hin zu schwerwiegenden Gesundheitsstörungen nach sich ziehen können.
Also sprechen wir heute in Medizin und Wissenschaft von einem gesunden Wohlfühlgewicht, das mit einer international anerkannten Formel (Body Mass Index = BMI) für jedermann individuell zu ermitteln ist und objektiv bewertet wird.

$$\text{BMI} = \frac{\text{Körpergewicht in Kilogramm}}{(\text{Körpergröße in Meter})^2}$$

$$\text{Beispiel:} \quad \frac{85\,\text{kg}}{(1{,}76\,\text{m})^2} = \frac{85}{3{,}1} = \text{BMI } 28{,}3$$

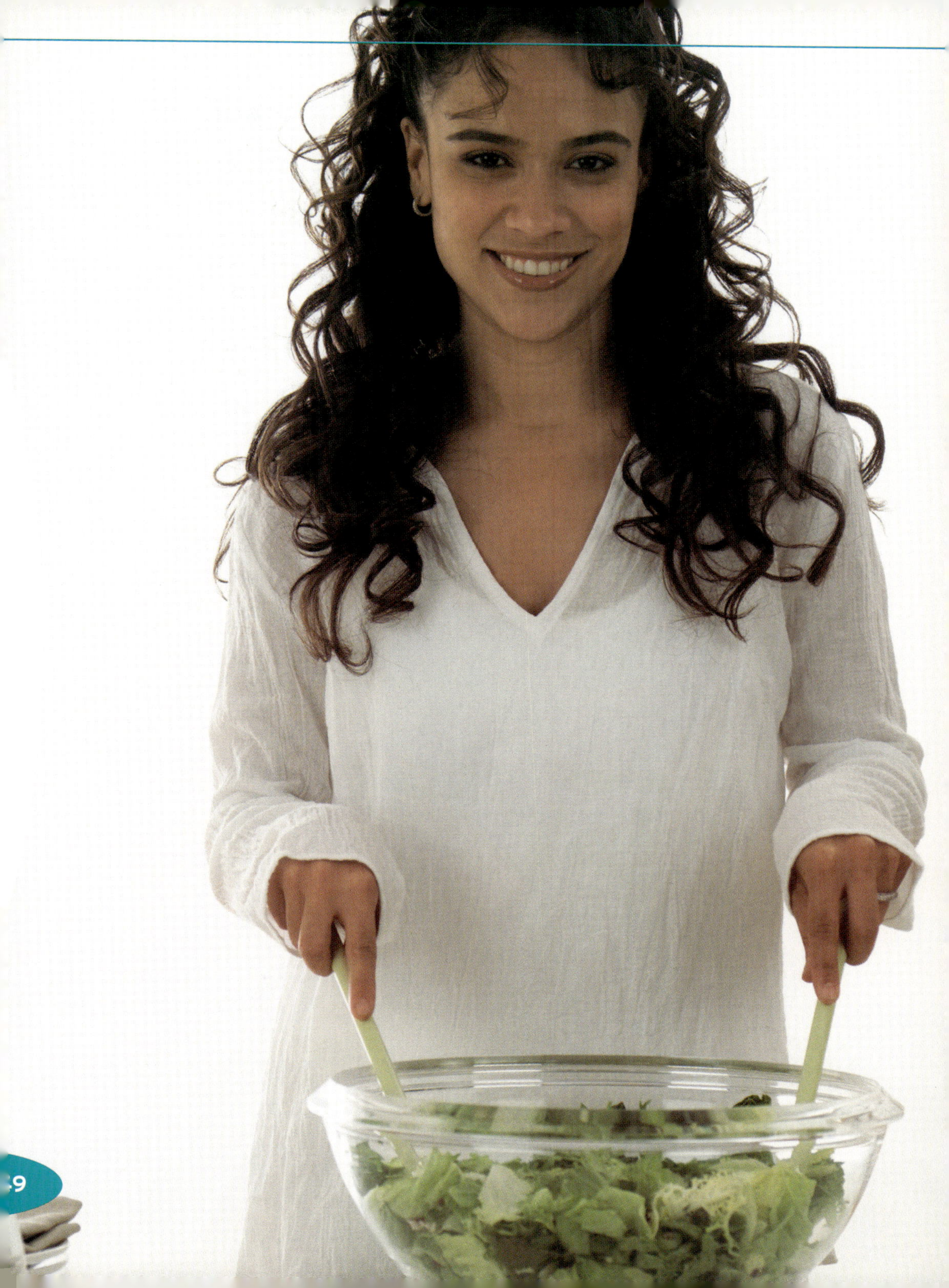

BMI-Bewertung	
Unter 18,5	Untergewicht
18,5 – 24.9	Normalgewicht
25 – 29,9	leichtes bis mittleres Übergewicht
30 – 39,9	schweres Übergewicht
über 40	massiv gefährdendes Übergewicht

Nach Fachmeinungen im Zeitalter von Diätenwahn und dem Nacheifern von falschen Schlankheitsidealen ist es völlig ausreichend einen BMI-Wert zwischen 19 und 26, auch 28 anzustreben, mit dem Bemühen, je nach Alter, Geschlecht und Beweglichkeit, ein sinnvolles Langzeitgewicht im Auge zu behalten und darauf zu achten, dass nicht Kilos in ungeahnten Größenordnungen permanent hinzukommen.
Nach dem Motto: Achten Sie auf Ihr Gewicht und bleiben Sie sportlich in Bewegung, ist es möglich, ein Wohlfühlgewicht zu erreichen und dieses auf gesunde Weise lange Zeit zu bewahren. Viele Anregungen und nützliche Tipps für sportliche Bewegung und ein Aktivitätsprogramm finden Sie ab Seite 84.

Essen mit Maß und Ziel

Die moderne Ernährung setzt auf eine positive Einstellung zur Nahrung, zu den Lebensmitteln und zum Essen. Dies ist eine Betrachtung, die nicht ständig um Verbote und Tabus kreist oder nur um Verzicht und Einschränkungen, Diät-Diktate und Hungerkuren. Eine positive Grundhaltung, kombiniert mit Umdenken und Überdenken der Ernährung, ist der entscheidende Schritt. Nicht weniger essen, sondern bewusster und ausgewogener heißt die Devise, denn Genuss und Gesundheit sind keine unvereinbaren Gegensätze – nein, sie sind gleichwertige Bausteine eines modernen ernährungsmedizinischen Planes. Besser essen und mit Hilfe von Bewegung genussvoll abnehmen, kommt auch der Psyche zugute; denn ebenso wie die Körperbewegung baut der Genuss Stress ab und mindert somit das Risiko, gedankenlos und unkontrolliert aus Frust, Ärger o.ä. zu futtern – sei es süß, fett oder zuviel.
»Mit Maß und Ziel genießen, hat noch niemandem geschadet«, ein weiser Spruch von Pfarrer Kneipp, der auch heute noch Bedeutung hat.

Altmodische Essgewohnheiten, ein Blick auf den täglichen Speiseplan sowie auf unser Sport- und Bewegungs-Programm, das sind drei Säulen für ein umfassendes, effektives Umdenken in puncto Lebensgefühl und Wohlbefinden.
Eine der wichtigsten Voraussetzungen für eine erfolgreiche und sinnvolle Umstellung von Ernährungsgewohnheiten und Essverhalten ist sicherlich eine selbstkritische Darstellung von Essgewohnheiten, von Abneigungen und Vorlieben, Stärken und Schwächen.

So verschafft ein persönliches Ernährungstagebuch einen hilfreichen Überblick, strukturiert mit den 4 W-Fragen:

- »Was esse ich?« (Nahrungsbestandteile)
- »Welche Portionen esse ich?« (Menge und Auswahl von Lebensmitteln)
- »Wo esse ich meine Mahlzeiten?« (unterwegs, an einem festen Platz, nebenbei usw.)
- »Warum esse ich?« (Frust, Ärger, Kummer, Geselligkeit, Fitness- oder Gesundheitsgründe, Langeweile, Einsamkeit, Trauer)

Ziehen Sie Bilanz mit der Frage: wieviel Energie benötige ich wirklich und wieviel Energie ist mein Körper in der Lage zu verwerten?
Solange der Mensch lebt, benötigt er Energie, also muss er Nahrung zuführen, also muss er essen. Wer jedoch mehr isst, als sein Körper verbraucht, nimmt zu. Aus leidvoller Erfahrung wissen die meisten Menschen, dass es oft schwierig und kompliziert ist, diese Balance zu halten. Aber es gibt fachliche Faustregeln, die den Energiebedarf von Männern und Frauen darlegen, ebenso sportmedizinische Erkenntnisse mit den Möglichkeiten zur Orientierung an Energie- und Kalorienverbrauch.

Als allgemeine Faustregel gilt:

Männer benötigen durchschnittlich 1.800 – 2.000 Kalorien und Frauen 1.500 – 1.700 Kalorien pro Tag; das sind Werte aus der Bevölkerung nach Arbeits- und Leistungsumsatz, um alle Lebensfunktionen zu erhalten.
Schwankungen, die nach Veranlagung, Alter, Lebensweise und körperlicher Aktivität möglich sind, beeinflussen die Richtwerte nicht in gravierender Höhe, es sei denn, es kommt ein hoher Energieverbrauch durch regelmäßige sportliche Aktivität hinzu.
Eine bewusste Ernährung sollte sich auch in erster Linie dem persönlichen, nicht dem allgemeinen Energiebedarf anpassen.
Wie und ob das funktioniert, lässt sich sehr einfach in Körpergewicht/kg und Energieaufnahme (Kalorien über die tägliche Nahrung) als Bilanz messen. Stimmt diese Energiebilanz nicht, steigt oder sinkt das Körpergewicht. Zum Erkennen des eigenen

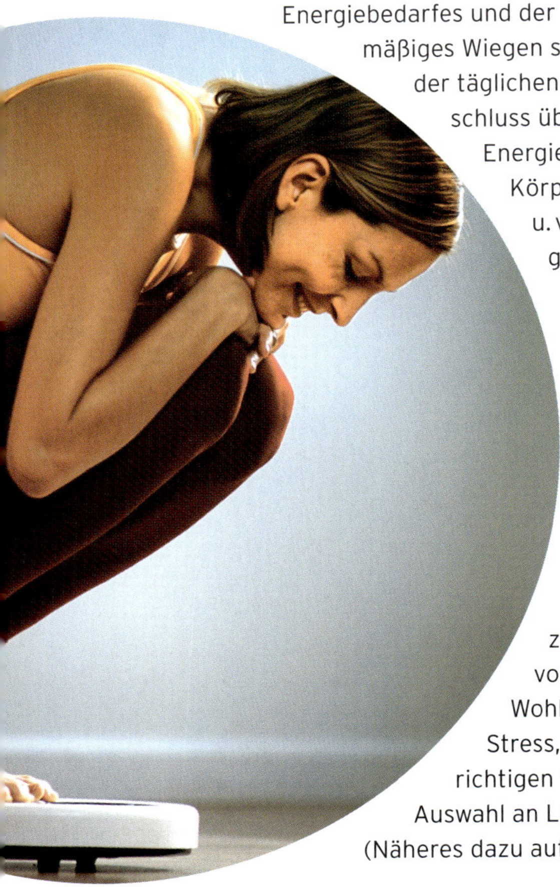

Energiebedarfes und der Energieverwertung gehören am Anfang regelmäßiges Wiegen sowie ein Überblick des Energiewertes/Kalorien der täglichen Nahrung dazu. So erhalten Sie den besten Aufschluss über ihren eigenen Energiebedarf.

Energieverbrauch kennen wir im Zusammenhang mit Körperfunktionen, Körpertemperaturen, Bewegung u. v. m., sogar im Schlaf benötigt der Mensch eine geringe Menge an Energie, um seine Lebensfunktionen zu erhalten und sich selbst zu regenerieren. Eine Steigerung des generellen Energieverbrauches des heutigen – im modernen, hochtechnisierten Berufsfeld der Menschen relativ geringen Bedarfs – erreichen wir nur über Bewegung und muskuläre, sportliche Leistung. So wird der innere »Motor« zu mehr Aktivität angeregt, unsere Nahrung – das »Benzin« wird besser verbraucht.

Mäßige, aber regelmäßige Verteilung der Energiezufuhr über den Tag bedeutet auch Stabilisierung von Blutzuckerwerten, Konzentrationsfähigkeit und Wohlbefinden und ist somit Hilfe gegen Heißhunger, Stress, Kummer und Zeitdruck. Essen Sie sich fit mit der richtigen Verteilung der Energiezufuhr und einer sinnvollen Auswahl an Lebensmitteln!

(Näheres dazu auf den folgenden Seiten.)

Energiezufuhr/Tag

1. Frühstück	25 % der Tageskalorien
2. Zwischendurch	10 % der Tageskalorien
3. Mittagessen	30 % der Tageskalorien
4. Zwischendurch	10 % der Tageskalorien
5. Abendessen	25 % der Tageskalorien

Energie- und Kalorienverbrauch/Sport in 60 Minuten	
Laufen/Joggen	420 Kalorien
Radfahren	270 Kalorien
Schwimmen	270 Kalorien
Gymnastik	200 Kalorien
Spazierengehen	120 Kalorien
Badminton	450 Kalorien
Skilanglauf	480 Kalorien

Vielseitig essen und genießen!

Es gibt keine »ungesunden, gesunden oder gar verbotenen Lebensmittel«. Wichtig sind Menge, Auswahl und Kombination der Nahrungsmittel – nur darauf kommt es an. Da kein einzelnes Lebensmittel alle lebensnotwendigen Nährstoffe in der richtigen Dosis enthält, braucht der Mensch täglich verschiedene Lebensmittel, um alle Nährstoffe aufzunehmen. Hilfreich bei Auswahl sowie Menge und Zusammenstellung, ist der Ernährungskreis bzw. die Ernährungspyramide mit entsprechenden Nahrungsmittel-Gruppen. Die Größe der einzelnen Felder deutet auf die empfohlene Menge hin.

Vollwertig, wertvoll essen und trinken

Mehr Lebensqualität mit Leistungsfähigkeit, Wohlbefinden und Fitness sind die Ziele der vollwertigen Ernährungsweise.
Profitieren Sie vom Besten aus Essen und Trinken – für ein langes Leben mit hohem Gesundheitswert.

Die Schlüsselbad-Lebensmittel-Pyramide

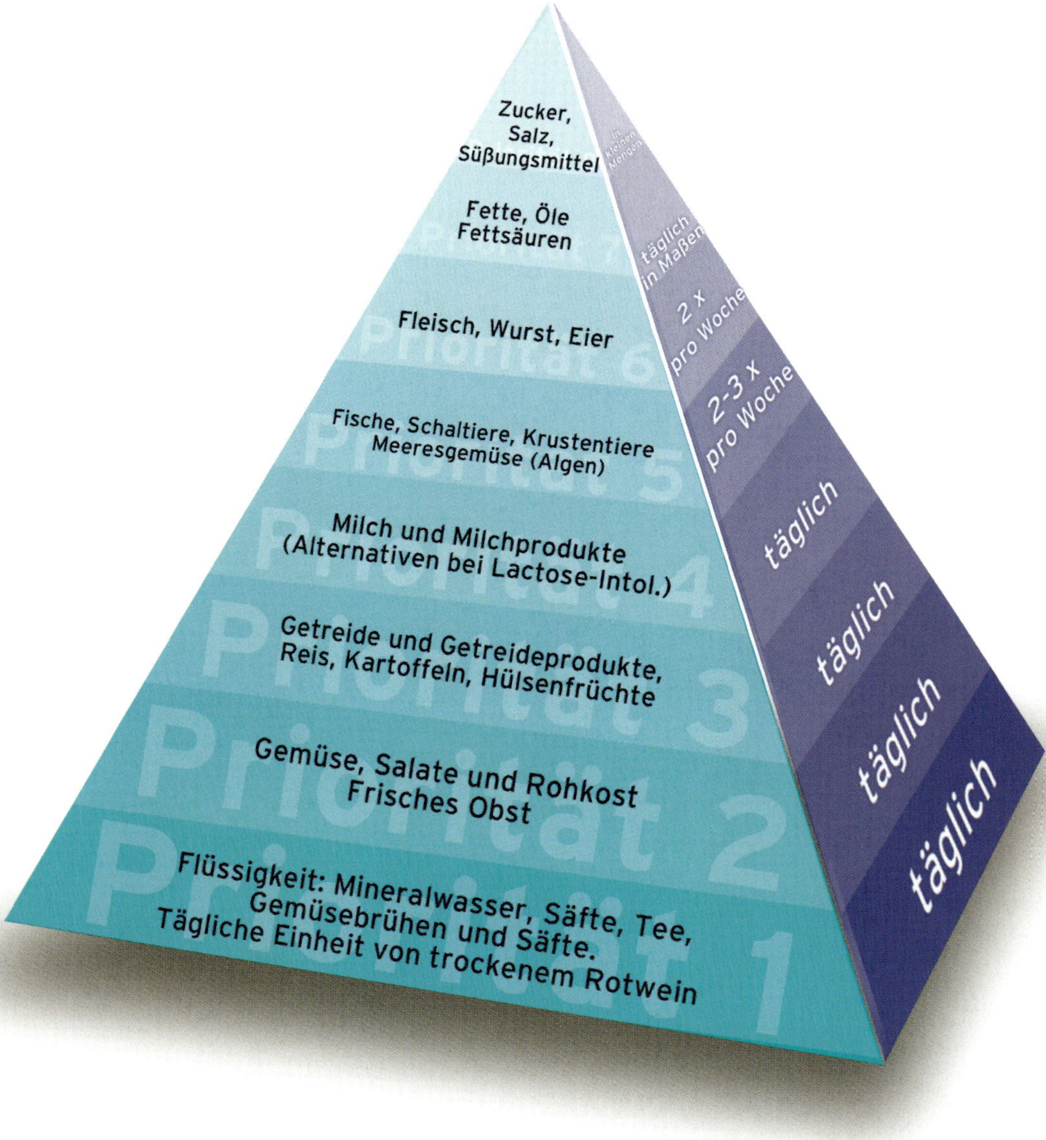

Lebensmittel-Auswahl pro Tag (Beispiel)

Gruppe 1: Getränke	täglich 1,5–2 Liter Flüssigkeit (bevorzugt Mineral- und Tafelwasser, Kräuter- und Früchtetees, Grüntee verdünnte Obst-Säfte ohne Zucker, in Maßen Kaffee und Schwarztee – max. 3–4 Tassen), ¼ l trockener Rotwein
Gruppe 2: Gemüse & Salate/Obst	ca. 400 g Gemüse (roh, als Salate, gegart) 2–3 Portionen frisches Obst nach Saison (300 – 400 g)
Gruppe 3: Getreide, Getreideprodukte, Reis, Kartoffeln, Hülsenfrüchte	4 Scheiben Vollkornbrot 3–4 EL Getreideflocken (auch Haferkleie) 1 Port. Reis, Teigwaren (roh = 70 – 90 g) oder Kartoffeln (roh = 200 – 300 g) 1 Portion Hülsenfrüchte, abwechselnd mit Sprossen oder Keimen
Gruppe 4: Milch & Milchprodukte	täglich ¼ Liter Magermilch 3–4 Scheiben fettarmer Käse bei Milchzuckerunverträglichkeit auf Stuten- oder Sojamilch ausweichen und als Calciumspender Algen nutzen
Gruppe 5: Fisch & Meeresfrüchte	wöchentlich 2 Portionen Seefisch (200 – 400 g) und Schal- oder Krustentiere, 2–3 x wöchentlich Algen in den Speisenplan einfügen (ca. 500 g)
Gruppe 6: Fleisch, Eier	wöchentlich max. 300 – 600 g Fleisch und Wurst wöchentlich max. 2–3 Eier
Gruppe 7: Fette & Öle	täglich Oliven- und Rapsöl maximal 30 g Streich- und Kochfett, Butter maximal 30 g versteckte Fette in Lebensmitteln
Gruppe 8: Zucker & Salz, Süßungs- & Würzmittel	täglich nur eine kleine Menge an Meersalz oder Kräutersalz aus dem Reformhaus, Verwendung von exotischen Gewürzen und Kräutern als Ersatz nutzen (wie Chili, Ingwer, Galgant u.v.a.). Täglich den sparsamen Umgang oder die Alternativ-Süße zu Industriezucker suchen – wie z. B. Honig, Apfel- oder Birnendicksaft, Ahornsirup, getrocknete Früchte und Stevia

Profi-Tipp

Sollten tagsüber bestimmte Lebensmittel in der Menge und Auswahl zu kurz kommen, dann beim Abendessen das Versäumte nachholen.
Nach einem komplett »ungesunden« Tag an den folgenden Tagen die Mahlzeiten um so vollwertiger gestalten.
Wichtig ist am Ende die Wochenbilanz!

Reichlich Flüssigkeit

Da Wasser absolut lebensnotwendig ist, sollte die tägliche Trinkmenge bei 1,5 – 2,0 Liter liegen (siehe Seite 47).
Alkoholische Getränke nur in kleinen Mengen konsumieren; so entfalten sie sogar gesundheitsfördernde Wirkungen wie z. B. Rotwein (enthält Flavonoide): täglich
bei Männern: 0,25 l / bei Frauen: 0,125 l

Hingegen führt häufiger reichlicher Alkoholkonsum zu Übergewicht, Leberschäden und anderen Gesundheitsstörungen.
Viele nützliche Informationen und Tipps finden Sie im Kapitel Wasser / Flüssigkeit (ab Seite 30).

Gemüse und Obst

Fitmacher und »Gesundheitspolizei« für den Menschen

Mit der bundesweiten Kampagne »5 am Tag« weist die Deutsche Krebsgesellschaft e.V. auf die unendlich große gesundheitliche Bedeutung der sekundären Pflanzenstoffe in Obst und Gemüse hin.
Unter diesem Begriff fassen Experten zahlreiche chemische, sehr unterschiedliche Verbindungen zusammen, die ausschließlich in Pflanzen zu finden sind. Dazu zählen z. B. Farbstoffe in Pflanzen, Carotinoide, Flavonoide und unendlich viele andere.
So kennt die Forschung mehrere Tausend verschiedene Stoffe in der Pflanzenwelt, die in einer bunten Vielfalt einen großen Schutzmechanismus mit unschätzbarem Wert für die Körperzellen darstellen.
Obst und Gemüse jeglicher Art sind unsere wirksamsten Schutzbegleiter und beugen Krankheiten vor.
Unter dem fachlichen Begriff »Antioxidantien« werden alle diese sekundären Pflanzenschutzstoffe zusammengefasst (siehe Seite 24).
Der Genuss von fünf Portionen Obst und Gemüse am Tag (kann auch mehr sein), möglichst frisch, knackig gegart, als Salat oder auch als Saft frisch gepresst, idealerweise

zu jeder Hauptmahlzeit und ebenso Zwischenmahlzeit, stellt das Beste dar, was Sie für Ihre Gesundheit tun können.
Obst und Gemüse sind ideal für unbeschwertes Essen und Trinken, außerdem hervorragend geeignet für Fitness, Leistungsfähigkeit und zur Erlangung einer guten Figur:

- sie sind kalorienarm, bestehen vorwiegend aus Wasser, Vitaminen, Mineralstoffen und sind reich an Ballaststoffen und außerdem sättigen sie gut
- sie sind reich an sekundären Pflanzenstoffen und fördern die Gesundheit und Gesunderhaltung
- sie sind jederzeit in reichlicher Auswahl auf dem Markt; preiswert in der Saison
- sie sind vielseitig, kreativ verwendbar in der Küchenpraxis und ideale Snacks für zwischendurch.

Profi-Tipp

Als Dessert oder zwischendurch öfter frisches Obst, Obstsalat oder Obstsaftcocktail statt Süßspeisen oder Kuchen essen.
Zum Abendessen einen leckeren Rohkostsalat, zum belegten Brot ein Stück frisches Obst servieren.
Zu den warmen Mahlzeiten eine große Portion Gemüse, Hülsenfrüchte und Kartoffeln – dafür kleinere Fleisch- und Wurstportionen essen.

Gemüse und Obst – 5 am Tag

Gesundheitsampel ROT – GELB – GRÜN
Die Gesundheitskampagne mit Biss

Seit aus Forschung und Wissenschaft bekannt ist, dass Obst und Gemüse einerseits vor Herz-Kreislauf-Erkrankungen und Krebs schützen können, die Bevölkerung aber nicht genügend Obst und Gemüse täglich verzehrt, wurde deutschlandweit die Kampagne »5 am Tag« gestartet. Die generelle Botschaft lautet:
Essen Sie täglich mindestens fünf Portionen Obst und Gemüse, je mehr umso besser. »5 am Tag« mit der Hilfe der Ampelfarben: zu jeder Hauptmahlzeit diese Farben im Bereich Obst und Gemüse aufzutischen, ist leichter zu realisieren, als viele Menschen denken. Die Bevölkerung der mediterranen Länder, die Südeuropäer, leben uns vor, wie dies möglich ist. Gemüse ist in diesen Ländern Hauptkomponente und nicht nur Beilage wie in unseren Ernährungsgewohnheiten (z. B. frische Früchte zum Frühstück, Säfte, zwischendurch Gemüse und Salate als Vorspeisen, Hauptgerichte u. ä. gegrillt,

gedünstet oder roh). Obst, Rohkost und Salat – ideal wäre pro Tag von jedem eine Portion; dies gilt auch für gegartes Gemüse. Denn obwohl Rohkost und Salate meist das bessere Image genießen, liegen die tatsächlichen Vitaminverluste beim Erhitzen (die richtige Garmethode vorausgesetzt), nur zwischen 0 und 30 %.
Außerdem hat der Verzehr von gegartem Gemüse auch Vorteile, die Rohkost und Salate nicht aufweisen können:

- manche Nährstoffe (z. B. Carotin) werden aus gegartem Gemüse im Verdauungstrakt besser ausgenutzt
- gegarte Speisen sind eine abwechslungsreiche Bereicherung für den Speiseplan, eine variationsreiche Zubereitung ist stets – unabhängig von der Jahreszeit – möglich; z. B. Suppen, Eintöpfe, Gratins und Aufläufe, gefülltes Gemüse, Pizza- und Tortenbeläge und Bratlinge.

Aus vielerlei Gründen ist es außerdem sinnvoll, neben Frischgemüse und Salaten, Tiefkühl- und milchsaure Produkte im Vorrat zu halten und zu verwenden. Aus solchen Vorräten lassen sich mit wenig Aufwand leckere Speisen in relativ kurzer Zeit zubereiten.

Tagesplan für 5–8 am Tag

Frühstück	Müsli oder gekeimte Körner oder Quark mit frischem Obst, Obstsalat oder 1 großes Glas Gemüse-Obstsaft
Zwischenmahlzeit	Vollkornbrot, -brötchen, -baguette, belegt mit Rohkost wie Tomate, Gurke, Paprika usw. oder 1–2 Stück frischem Obst
Mittagessen	frische Salate als Vorspeise, gekochtes Gemüsegericht
Zwischendurch	ein Stück frisches Obst
Abendessen	bunter Salatteller mit Vollkornbaguette, -brot, -brötchen
Spätimbiss	ein oder zwei Stück frisches Obst oder Gemüsesnack mit Kräuterdip

Getreideprodukte und Kartoffeln

Reiche Nährstoff-Lieferanten

Kartoffeln und Getreideprodukte wie Brot, Haferflocken, Müsli, Reis, Nudeln und Getreidegerichte (vorzugsweise Vollkorn, Vollweizenkorn) bilden die grundsätzliche Basis einer wertvollen Ernährung.
Sie beinhalten kaum Fett, dafür umso mehr Vitamine, Mineralstoffe, Spurenelemente sowie Ballaststoffe und auch sekundäre Pflanzenstoffe.
Sie enthalten reichlich Stärke und sind damit die idealen Energiequellen, spenden pflanzliches Eiweiß mit geringem Fettanteil.
Die genannten Vitamine, Mineralstoffe und Ballaststoffe sowie sekundäre Pflanzenstoffe sitzen größtenteils in den äußeren Randschichten des Getreides und sind damit im Vollkorngetreide und daraus hergestellten Produkten noch vorhanden. In Auszugsmehlprodukten, wo beim Mahlen die Randschichten weitestgehend entfernt wurden, finden sich nur noch geringe Mengen dieser so wertvollen Inhaltsstoffe.
Getreideprodukte aus Vollkorn sind daher zu bevorzugen, wobei auch fein gemahlene Getreidesortimente (wie z. B. Schrot-, Mehrkorn-, Dinkel- oder Weizenvollkornbrot) ebenso wertvolle Spender an wichtigen Inhaltsstoffen darstellen.
In diesem Zusammenhang sei noch auf ein relativ neues Produkt aus Weizen hingewiesen. Es heißt Ebly, auch Zartweizen, ist reich an Ballaststoffen und pflanzlichem Eiweiß. Mit 100 g kann fast die Hälfte des Tagesbedarfs an Niacin und etwa ¹/₃ des Tagesbedarfs an Phosphor gedeckt werden. Ebly gibt es lose und im Kochbeutel. Es schmeckt leicht nussig und lässt sich zu vielen Gerichten verwenden.
Kartoffeln haben fast identische Vorzüge wie Getreideprodukte – vorausgesetzt die Zubereitungen gehen nicht generell mit großer Fettmenge einher.
Zu bevorzugen sind daher Pellkartoffeln und Folienkartoffeln, damit alle wichtigen Nährstoffe, die so nah unter der Schale sitzen, auch genutzt werden können.
Ausnahmen können natürlich auch Ofenkartoffeln, Bratkartoffeln, Pommes frites oder Kartoffelgratins darstellen; die dann wiederum je nach Zubereitung relativ viel Fett beinhalten.

Hülsenfrüchte

Die preiswerten, weltweiten Eiweißlieferanten

Hülsenfrüchte sind die frischen oder getrockneten Samen von Bohnen, Erbsen, Linsen, Sojabohnen und einigen verwandten Pflanzen. Sie werden fast überall auf der Welt verzehrt und dienen vielen Völkern als wichtige und preiswerte Eiweißlieferanten. Die

in den Hülsenfrüchten enthaltenen Kohlenhydrate werden im Körper nur langsam verdaut und gelangen nur allmählich in die Blutbahn.
In fest verschlossenen Gefäßen, an einem trockenen Ort aufbewahrt, sind Hülsenfrüchte jahrelang haltbar. Da Hülsenfrüchte einige unerwünschte Begleitstoffe enthalten, die erst nach dem Erhitzen unwirksam werden, sollten sie – abgesehen von jungen Erbsenschoten – niemals roh verzehrt werden.
In Verbindung mit anderen pflanzlichen Eiweißträgern sind die Hülsenfrüchte eine optimale Kombination zur Versorgung des menschlichen Körpers mit allen wichtigen Aminosäuren – wie z. B. Reis mit Hülsenfrüchten oder Kartoffeln mit Hülsenfrüchten.
Hülsenfrüchte dienen als Grundlage für Keime und Sprossen,. Diese sind dann wahre Vitaminbomben und enthalten neben Eiweiß auch noch sehr leicht verdauliche Kohlenhydrate (siehe dazu auch Seite 26: Saponine).
Hülsenfrüchte lassen sich in vielfältiger Weise zubereiten und sollten regelmäßig verzehrt werden (siehe Seite 116, Shrimps mit Mangold und roten Linsen, oder Seite 156, Überbackener Linsenauflauf mit Paprikasauce).

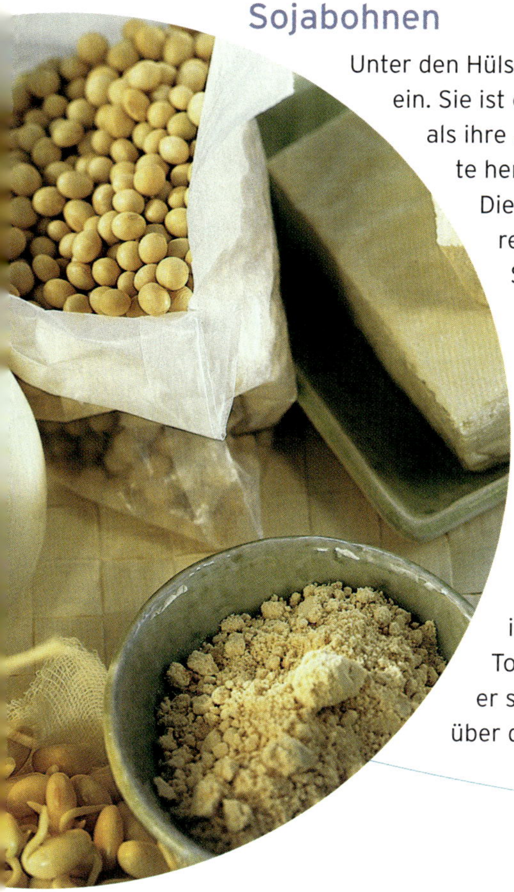

Sojabohnen

Unter den Hülsenfrüchten nimmt die Sojabohne eine Sonderstellung ein. Sie ist eine der ältesten Kulturpflanzen, sie enthält mehr Fett als ihre Artgenossen und aus ihr werden viele weitere Produkte hergestellt.
Die Trockenbohne muss eingeweicht werden und braucht relativ lange, um zu garen. Aus den Trockenbohnen wird Sojamehl hergestellt, das Suppen, Saucen, Brot und anderem Gebäck zugesetzt werden kann. Zerkleinerte Sojabohnen bilden die Grundlage für die Sojamilch – wichtig für Menschen mit Kuhmilch-Allergie. Sojamilch enthält ca. 8 % Eiweiß, viele Mineralstoffe und Vitamine und wenig Fett. Diese Sojamilch ist wiederum auch die Grundlage für weitere Sojaprodukte: Tofu oder Sojabohnenquark wird im Handel in Blockform in verschiedenen Geschmacksrichtungen angeboten: natur, geräuchert oder mit Kräutern; er ist kalorienarm und gut verträglich.
Tofu hat meist wenig Eigengeschmack, deshalb lässt er sich in vielen Gerichten verwenden: von der Suppe über das Hauptgericht bis zum Dessert kann er eingesetzt

werden. Im Handel werden auch Fertigprodukte von guter Qualität angeboten (»Fleischersatz«); Rezepte siehe Seite 146 und Seite 153.
Ein anderes Sojabohnenprodukt ist Tempeh; es wird aus angekeimten und fermentierten Sojabohnen gewonnen und hat einen kräftigen Geschmack. Schließlich wird durch Pressen von Sojabohnen das Sojaöl gewonnen, das die essenzielle Fettsäure Lanolin enthält. Ein weiteres Produkt ist Miso, eine Sojabohnenpaste, die besonders japanischen Suppen als Grundlage dient.

Sprossen und Keime

Vitamine aus dem Füllhorn der Natur

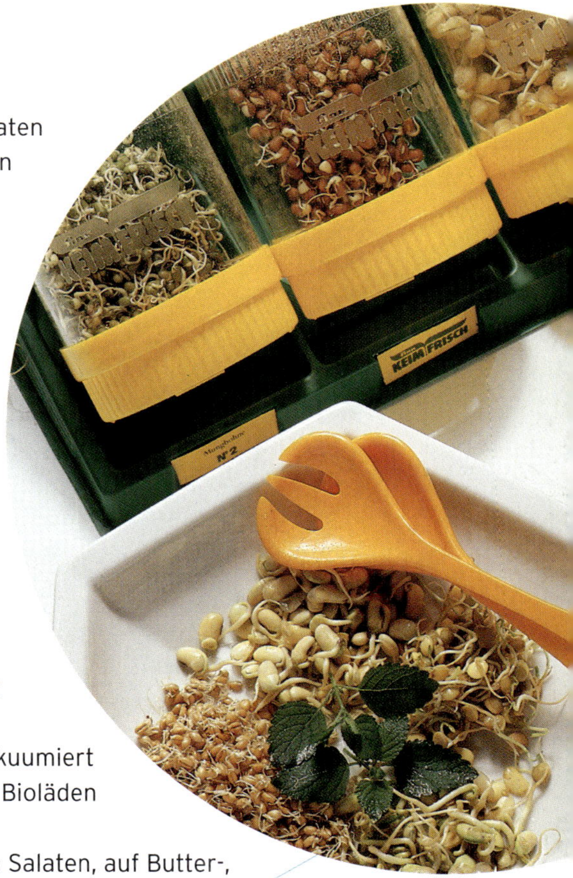

Eine gute Möglichkeit, speziell in den Wintermonaten täglich etwas Frisches und Vitaminreiches auf den Tisch zu bringen, bieten Keime und Sprossen.
Aus fast allen Hülsenfrüchten und Samen, aber auch aus Getreide lassen sie sich problemlos in wenigen Tagen züchten.
Während sich in den gequollenen Samen der Keimling bildet, vervielfacht sich der Vitamingehalt, und die schwere Verdaulichkeit, z. B. bei den Hülsenfrüchten, nimmt erheblich ab. Man kann somit »Vitamine züchten«.
Sehr gut funktioniert dies mit den Keimapparaten aus dem Reformhaus. Wichtig ist es, sich genau an die Gebrauchsanleitung zu halten und die Körner oder Hülsenfrüchte regelmäßig abzuspülen. Vor dem Gebrauch sollten die Keimlinge und Sprossen mit heißem Wasser kurz überbrüht werden.
Fertige Sprossen gibt es auch in Gläsern oder vakuumiert bei einem gut sortierten Gemüsehändler oder in Bioläden zu kaufen.
Die Sprossen eignen sich sehr gut als Beigabe zu Salaten, auf Butter-, Käse- oder Quarkbrot oder auch zum Bestreuen von Suppen, Gemüsezubereitungen und Aufläufen (frisch nach Garende dazugeben).
Auch für die süße Geschmacksvariante – z. B. Müsli und Quark- oder Joghurt-Zubereitungen – sind die Sprossen eine gesunde Ergänzung. Außerdem passen sie zu vielen Wok-Gerichten.

Warum Ballaststoffe so wichtig sind!

Generell sind Ballaststoffe (auch Faserstoffe genannt) natürlicher Bestandteil der pflanzlichen Zellwand.
Der Pflanze geben die Ballaststoffe Struktur und Halt. Stofflich gehören sie zur Gruppe der Kohlenhydrate. Man unterscheidet lösliche und unlösliche Ballaststoffe. Jede Pflanze enthält eine Mischung aus beiden Komponenten.
Ballaststoffe sind nahezu unverdaulich, können nicht in Fett umgewandelt werden und sind von großem Nutzen, denn sie erfüllen wichtige Aufgaben:

- sie regen zu langsamem Kauen an, verhindern so ein hastiges Hinunterschlingen der Nahrung
- sie stellen ein großes Volumen für den Magen dar, geben Sättigung und verzögern die rasche Entleerung des Magens; sie regulieren damit die Aufnahme der Nährstoffe in die Blutbahn. Eine ballaststoffreiche Nahrungszusammenstellung verhindert somit auch stets schwankende Blutzuckerwerte
- sie beugen wirksam und nachhaltig Verstopfung, Darmkrankheiten und Hämorriden vor
- sie haben einen positiven Einfluss auf den Cholesterinspiegel im Blut.

Die empfohlene Ballaststoffmenge liegt bei 30 – 40 g pro Tag.

Haferkleie – was ist das Besondere an Haferballaststoffen?

Am Beispiel der Cholesterinforschung konnte nachgewiesen werden, dass die löslichen Ballaststoffe die Cholesterinwerte senken. Der Hafer besitzt demnach einen sehr hohen Anteil an löslichen Ballaststoffen, nämlich 46 % und diese löslichen Ballaststoffe sind hoch wirksam (Weizenkleie besitzt lediglich 8 % lösliche Ballaststoffe).
Die löslichen Haferballaststoffe regen die Bildung von Gallensäuren aus Cholesterin an, dadurch gelangt weniger Cholesterin ins Blut – der Cholesterinspiegel sinkt. Gleichzeitig steigt der Anteil des guten, des HDL-Cholesterins.
Es kommt zu einer besseren Zusammensetzung der Blutfette. Des Weiteren regen diese Ballaststoffe die Verdauung durch ihr hohes Quellvermögen an.
So eignen sich Haferkleie und Haferkleie-Flocken hervorragend für eine cholesterinbewusste Ernährung bei Herz-Kreislauf-Erkrankungen und bei erhöhten Blutfettwerten.
Zur täglichen »Darmpflege« (über die Ernährung und Verdauung) lassen sich Haferkleie und Haferkleie-Flocken vielfältig in den Speiseplan einbauen:
Frühstück oder Zwischenmahlzeiten: vermischt mit Müsli, Saft, Milch oder Joghurt;
Mittag-/Abendessen: in Suppen, Saucen, Aufläufen, Fisch-, Fleisch- und Gemüsezubereitungen sowie Desserts.

Haferkleie kann auch in Form von Brot oder Brötchen, von Kuchen und Plätzchen eingesetzt werden.

Profi-Tipp

Nutzen Sie das vielfältige große Brotsortiment; schneiden Sie die Scheibe Brot etwas dicker und den Belag etwas dünner.
Essen Sie mehrmals am Tag frisches Obst und Gemüse (5 am Tag) und Getreideprodukte und Sie erreichen die empfohlene Ballaststoffmenge ohne Probleme.

Milch- und Milchprodukte

Wichtiger lebenslanger Knochenbaustein

Diese Lebensmittel enthalten viele wertvolle Nährstoffe, die einen guten Start in den Tag gewährleisten: reichlich hochwertiges Eiweiß und den Knochenbaustein Calcium sowie Kalium, Magnesium und verschiedene Vitamine.
Der Richtwert zur täglichen Empfehlung beinhaltet ¼ Liter fettarme Milch und 3–4 Scheiben mageren Schnittkäse, dazu Joghurt, Quark, Kefir oder etwas Vergleichbares – kombinieren nach Geschmack!
Milch- und Milchprodukte sind zudem ideale Pausensnacks für Schule, Beruf, Auto- oder auch Zugfahrt. Diese Lebensmittel runden viele Mahlzeiten in pikanter und süßer Weise ab.

Profi-Tipp

Probieren Sie köstliche Mixgetränke mit Milch in verschiedenen Geschmacksrichtungen – süß oder pikant.
Falls Sie Milch- und Milchprodukte nicht pur mögen, dann »verstecken« Sie diese in Aufläufen, Suppen, Saucen, Gemüsegerichten u.v.m.

Fisch, Algen & Meeresfrüchte

Seefisch ist die natürlichste und beste Jodquelle und liefert zudem hochwertiges Eiweiß. Außer Seefisch enthält kein anderes Lebensmittel von Natur aus so viel Jod, um unseren Bedarf zu decken. Der menschliche Organismus benötigt Jod für den Aufbau der Schilddrüsenhormone, die lebenswichtige Aufgaben zu erfüllen haben. So ist es sehr sinnvoll, den Frischverzehr in der Woche auf 2–3 Mahlzeiten zu optimieren.

Die Vitalquelle aus dem Meer: Algen

In China, Japan und bestimmten Teilen Frankreichs (z. B. in der Bretagne) ist die gesundheitsfördernde Wirkung der Algen schon seit langem bekannt. Glücklicherweise werden Algen jetzt in zunehmendem Maße auch bei uns in Deutschland entdeckt.

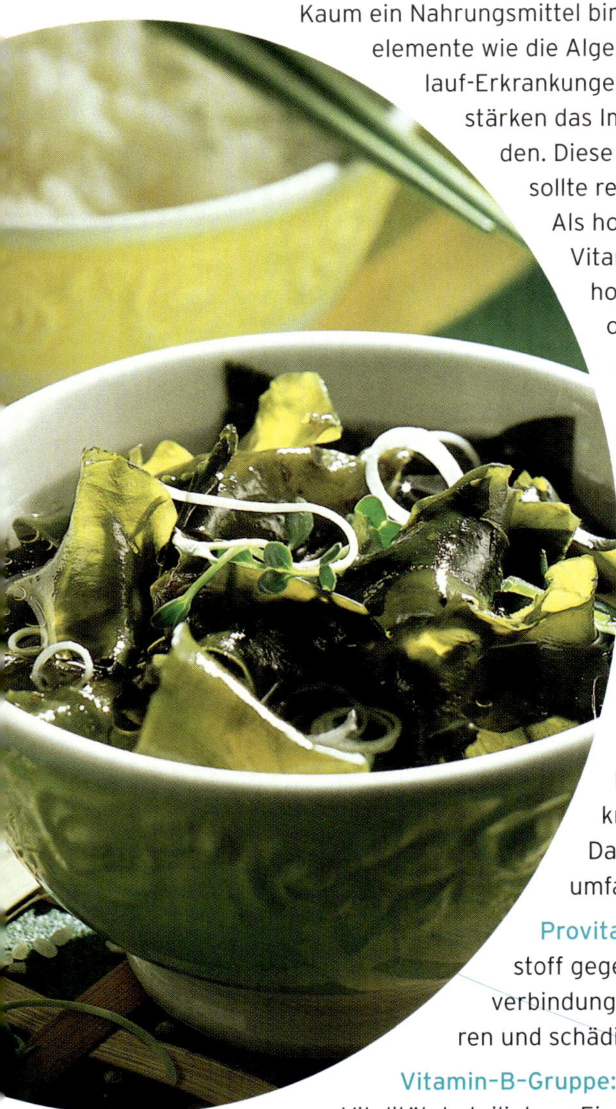

Kaum ein Nahrungsmittel birgt so viele Vitamine, Mineralien und Spurenelemente wie die Algen. Zudem beugen sie Krebs- und Herz-Kreislauf-Erkrankungen vor, entfernen Giftstoffe aus dem Körper, stärken das Immunsystem und schützen vor Strahlenschäden. Diese geballte Ladung Gesundheit und Vitalität sollte regelmäßig unseren Speiseplan bereichern.

Als hochwertiger Eiweißlieferant, Provitamin-A, Vitamin-B1, B2, B6, C und Vitamin-E Spender in hoher Dosierung, birgt die Alge wichtige Antioxidantien, die unentbehrlich für ein intaktes Immunsystem des menschlichen Körpers sind.

Die Algen zählen zu den Meeresgemüsen. Mit den Algen wird im wahrsten Sinne des Wortes die geballte Kraft des Ozeans im menschlichen, inneren System aufgenommen: Kalium, Calcium, Magnesium, Eisen, Selen, Mangan und Zink, Ballaststoffe und Jod. Die Meeresalgen gelten heute weltweit in Forschung und Wissenschaft als die Pflanzen mit dem höchsten Anteil an Schutzstoffen und als Helfer bei vielen Risikofaktoren und sogenannten Konsumerkrankungen.

Das natürliche Schutzprogramm der Algen umfasst folgende Aufgaben:

Provitamin-A (als Vorstufe Betacarotin): Schutzstoff gegen freie Radikale, aggressive Stoffwechselverbindungen, die tagtäglich die Körperzellen attackieren und schädigen.

Vitamin-B-Gruppe: Top-Energielieferant für Nerven, Fitness und Vitalität; beteiligt am Eiweißaufbau und der Zellerneuerung, Stütze für das Immunsystem und die Blutbildung im Knochenmark.

Vitamin-C: ein hochwirksames Antioxidantium zum Schutz der Körperzelle, Schutz vor Krebs-, Herzinfarkt- und Schlaganfallrisiko, Zellalterung und Infektionen, Verbesserung von Wundheilungen.

Kalium: ist wichtig für die Herzmuskelleistung und als Unterstützung bei der Behandlung von Bluthochdruck.

Magnesium: ist mitverantwortlich bei der Hemmung der Gerinnungstendenz des Blutes, schützt so vor Herzinfarkt und Schlaganfall; hilft Stress besser zu verkraften, unterstützt die Botenstoffe im Nervensystem des Gehirns, ist hilfreich bei Migräne und ähnlichen Kopfschmerzen.

Eisen: ist verantwortlich für die verbesserte Sauerstoffversorgung im gesamten Zellsystem (bei Eisenmangel und Beschwerden wie Müdigkeit, Abgeschlagenheit, Kopfschmerzen und Infektanfälligkeit ist die Alge in Verbindung mit ihrem hohen Vitamin-C-Gehalt eine potente Hilfe). Zudem benötigt Eisen Vitamin-C, um im Körper optimal verwertet werden zu können.

Calcium: ist ein wichtiger Baustein für das Knochensystem, zum Schutz vor Osteoporose (= Knochenentkalkung) – verstärkt in und nach den Wechseljahren, bei älteren Menschen und den Menschen, die sich rein pflanzlich ernähren.

Jod: ist für die Unterstützung der Schilddrüsenleistung und des Stoffwechsels unentbehrlich, zur Bildung von bestimmten Hormonen, deren Kommandozentrale die Schilddrüse darstellt (wichtig zur Entwicklung bei Kindern und Jugendlichen).

Ballaststoffe: sie regen die Verdauung an, schützen vor Dickdarmkrebs und beugen Herz-Kreislauf-Erkrankungen vor, indem sie den Cholesterinspiegel – vor allem das »schlechte Cholesterin/LDL« – senken; Unterstützung der Fettverwertung über die Leber – in Verbindung mit den Gallensäuren im Verdauungssystem.

Eiweiße/Aminosäuren: in bestimmten Algenarten wie Spirulina- und Chlorella-Algen sind alle essenziellen Aminosäuren (die Eiweiße, die der Körper nicht selbst bilden kann) in idealer Verbindung enthalten, sie decken den Tagesbedarf. Diese sind wichtig zur Zellerneuerung von Gewebe und Organen, dienen somit als Bausteine.

So sind Algen eine Kraftnahrung und können in verschiedenen Formen und Arten als Gemüse genutzt werden: Algen sind frisch, getrocknet, in Pulverform und in Kapsel- oder Ampullenform erhältlich. Eine Hilfe zum Umgang und Kennenlernen von Algen bieten Ratgeber und Bücher, die auch Rezepte für die Küchenpraxis enthalten. (Empfehlung siehe im Literaturnachweis)

Fleisch, Wurstwaren & Eier

In Maßen sinnvoll

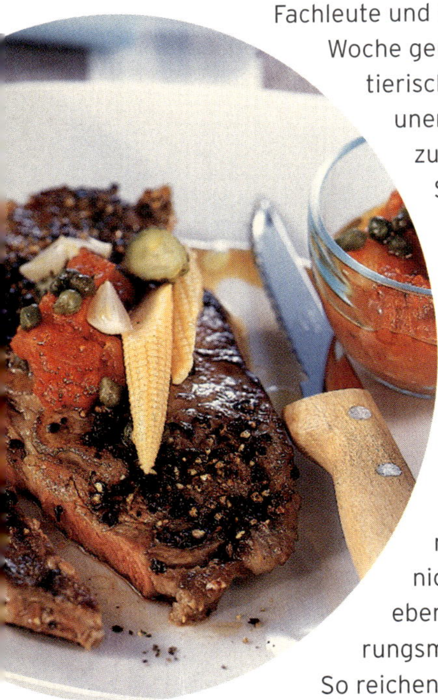

Fachleute und Wissenschaft raten: 400–600 g Fleisch und Wurst in der Woche genügen für die Versorgung des menschlichen Organismus mit tierischem Eiweiß, Fett, Vitamin-B1 und Eisen, ohne sich dabei mit unerwünschten Begleitstoffen wie Cholesterin und Purinen, auch zu viel Fett, zu belasten. Zudem bleibt dann auch ausreichend Spielraum für Obst, Gemüse, Getreideprodukte und Kartoffeln. Da sich Vorlieben für fette Fleischsorten, fette Wurst und fette Zubereitungen mit Fleisch und Wurst ungünstig auf Blutfettwerte, Purinhaushalt und Körpergewicht auswirken, sind fettarme, magere Fleisch- und Wurstsorten (besser Schinken) wesentlich günstiger. Damit verringert sich die Gefahr von Übergewicht und von gesundheitlichen Schäden auf lange Sicht.

Es gibt jedoch Alternativen: während das tierische Eiweiß fast alle lebensnotwendigen Eiweißbausteine (= Aminosäuren) im richtigen Verhältnis enthält, ist das pflanzliche Eiweiß nicht so komplett ausgestattet. Das Pflanzeneiweiß kann jedoch ebenso wertvoll sein, wenn es mit anderen eiweißhaltigen Nahrungsmitteln kombiniert wird (siehe Hülsenfrüchte, Seite 59).

So reichen zwei bis drei Fleischmahlzeiten pro Woche aus; an den übrigen Tagen kann der Eiweißbedarf problemlos mit vegetarischen Gerichten und Fisch gedeckt werden.

Fette und Öle, Fettsäuren

Grundsätzlich sind Fette notwendig, z.B. als Baustein für Körperzellen sowie als Energiespender, als Träger der Vitamine A, D, E, K und als Lieferant von wichtigen Fettsäuren; sie dienen auch als Geschmacksverstärker und sind beteiligt an der Bildung von körpereigenen Cholesterinen und Hormonen.

Aber zu viel Fett in der Nahrung kann auch zu Übergewicht führen, begünstigt die Entstehung von Herz-Kreislauf-Erkrankungen, Fettstoffwechselstörungen, Diabetes mellitus, Bluthochdruck und sogar Krebs.

Der moderate und sinnvolle Umgang mit den Fetten ist ebenso wichtig wie die Auswahl der Fette. Maximal 60–90 g Fett pro Tag wäre ausreichend, um den Körper mit allen Inhaltsstoffen zu versorgen, im Durchschnitt wird jedoch das Doppelte verzehrt.

Nach den heutigen medizinischen Erkenntnissen sind besonders hochwertige Pflanzenöle zu empfehlen, allen voran Oliven- und Rapsöl. Sie haben viele Vorzüge, wenig gesättigte Fettsäuren, dafür umso mehr einfach ungesättigte Fettsäuren und mehrfach ungesättigte Fettsäuren; sie helfen mit, Gefäße frei und elastisch zu halten und haben einen positiven Einfluss auf das HDL-Cholesterin.
Zu erwähnen wären auch die Omega-3-Fettsäuren, besonders wertvolle mehrfach ungesättigte Fettsäuren, die die Fließfähigkeit des Blutes verbessern und somit Gefäßerkrankungen vorbeugen können. Besonders reich an Omega-3-Fettsäuren sind alle Fettfische wie Lachs, Makrele, Thunfisch oder Hering.
Die sinnvolle Einteilung der Tagesfettmenge beinhaltet 50 % Streichfett und Zubereitungsfette sowie 50 % versteckte Fette in Lebensmitteln, die in ihren Größenordnungen meistens unterschätzt werden. Kommen Sie dem Fett auf die richtige Spur!

Profi-Tipp

- Streichfette nur sparsam anwenden!
- Ersetzen Sie Streichfette z. B. durch Senf, Tomatenmark, Kräuterquark usw.).
- Verwenden Sie zu Salatsaucen vorzugsweise Oliven- oder Rapsöl.
- Nehmen Sie statt Mayonnaise oder Crème fraîche, Joghurt, Dickmilch oder Quark.
- Bevorzugen Sie fettarme Garmethoden wie z. B. Grillen, Braten in beschichteten Pfannen, Gemüse ohne Fett dünsten, Garen im Dampftopf, in der Tonform (Tajine) oder im Steam basket (Bambusdämpfkorb).
- Vorsicht bei Fertigsnacks und Fertiggerichten (enthalten reichlich versteckte Fette)!

Zucker & Salz

Alternativen

Keine Naschverbote und kein generelles Verbote von Salzgebrauch in den Speisenzubereitungen!
Kleine Mengen sparsam dosieren und dennoch genießen. Der Genuss von Zucker und mit Zuckerzusatz hergestellter Lebensmittel und Getränke soll nur ein gelegentliches »Extra« sein.
Alternativen sind frisches Obst, Säfte, Fruchtspeisen und Zubereitungen mit

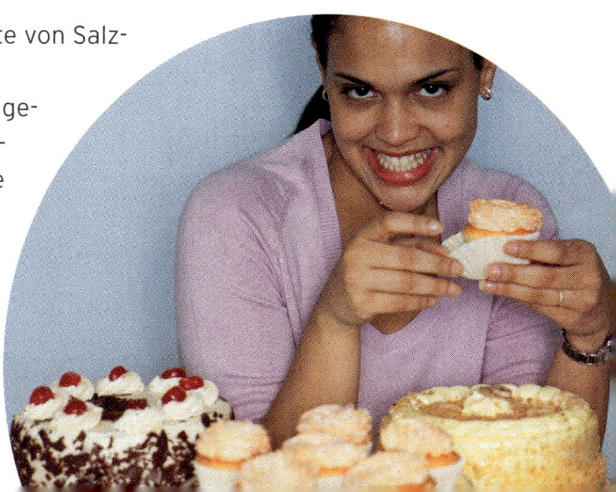

Milchprodukten. Nicht vergessen werden sollte der oft hohe versteckte Fettgehalt in fertigen Süßspeisen und Süßigkeiten.

Profi-Tipp

- Naschen Sie nicht, um schnell satt zu werden!
- Naschen Sie nicht aus Langeweile, Frust, Gewohnheit oder Trauer.
- Genießen Sie mit gutem Gewissen!
- Genuss bedeutet nicht Masse sondern Einteilen!
- Naschen Sie lieber öfter kleine Mengen mit bewusster Einteilung als große Mengen in einer Fressattacke mit anschließendem schlechten Gewissen!
- Muss es immer Schokolade sein? Ein Kakao oder eine Quark-Joghurtspeise mit Kakao und frischen Früchten sind leckere Alternativen.
- Trinken Sie statt zuckerreicher Getränke wie Limo oder Cola, lieber verdünnte Obst-Gemüsesäfte und Mineralwasser.
- Bereiten Sie Süßspeisen und Desserts selbst zu und süßen Sie sparsam mit natürlichem Fruchtzucker, mit frischem oder getrocknetem Obst und Sirup. Oder verwenden Sie Stevia, Pulver oder flüssige Süße, die aus dem »Honigblatt«, einer in Südamerika heimischen Pflanze, gewonnen wird, und eine 400 Mal größere Süßkraft besitzt als herkömmlicher Zucker. Stevia ist kalorienfrei und verursacht weder Karies noch erhöht es den Blutzuckerspiegel.

Bei pikanten Speisen nimmt Salz als Würzmittel eine ähnliche Rolle ein wie der heutige Umgang mit Zucker. Beide Zutaten waren in früheren Kulturen kostbar und kostspielig. Salz bindet Wasser im Körper und steht im Zusammenhang mit Bluthochdruck und Nierenerkrankungen. Somit wäre ein sparsamer, gezielter Einsatz von Salz als Würzmittel auch in gesundheitlicher Hinsicht von Bedeutung.

Kreatives Würzen mit Kräutern aller Art oder mit exotischen Gewürzen, kann die oft zu große Salzmenge ersetzen . Wenn Salz in niedriger Dosierung verwandt wird, dann sollte Meersalz, frisch gemahlen aus der Salzmühle, oder feines Meersalz (Fleur de sel) bevorzugt werden.

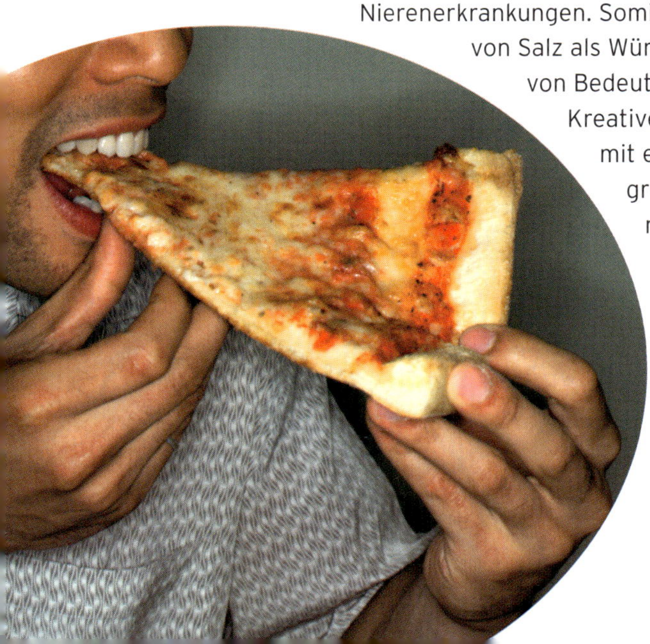

Profi-Tipp

- Frische Lebensmittel besitzen viele Aroma- und Duftstoffe, deshalb schmecken sie köstlich, oft reicht zum Würzen eine Prise Salz aus!
- Zuerst probieren – dann erst salzen!
- Speisen mit Knoblauch, Zwiebel und exotischen Würzkräutern wie z. B. Koriander oder Zitronengras abschmecken.
- Wenn Salz, dann 1 Prise Meersalz zugeben. Für asiatische Gerichte gibt es auch Steinsalz im Handel. Daneben bieten sich weitere Alternativen an: feinstes Meersalz wie »Fleur de sel de Guérande« aus der südlichen Bretagne oder körniges Meersalz (verschiedene Gegenden). Oder verwenden Sie natriumarmes Streuwürzmittel (Reformhaus).
- Genießen Sie das natürliche Aroma vieler Lebensmittel!

Die richtige Zubereitung

Der Umgang mit empfindlichen Stoffen

Einige Nährstoffe, vor allem Vitamine, sind höchst empfindlich; die ärgsten Feinde der Vitamine sind Sauerstoff, Hitze, Licht und Wasser. Das Provitamin-A (Vorstufe Beta-Carotin) sind besonders lichtempfindlich. Durch Sauerstoff zerstört werden vor allem die Vitamine A und C. Hitze ist ein großer Feind von Vitamin-B1 und C; Wasser löst viele weitere Nährstoffe aus den Lebensmitteln heraus (wie z. B. Eiweiß, Eisen, Calcium, Vitamin-B1 und C).

Aus diesen Gründen ist eine schonende Garmethode bei niedrigen Temperaturen (rasch und mit wenig Wasser zubereitet) zu empfehlen. Das erhält den natürlichen Geschmack, schont wertvolle Nährstoffe und verhindert ebenso die Bildung schädlicher Verbindungen.

Schon kleine Fehler bei der Lagerung und im Umgang mit Lebensmitteln können erhebliche Nährstoffverluste bewirken.

Die folgende Übersicht zeigt deutlich, durch welche Fehler wir häufig unnötige Nährstoffverluste in Kauf nehmen.

Bei Lagerung und Aufbewahrung:

- durch mehrtägige Lagerung im Kühlschrank
- durch mehrtägige Lagerung bei Zimmertemperaturen
- durch häufigen Wechsel der Lagerung von Kühl- zu Warm-Lagerung (oft im Einzelhandel)

Beim Vorbereiten:

- durch Wässern zerteilter geschnittener Ware
- durch zu langes Wässern
- durch Aufbewahrung gewaschener und schon zerteilter Ware

Beim Garen:

- durch unnötig zerkleinerte Lebensmittel
- durch ungeeignete Garverfahren (zu große Wassermengen, zu starke Gartemperaturen, ungeeignete Gargeräte)
- durch zu lange Garzeiten

Beim Aufbewahren von Speisen:

- durch langes Warmhalten
- durch mehrfaches Erwärmen

Zeit zum Genießen – Zeit zum Bewegen

Essen – ein sinnliches und gesundes Vergnügen, deshalb nicht nur im Urlaub in Ruhe und mit Muße das Essen genießen!
Essen und Nahrungsaufnahme auf die Schnelle, Essen nebenbei, Radikal-Diäten und einseitige Ernährungsgewohnheiten – diese Art zu essen, ist heute im Alltag bei den meisten Menschen üblich. Wer sich auf diese Weise Nahrung zuführt, kann sein Essen nicht mehr wissentlich wahrnehmen, geschweige denn, genießen. Hastiges und nebenbei Essen geht stets mit schlechtem Kauen, Völlegefühl und Unterdrückung des eigenen, natürlichen Sättigungsgefühls einher. Erst nach dem Essen bemerkt der Schnellesser, ob er tatsächlich satt ist, oder ob er bereits zu viel gegessen hat, die Signale des Sättigungsgefühls sendet der Organismus erst nach etwa 15–20 Minuten. Bewusst essen und genießen ist gesund, denn genießen regt an, vielseitig und somit auch vollwertig zu essen. Und genießen verbessert die Stimmung! Essen soll für den Menschen nicht nur auf die Zufuhr von Energie und Nährstoffen beschränkt sein, Essen soll auch entspannen und möglichst alle Sinne ansprechen: Augen – Nase – Gaumen – Ohren – Tastsinn.
Selbst in unserem hektischen Alltag, bei geringen Möglichkeiten in Ruhe zu essen: Genießen Sie wenigstens eine Mahlzeit am Tag in Ruhe und Muße, mit schönem Ambiente, evtl. dezenter Musik und lecker zubereitetem Essen – vielleicht auch in Gesellschaft von lieben Menschen!!

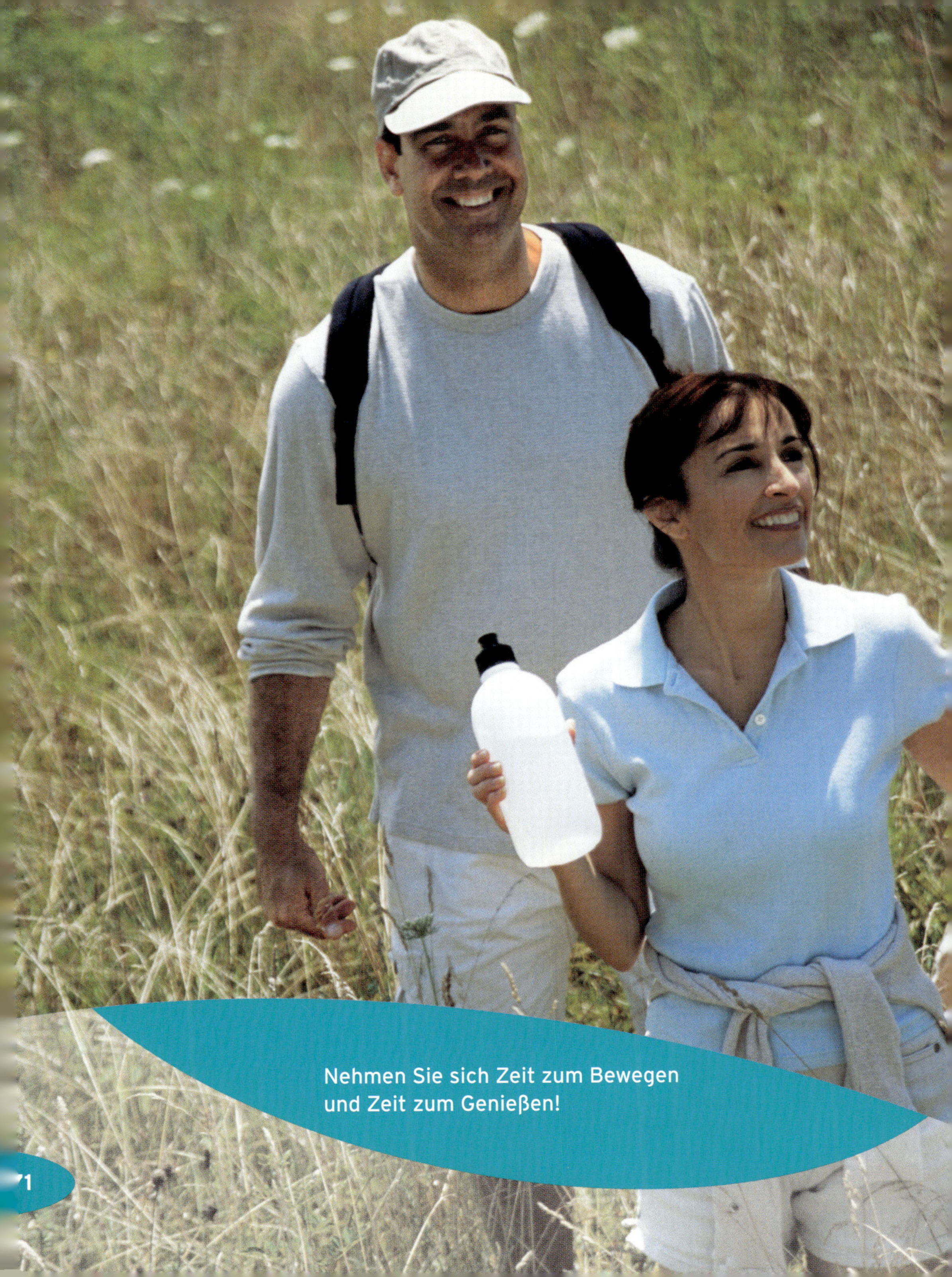

Nehmen Sie sich Zeit zum Bewegen
und Zeit zum Genießen!

Der menschliche Körper

Das Muskelsystem

Der menschliche Körper besteht zu 45 % aus Muskeln. Über 400 Muskeln geben dem Skelett Halt und sorgen dafür, dass unser Körper nicht in sich zusammensackt. Ihre Hauptaufgabe ist aber nicht nur, uns zu stützen, sondern auch unsere Knochen und Organe in Bewegung zu setzen. Nicht alle Muskelbewegungen können wir durch unser Denken beeinflussen. So ziehen sich die Poren der Haut ungefragt zu »Gänsehaut« zusammen, wenn wir frieren. Der Augenmuskel, die Muskeln in Magen und Darm und viele andere Muskeln arbeiten völlig automatisch. Auch das Herz ist ein Muskel, der sich von selbst rhythmisch pulsierend zusammenzieht. Wenn wir uns dagegen gezielt bewegen wollen, werden andere Muskelgruppen aktiv, die sogenannten Skelettmuskeln. Über das Gehirn gibt das Nervensystem den Impuls für eine Bewegung an die entsprechenden Muskelpartien weiter. Anders als die automatisch aktiven Muskeln sind die Skelettmuskeln nicht glatt und farblos, sonder quergestreift und rot durchblutet. Deshalb nennt man sie auch »quergestreifte Muskeln«.

Die meisten Muskeln bewegen sich paarweise. Wenn wir den Arm beugen wollen, wird ein solches Muskelpaar aktiv: der Bizeps und der Trizeps des Oberarms. Jeder Muskel ist über Sehnen und Bänder an die Knochen gebunden. Ein Knochen bewegt sich nur dann, wenn sich die an ihm befestigten Muskeln zusammenziehen oder erschlaffen. Der Trizeps und der Bizeps sind an einem Ende an der Schulter und am anderen am Unterarmknochen festgemacht. Der Arm schnellt hoch, wenn der Bizeps den Impuls über die Nerven bekommt, sich zusammenzuziehen. Bei der Kontraktion drückt der Bizeps auf die Blutgefäße. Dadurch wird der Muskel etwas kleiner. Jetzt rücken auch die einzelnen Streifen dieses Muskels ganz eng zusammen. Auf einen weiteren Befehl hin wird der Trizeps aktiv. Indem er sich zusammenzieht, erschlafft der Bizeps wieder: der Arm streckt sich. Deshalb wird der Bizeps »Beuger« und der Trizeps »Strecker« genannt. Nach diesem Prinzip des wechselseitigen Zusammenziehens und Erschlaffens funktionieren die meisten Muskelpartien.

Damit der Muskel aber überhaupt in Aktion treten kann, braucht er nicht nur den Impuls der Nerven, er braucht Energie. Genau wie ein Motor funktioniert das Muskelsystem nur mit Treibstoff. Was dem Auto das Benzin ist, das ist dem Muskel die Glucose. Sie wird aus Nahrungskohlenhydraten gewonnen und gelangt über das Blut in die Muskulatur. Dort wird sie in Form von Glykogen als Energiereserve eingespeichert. In seinem Rohzustand kann der Muskel das Glykogen aber noch nicht in Energie umsetzen. Er muss es zuerst verbrennen. Das daraus gewonnene Molekül heißt ATP (Adenosintriphosphat).

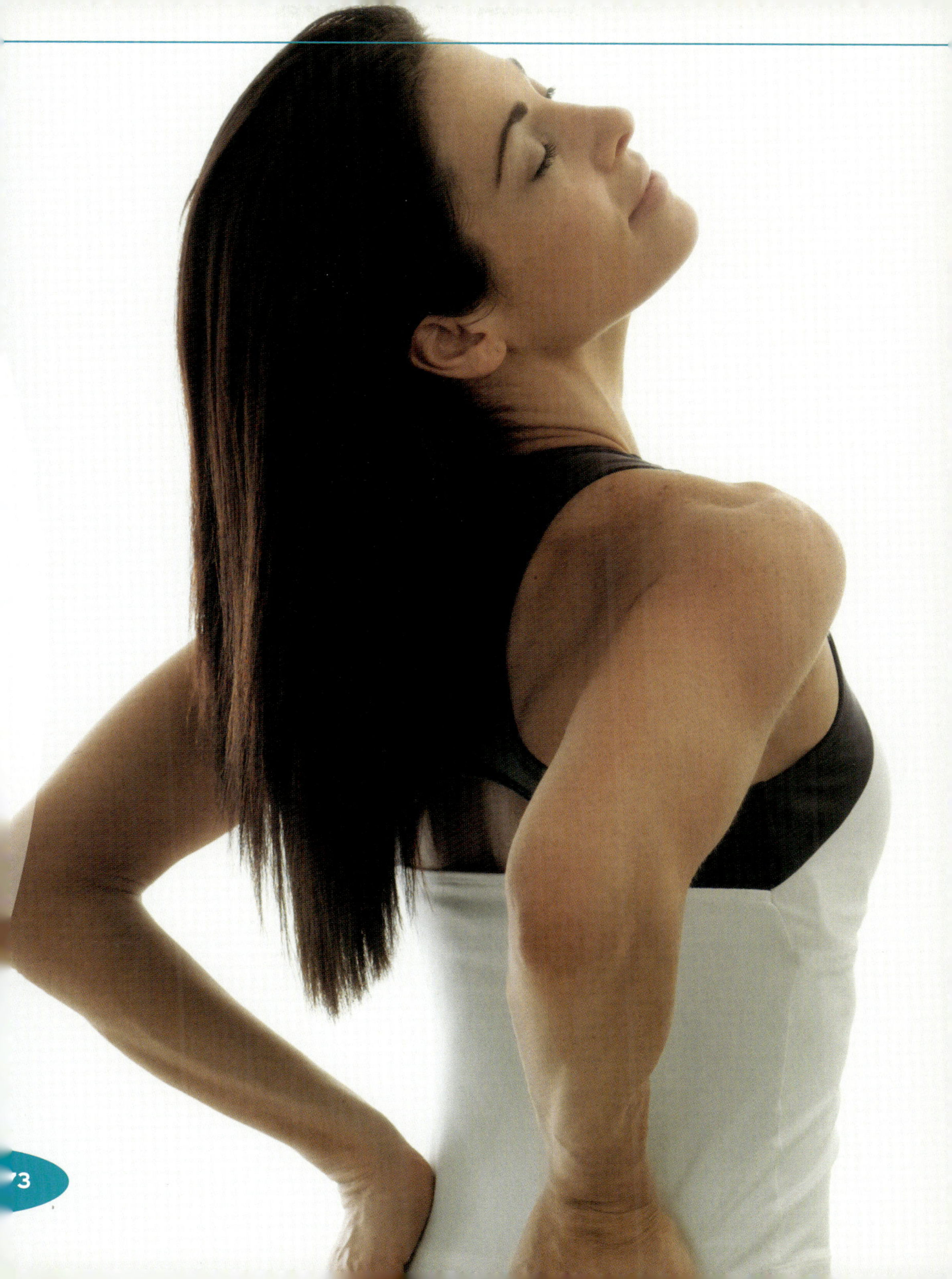

Jeder Muskel ist aus vielen Faserbündeln zusammengesetzt, die wiederum aus mehreren Muskelfasern bestehen. Das ATP-Molekül wandert über die Faserbündel und die Muskelfasern in die kleinsten Teile des Muskels, die Myofibrillen. Jede einzelne Muskelfaser eines Faserbündels besteht aus mehreren hundert solcher Myofibrillen. Sie sind der eigentliche Sitz der Bewegung. Hier gibt das ATP seine Energie ab. Zwei Sorten von Eiweißmolekülen, das Aktin und das Myosin greifen dann über kleine Seitenarme immer enger ineinander. Dadurch zieht sich der Muskel zusammen, und der Knochen bewegt sich. In dem Moment, wo die chemische Energie in mechanische umgesetzt wird, entsteht Wärme. Dies erklärt, warum es uns so warm wird, wenn wir Sport treiben.
Grundsätzlich gibt es verschiedenartige Muskelfaserarten, die dunklen und die hellen. Die dunklen Muskeln ermöglichen ausdauernde Belastung, die hellen dagegen schnelles Reagieren. Ihre Anzahl und Verteilung im Körper ist erblich bedingt. So haben einige Menschen einen höheren Anteil dunkler Muskelfasern als andere und eignen sich daher besser zum Marathonlaufen als zum Sprinten.
Körperliches Training erhöht die Anzahl der Myofibrillen und damit die Kraft und Dicke der Muskeln. Ohne Muskeltraining verliert der Körper nach dem dreißigsten Lebensjahr nach und nach an Muskelgewebe und setzt stattdessen Fett an.

Das Herz-Kreislaufsystem

Mit Seele und Gefühl hat das Herz in Wirklichkeit natürlich gar nichts zu tun. Es ist vielmehr eine Pumpe, die das Blutkreislaufsystem in Gang hält. Und über das Blut wird der Körper mit allen lebensnotwendigen Stoffen versorgt: die roten Blutkörperchen (Erythrozyten) transportieren Nährstoffe aus dem Verdauungssystem und Sauerstoff aus der Lunge zu den Zellen. Über den Blutkreislauf werden Abfallprodukte zu den »Entsorgungsstellen«, den Nieren und der Leber, transportiert.
Man kann sich den Blutkreislauf als ein Einbahnstraßensystem vorstellen, in dem das Herz als Verkehrsknotenpunkt fungiert. Das Blut wird von der rechten Herzhälfte zur Lunge gepumpt, wo es über winzige Blutgefäße, die Kapillaren, Sauerstoff aufnimmt und dann zur linken Herzhälfte weiterfließt. Dies ist der sogenannte kleine (Lungen-) Kreislauf.
Der große Kreislauf beginnt bei der linken Herzhälfte, von der aus das Blut in den Arterien zu den Organen und Zellen des Körpers befördert wird. Dort gibt es seine Nährstoffe ab und kehrt sauerstoffarm über die Vene zur rechten Herzhälfte zurück. Venen nennt man diejenigen Blutgefäße, die das Blut aus den Zellen zurück zum Herzen befördern. Die Arterien dagegen transportieren das Blut von der rechten Herzhälfte zur Lunge und vom linken Herz zu allen anderen Organen des Körpers. Die Arterien

haben dickere Wände als die Venen, da das Blut direkt von der Herzpumpe kommt und mit viel stärkerem Druck fließt. In den Venen sorgen kleine Einwegklappen dafür, dass das Blut nur in eine Richtung, nämlich zum Herzen hin fließt.
Das Herz besteht aus vier Kammern mit muskulösen Wänden. Jede Herzhälfte hat einen Vorhof und eine Herzkammer, die durch eine Herzklappe (Segelklappe) getrennt sind. Diese funktioniert als Einflussventil, während die Taschenklappe am Ausgang der Herzkammer das Ausflussventil ist. Etwa jede Sekunde erfolgt ein Herzschlag, bei dem Blut aus dem Herzen in die Arterien gepumpt wird.
Das läuft folgendermaßen ab: Das sauerstoffarme Blut aus den Venen strömt in den erschlafften rechten Vorhof und das mit Sauerstoff angefüllte Blut aus der Lunge in den ebenfalls entspannten linken Vorhof. In der zweiten Phase der Herzperiode ziehen sich die Vorhöfe zusammen, während die Herzkammern erschlaffen: das Blut wird durch die sich auf Druck öffnenden Segelklappen in die Herzkammern gepresst. Die Klappen können sich nur in eine Richtung öffnen und verhindern somit das Zurückfließen des Blutes. Wenn sich nun in der dritten Phase die Herzkammern zusammenziehen, schließen sich die Segelklappen und kurz darauf öffnen sich die Taschenklappen: das Blut wird aus den Kammern in die Arterien gepresst. Beim Erschlaffen der Kammer in der vierten Phase schließen sich die Taschenklappen wieder, damit das Blut nicht zurückfließen kann. Das Herz ist nun für einen kurzen Moment ganz erschlafft. Dabei füllen sich die Vorhöfe wieder mit Blut und die Tätigkeit beginnt von vorne.
Der charakteristische Herzschlag – ein dumpfer, kräftiger Ton, dem gleich darauf ein kurzer, heller folgt – ergibt sich aus dem Rhythmus der sich kurz nacheinander schließenden Segelklappen und Taschenklappen.

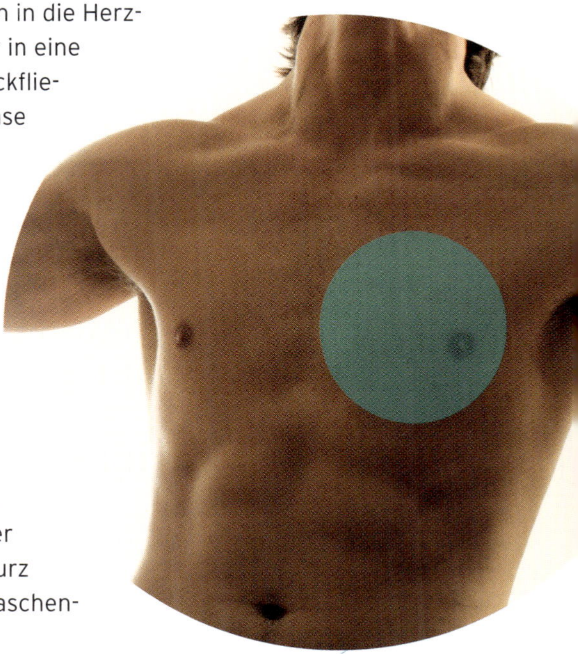

Das Herz ist ein selbständig arbeitender Muskel. Ein Automatikzentrum im Herzen selbst, der Sinusknoten, reguliert den Rhythmus der Kontraktionen. Die Fähigkeit des Herzens, »selbst zu entscheiden«, wie schnell es arbeiten muss und welche Organe es bevorzugt mit Blut versorgen muss, nennt man »Autoregulation«. Die Autoregulation des Herzens bewirkt, dass beispielsweise nach dem Essen mehr Blut dem Verdauungssystem zugeführt wird und beim Sport die Muskeln stärker mit

Blut versorgt werden. Bei körperlicher Anstrengung pumpt das Herz etwa doppelt so schnell: pro Schlag circa 3-mal so viel Blut wie im Ruhezustand. So ist dafür gesorgt, dass den Muskeln beim Sport ausreichend Sauerstoff zur Verfügung steht.

Das Atmungssystem

Bei körperlicher Anstrengung atmen wir weit heftiger und öfter als im Ruhezustand: wir geraten »außer Atem«. Wie kommt das? Wenn die Muskeln mehr Leistung erbringen müssen, benötigen sie mehr Sauerstoff. Diesen holen sie sich aus dem Blut. Dadurch sinkt der Sauerstoffgehalt des Blutes: das Gehirn gibt den Befehl an die Atemmuskulatur, schneller und effektiver zu arbeiten. Die normale Atemfrequenz von ca. 16 Atemzügen pro Minute erhöht sich dabei um ein Vielfaches. Eine gut trainierte Lunge kann statt der üblichen vier bis acht Liter Luft pro Minute bis zu 100 Liter in der Minute ein- und ausatmen.

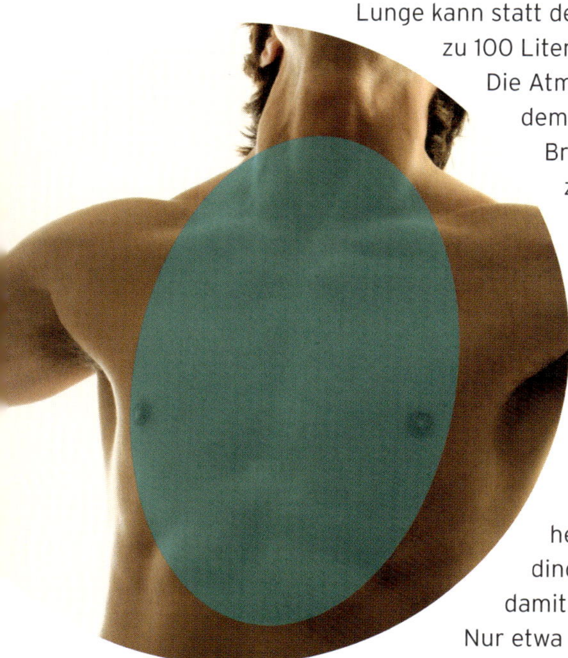

Die Atmung wird von der Brustkorbmuskulatur und dem Zwerchfell, der gewölbten Trennwand zwischen Brust- und Bauchhöhle, gesteuert. Beim Einatmen ziehen sich die Muskeln zwischen den Rippen zusammen und heben dadurch den Brustkorb (Brustatmung).

Zur gleichen Zeit zieht sich auch das Zwerchfell zusammen (Bauch- oder Zwerchfellatmung): seine Kuppelform flacht ab und gibt damit der Lunge mehr Freiraum. Diese vergrößert sich und saugt wie ein Schwamm Luft auf. Wenn sich Zwerchfell und Brustkorbmuskulatur wieder entspannen, wird die Luft aus der Lunge herausgepresst: wir atmen Luft aus. Es bleibt allerdings immer ein gewisser Anteil Luft in der Lunge, damit diese nicht in sich zusammenfällt.

Nur etwa ein Drittel der Luft wird bei jedem Ein- und Ausatmen ausgewechselt. Die Luft gelangt über die oberen Atemwege (Nase, Rachen und Luftröhre) in die Lunge. In der Nase wird die Luft vorgewärmt und befeuchtet. Atmet man dagegen durch den Mund ein, so ist die Luft noch kalt und trocknet die Schleimhäute aus. Die Nasenhöhle und die Luftröhre funktionieren außerdem als Filter, d. h. sie reinigen die Luft, bevor sie in die Lunge strömt. Kleine Flimmerhärchen schlagen im Takt unablässig in Richtung Nase und befördern Staubpartikel wieder nach oben. Die Fremdkörper lösen einen Niesreiz aus oder sie sammeln sich als Schleim im Rachen: jeder weiß, wie unangenehm ein »Frosch im Hals« ist. Werden die Flimmerhärchen mit übermäßig verschmutzter Luft wie Smog oder Zigarettenrauch nicht mehr fertig, können sie absterben. Lungenerkrankungen können die Folge sein.

Vor Eintritt in die Lunge teilt sich die Luftröhre in zwei Hauptbronchien. Diese wiederum verzweigen sich in der Lunge wie ein Baum mit Millionen von Ästen. Diese Bronchialäste enden alle in kleinen, traubenähnlichen Lungenbläschen, den Alveolen. Jede Alveole ist von einem feinen Netz von Blutkapillaren umgeben.

Zwischen Alveole und Kapillaren liegt eine dünne, mit winzigen Poren durchsetzte Membran, über die der Sauerstoff von den Alveolen in die Blutkapillaren hinüberwechseln kann. Das Blut »tankt« hier Sauerstoff auf und transportiert diesen in den roten Blutkörperchen (Erythrozyten) zum linken Herzen und von dort aus in die verschiedenen Zellen und Organe des Körpers. Umgekehrt gibt das Blut den »Schadstoff« Kohlenstoffdioxid an die Lungenbläschen weiter, wo er mit der verbrauchten Luft ausgeatmet wird. Der gesamte Prozess des Gasaustausches findet also in den wenigen Sekunden zwischen Ein- und Ausatmen statt. Ca. 300 Millionen Alveolen mit einer Oberfläche – alles in allem – von der Größe einen Tennisplatzes machen dies möglich.

Das Atmen ist ein automatischer Vorgang, den wir aber auch willentlich steuern können. Wir können bewusst mit der Brust atmen oder »mit dem Bauch« (Zwerchfell). So atmen Sportler weit mehr mit dem Zwerchfell, da dieses dehnbarer ist als der Brustkorb und somit ein größeres Atemvolumen zulässt. Auch die Zahl der roten Blutkörperchen, die den Sauerstoff im Blut transportieren, kann durch intensives Training erhöht werden und damit die Leistungskraft der Lunge steigern. Zu was eine gut trainierte Lunge fähig ist, hat beispielsweise Reinhold Messner gezeigt. 1978 bestiegen er und sein Partner als erste den Mount Everest ohne Sauerstoffgeräte. Während die meisten Menschen schon bei einer Höhe von 4500 Metern unter Atemnot, Erbrechen, Ohnmacht und anderen Symptomen des Sauerstoffmangels leiden, blieb Messners Lunge noch in der sauerstoffarmen Luft auf 8848 Metern funktionstüchtig.

Das Verdauungssystem

Unser Körper braucht viele verschiedene Nährstoffe, um seine Funktionen aufrecht zu erhalten: Eiweiß, Kohlenhydrate, Fette, Vitamine und Mineralstoffe. Um die wichtigsten Stoffe aus der Nahrung aufnehmen zu können, müssen sie sorgfältig herausgefiltert werden. Vom Blut werden die Nährstoffe für die tägliche Verwendung zu den Körperzellen weiter transportiert. In Rohform sind die hochmolekularen Nährstoffe meist nicht wasserlöslich und können daher auch vom Blut nicht aufgenommen werden. Sie müssen zuerst verdaut, das heißt in lösliche chemische Einzelbauteile zerlegt werden.

Dazu wird unser tägliches Essen auf eine lange Reise geschickt, die über den Mund, die Speiseröhre, den Magen und den Darm führt.

Der gesamte Verdauungskanal ist eine kleine chemische Fabrik, in der Hunderte von chemischen Reaktionen stattfinden. Mehrere Verdauungssäfte mit Säuren und Enzymen wirken auf die Lebensmittel ein. Schon im Mund produzieren die Speicheldrüsen eine Flüssigkeit, die sich beim Kauen mit der Nahrung vermischt. Je mehr gekaut wird, desto größer ist der Speichelfluss, der die Nahrung für die Weiterverarbeitung in Magen und Darm vorbereitet. Speichel enthält das Enzym Pytalin, das die Fähigkeit hat, Stärke zu einfachen Zuckern abzubauen.

Wenn wir schlucken, rutscht das Essen am Kehlkopf vorbei in die Speiseröhre. Damit das Essen nicht in die Luftröhre kommt, schnappt eine kleines Knorpelchen am Kehlkopf, der Kehldeckel, nach hinten zu. Die Speiseröhre ist kein glattes Rohr, sondern genauso wie Magen und Darm ein dehnbarer Schlauch aus Muskeln. Bei jedem Schlucken ziehen sich die Muskeln der Speiseröhre zusammen und drücken so die Nahrung weiter in Richtung Magen. Diese Muskelbewegungen nennt man Peristaltik.

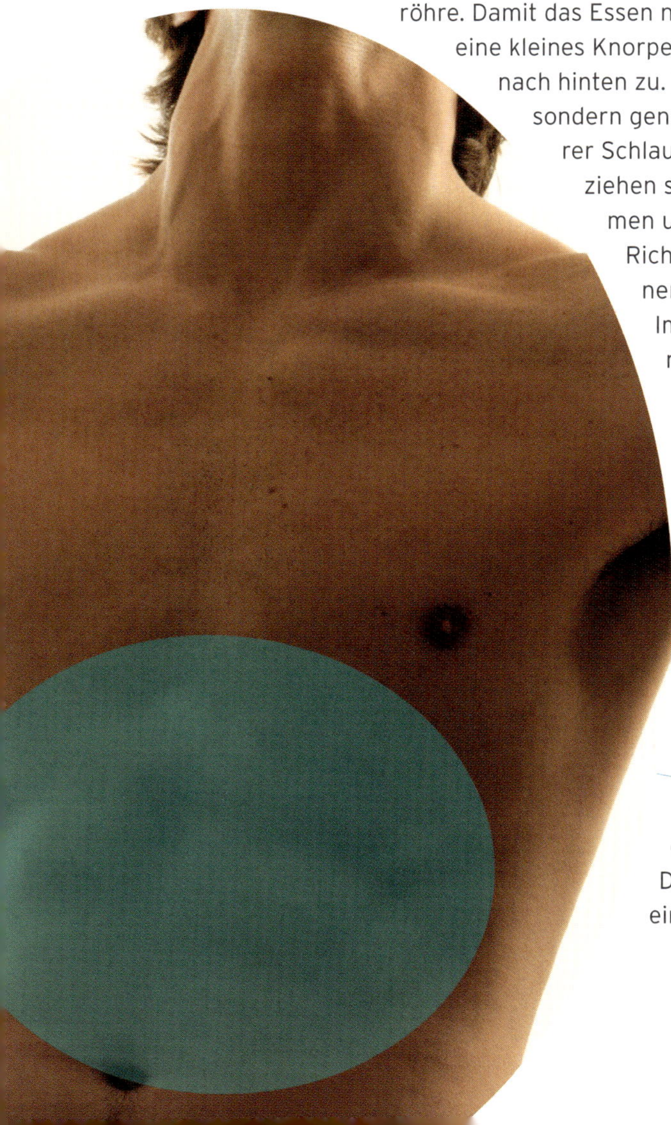

Im Magen wird die Nahrung mit dem nächsten Verdauungssaft versetzt. Er besteht aus Schleim, stark konzentrierter Salzsäure und den Enzymen Pepsin und Kathepsin. Pepsin und Kathepsin zerlegen Eiweiße, aber nur dann, wenn der Speisebrei sauer ist. Die Salzsäure macht die Speise sauer und tötet Krankheitserreger ab. Sie ist so stark, dass sie Kleidung verätzen kann, die Magenwand ist dagegen aber resistent. Wenn jedoch zu viel Salzsäure produziert wird, greift diese die Magenwand an. Bei einer Schädigung des Gewebes kann dann ein Magengeschwür entstehen.

Der Magen ist so dehnbar, dass er nach einer Mahlzeit weit über 1 Liter Inhalt fassen kann. Wenn er geleert ist, schrumpft er wieder zu einem dünnen Säckchen zusammen. Die Nahrung verlässt den Magen nach ca. 1–5 Stunden als glatter, dünner Brei. Der Durchgang durch den 6 Meter langen Darm braucht etwas länger. Je fettreicher eine Speise ist, z. B. Ölsardinen oder Gänsebraten, desto länger ist die Verweildauer im Darm.

Im Zwölffingerdarm, wie die ersten 25-30 Zentimeter des Darms genannt werden, helfen Verdauungssäfte, die Nährstoffe in den Körper einzuschleusen. Etwa ½ l Galle wird über den Gallengang abgesondert. Dieses Verdauungssekret besteht aus verschiedenen Stoffen wie Gallensäure, Gallenfarbstoff und geringen Mengen Cholesterin und zerlegt vor allem die Fette. Außerdem wird über den Pankreasgang etwa 2 l Bauchspeicheldrüsen- oder Pankreassaft zugeführt. Dieser Saft enthält zahllose Enzyme, die zur Aufspaltung von Eiweiß- und Zuckerverbindungen dienen.

Im Dünndarm werden die Nährstoffe in so kleine Teile zerlegt, dass sie durch die Darmwand in das Blut aufgenommen werden können (Resorption). Die Darmwand hat eine samtartige Innenfläche, die mit winzigen blutgefüllten Schleimhautausstülpungen, den Zotten, versehen ist. Flach ausgebreitet ergibt die Darmwand so die erstaunliche Fläche von ca. 10 Quadratmetern.

Im Dünndarm ist der Weg der Nährstoffe zu Ende und zweigt ab in den Blutkreislauf. Eiweiße und Kohlenhydrate werden zur Leber, Fette in das Lymphsystem transportiert. Die in das Blut geratenen Giftstoffe werden in der Leber herausgefiltert und zu den Nieren weitergeleitet. Von dort aus wandern sie in der Harnflüssigkeit über den Harnleiter zur Blase. Im Laufe eines Tages produzieren die Nieren etwa 1,5 – 2 Liter Harn, der nach und nach ausgeschieden wird.

Der Dickdarm verarbeitet die unverdaulichen Nahrungsreste (z. B. Ballastoff-/Faserstoffe, Bakterien und Darmzellen) unter Wasserentzug zu Kot und scheidet sie schließlich über den After aus.

Die Nahrung und ihre Reste werden im Darm durch die Peristaltik weiter geschoben. Ballaststoffreiche Ernährung sowie regelmäßige Körperbewegung fördern die Peristaltik und damit einen geregelten Stuhlgang. Pausenloses Sitzen kann die typischen Zivilisationskrankheiten Darmträgheit und chronische Verstopfung zur Folge haben.

Die Verdauung ist für den gesamten Körper ein sehr arbeitsintensiver Vorgang. Nach einer ausgiebigen Mahlzeit sind andere Körperfunktionen erst einmal untergeordnet. Wenn wir in dieser Zeit sportlich aktiv werden, fließt automatisch Blut aus dem Verdauungstrakt in die Muskulatur (Autoregulation). Die Verdauung wird dadurch verlangsamt, aber auch die sportliche Leistungsfähigkeit ist reduziert.

Nichts geht mehr: Stuhlregulierung mit Ernährungsempfehlung

Die chronische Stuhlverstopfung (oder Obstipation) ist heutzutage weit verbreitet. 40 % aller Frauen und 20 % aller Männer verwenden Abführmittel. Zahlreiche Ursachen können für eine Obstipation verantwortlich sein.

Vergleichsweise selten sind dies Organstörungen von Magen, Leber oder Bauchspeicheldrüse oder auch des Darmtraktes selbst. Die Diagnose kann nur der Arzt stellen und über die richtige Behandlung entscheiden. Die Stuhlregulierungsmittel sollten sorgfältig ausgewählt und dosiert werden. Man unterscheidet zwischen Präparaten, die pflanzliche Wirkstoffe entfalten und solche, die drastische Mechanismen der Darmmuskulatur in Gang setzen. Dadurch wird die empfindliche Darmschleimhaut übermäßig gereizt, bei jahrelangen Einnahmen weitgehend zerstört und die Verstopfung wird dadurch nur noch schlimmer, denn die optimale Darmfunktion lässt durch ständige Überreizung der Darmschleimhaut nach. Ohne ärztlichen Rat sollten daher nie Abführmittel über lange Zeit verwendet werden.

Um einen geregelten Stuhlgang zu gewährleisten, gibt es einige Regeln, die jeder beachten sollte, und bei beginnender oder bestehender Obstipation gibt es die sogenannten »natürlichen Hilfsmittel«, die ohne Angst vor Darmschäden über längere Zeit angewandt werden können und oftmals zu einer normalen Funktion des Dickdarms führen:

- reichliche Flüssigkeitszufuhr von 3 – 4 Litern täglich
- ausreichende tägliche Zufuhr von ballaststoffreichen Nahrungsmitteln wie Vollkornprodukten, Rohkost, Frischobst, Frischgemüse
- Fleischkonsum einschränken
- Hilfsmittel wie getrocknete Feigen, Backpflaumen, Kleie oder Leinsamen, rohes Sauerkraut einsetzen
- langsam essen und gut kauen
- Verteilung des Essens auf 5 Mahlzeiten
- in Ruhe und um die gleiche Zeit zur Toilette gehen (Erziehungseffekt des Darms)
- reichlich körperliche Bewegung (ganz wichtig bei vorwiegend sitzender beruflicher Tätigkeit!)
- Vermeidung von Lebensmitteln, die keine Faserstoffe enthalten (wie fein ausgemahlenes Weißmehl, Süßspeisen, Weißbrot, Kuchen, Puddings usw.)
- nüchtern ein Glas lauwarmes Wasser mit Glaubersalz (1 Messerspitze) trinken – regt die Darmtätigkeit und den Gallenfluss an

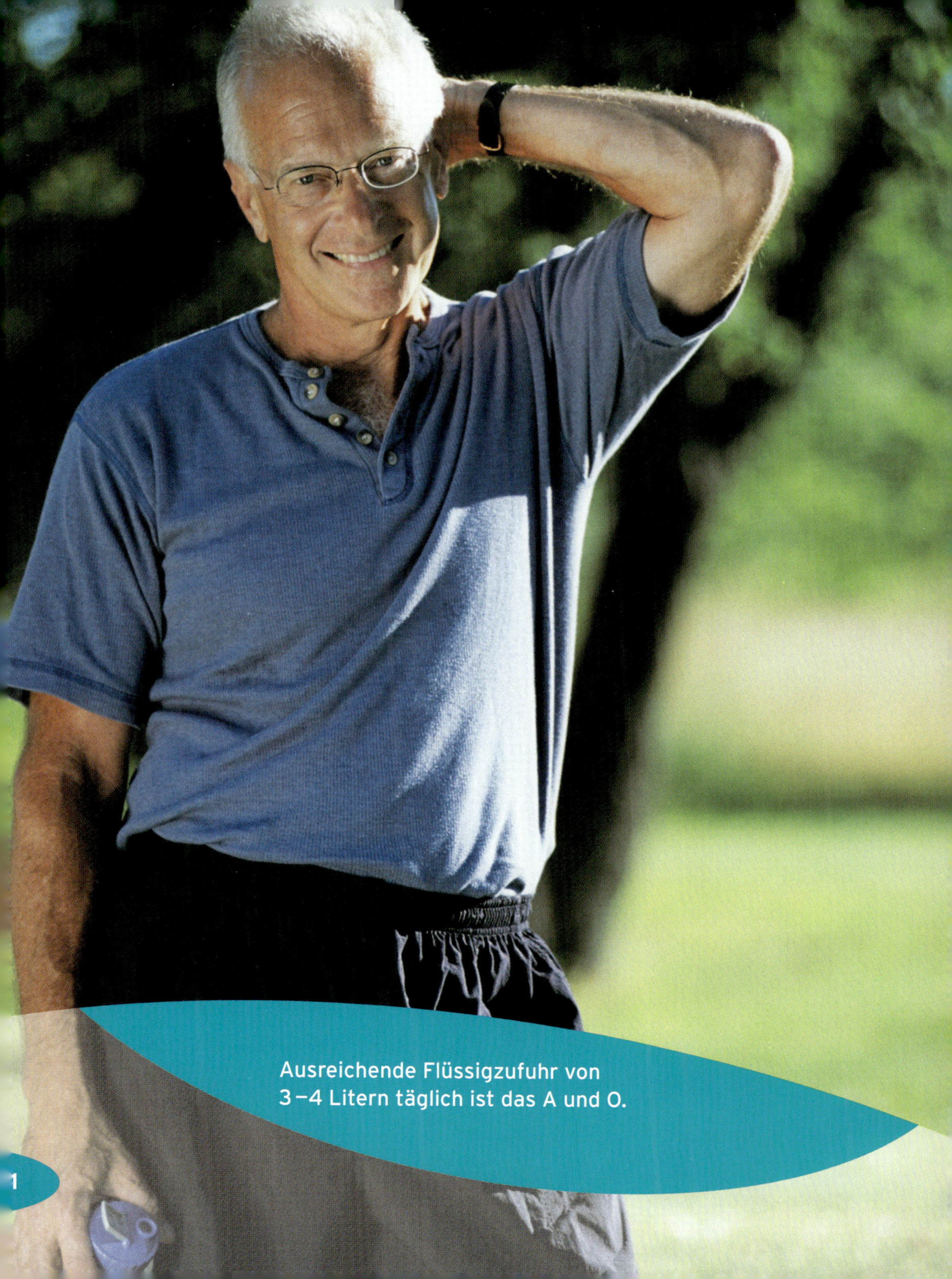

Ausreichende Flüssigzufuhr von
3 –4 Litern täglich ist das A und O.

- ein Mineraltonikum aus 1 Glas Gemüse- oder Tomatensaft mit Zitrone, Selleriesaft, kurz vor dem Frühstück getrunken, unterstützt die Verdauung
- gezielte Bauchmassage (Kolonmassage – bei Arzt oder Masseur erlernen)
- Austausch des üblichen Frühstücks durch ein Getreidemüsli mit frischem Obst, Trockenfeigen und evtl. milchsaurem Produkt wie Joghurt, Kefir oder Dickmilch (nach Verträglichkeit)

Ernährungsempfehlung

Die Passagezeit der Nahrung durch den gesamten Verdauungstrakt beträgt 1–3 Tage. Diese Zeit wird durch eine Vielzahl von Faktoren wie Stress, körperliche Aktivität, anatomische Besonderheiten des Kolons und die Ernährung beeinflusst. Ein schlechter Stuhlgang geht fast immer mit einer ballaststoffarmen Nahrung einher. Die Folge ist mangelndes Volumen und Gewicht der Nahrungsreste (Stuhl). Durch die zu lange Verweildauer kann es zu einer vermehrten Bildung von Fäulnis- und Gärungsblasen kommen, die zur Verkrampfung und Überblähung der Darmschlingen führen.

Diättherapie

Um eine Passagezeit von 24 Std. (1 x täglich) zu erreichen, benötigt man ein Stuhlgewicht von 250 g. Das lässt sich aber erst mit 25–50 g Kleie pro Tag erreichen. Bei einer schon länger bestehenden Verstopfung ist zur Behandlung 1 g Faserstoffe pro kg/Körpergewicht für die Dauer von 14 Tagen erforderlich. Dann kann man meist auf 15 g Faserstoffe/Tag zurückgehen (empfehlenswerte Zufuhr: 20–30 g täglich).

Unterstützend wirken:

Eingeweichte Dörrpflaumen; Frischkornbrei mit Zugabe von frischem Obst, Milchzucker, Sonnenblumenöl, Weizenkeimen und Leinsamenschrot; Vollkornbrot; Vollkornprodukte; Weizen-, Haferkleie; Pflaumensaft; Sauerkraut; unpolierter Reis; Vollkornnudeln; Pellkartoffeln; Gemüse; Joghurt; viel Flüssigkeit (3-4 Liter täglich).

Stopfend wirken:

Weißmehl, Weißmehlprodukte, Süßigkeiten, Banane, Quark, Schokolade, Kakao, schwarzer Tee, hart gekochtes Ei.

Wichtig:

Abführmittel können lediglich gelegentlich als unterstützende Maßnahme dienen, eine Lösung der Probleme bieten sie nicht. Ganz im Gegenteil!

Tabelle wichtiger Nahrungsmittel mit hohem Faserstoffgehalt
(Angaben in Gramm pro 100 g essbarer Substanz)

Früchte	Aprikosen getr.	**24**
	Backpflaumen	**13,4**
	Brombeeren	**7,3**
	Feigen, getr.	**18,7**
	Johannisbeeren	**8,7**
Gemüse / Hülsenfrüchte	Bohnen, getr.	**25**
	Erbsen, getr.	**16,7**
	Kartoffeln	**4,1**
	Kichererbsen, getr.	**5**
	Linsen, getr.	**3,9 - 11,7**
	Meerrettich	**2,8 - 8,3**
	Sojabohnen, getr.	**4,4**
	Spinat	**6,3**
	Zwiebeln	**1,3**
Nüsse	Erdnüsse	**8,1**
	Haselnüsse	**3,5**
	Mandeln	**2,6 - 14,3**
	Pistazienkerne	**3,8**
	Sonnenblumenkerne	**5**
	Sesamsamen	**56**
	Walnüsse	**2,1**
Getreide und Getreideprodukte	Weizenvollkornmehl	**2,1**
	Gerste	**0,8 - 7**
	Hirse, geschält	**3,2**
	Leinsamen	**20**
	Vollkornbrot	**8,5**
	Vollkornreis	**5**
	Weizenkeime	**2,5**
	Weizenkleie	**44**
Pilze	Steinpilze	**2,5**
	Champignons	**0,9**
	Pfifferlinge	**1,0**

Bewegung und Training

Was ist Outside-Training?

Outside-Training, das ist Fitnesstraining im Freien. Outside-Training gibt Ihnen die Möglichkeit, Ihre Ausdauer und somit Ihr Herz-Kreislauf-System in Schwung zu bringen. Hierzu eignen sich besonders die Trainingsformen Schwimmen, Radfahren und Laufen. Outside-Training ist für alle geeignet und kommt ohne teures Zubehör aus. Außerdem ist man ständig an der frischen Luft, wenn man in Parks oder im Wald läuft, in Seen oder im Freibad schwimmt oder durch die Landschaft radelt.

Neueste wissenschaftliche Tests haben sogar bewiesen, dass Ausdauersport im Freien die beste Sportart überhaupt ist. Allerdings stimmt das nur, wenn man es richtig macht. Einfach nur loslaufen oder losradeln, das kann mehr schaden als nutzen. Sind die Pulszahlen beim Ausdauertraining zu niedrig, stellt sich kein Trainingseffekt für das Herz-Kreislauf-System ein. Laufen Sie dagegen zu schnell, dann übersäuern Sie Ihre Muskulatur und machen das Blut dickflüssig. Das kann dann gefährlich für die Herzkranzgefäße sein. Wenn Herz- oder Lungenerkrankungen schon vorliegen, sollten Sie sich vor Aufnahme eines Ausdauertrainings in jedem Fall einer fachärztlichen Untersuchung unterziehen. Dann wissen Sie genau, bis zu welcher Belastung Sie gehen dürfen.

Eine gezieltes Ausdauer-Training erhöht die körperliche Belastungsfähigkeit, indem es die Sauerstoffzufuhr und die Lungentätigkeit verbessert und die Muskulatur kräftigt. Außerdem wird das Immunsystem des Körpers aktiviert. Vor allem aber trainiert Ausdauersport Ihren Herzmuskel und macht die Gefäßinnenwände elastischer und durchlässiger. Dadurch wird ein überhöhter Blutdruck normalisiert und die gefürchtete Arteriosklerose verhindert. So wird Outside-Training zur besten Lebensversicherung, die Sie haben können.

Gegenüber dem Laufen haben Radsport und Schwimmen den Vorteil, dass die Bewegungsabläufe für den Körper etwas günstiger sind. Beim Radfahren werden durch die sitzende Position Gelenke, Binde- und Stützgewebe geschont. Noch schonender für die Gelenke und die Wirbelsäule ist das Schwimmen. Allerdings kann das Laufen für die meisten Menschen einen wesentlich schnelleren Trainingserfolg bringen. Für Ihre Entscheidung dürfte jedoch am wichtigsten sein, welche Sportart Ihnen spontan am meisten zusagt.

Auch wenn es für die meisten anfangs etwas Überwindung kostet, Ausdauersport zu betreiben, so ist eines sicher: Laufen, Radfahren oder Schwimmen wird Ihnen zunehmend Spaß machen. Schon sehr bald können Sie sich Ihr Leben vielleicht gar nicht mehr ohne Outside-Sport vorstellen.

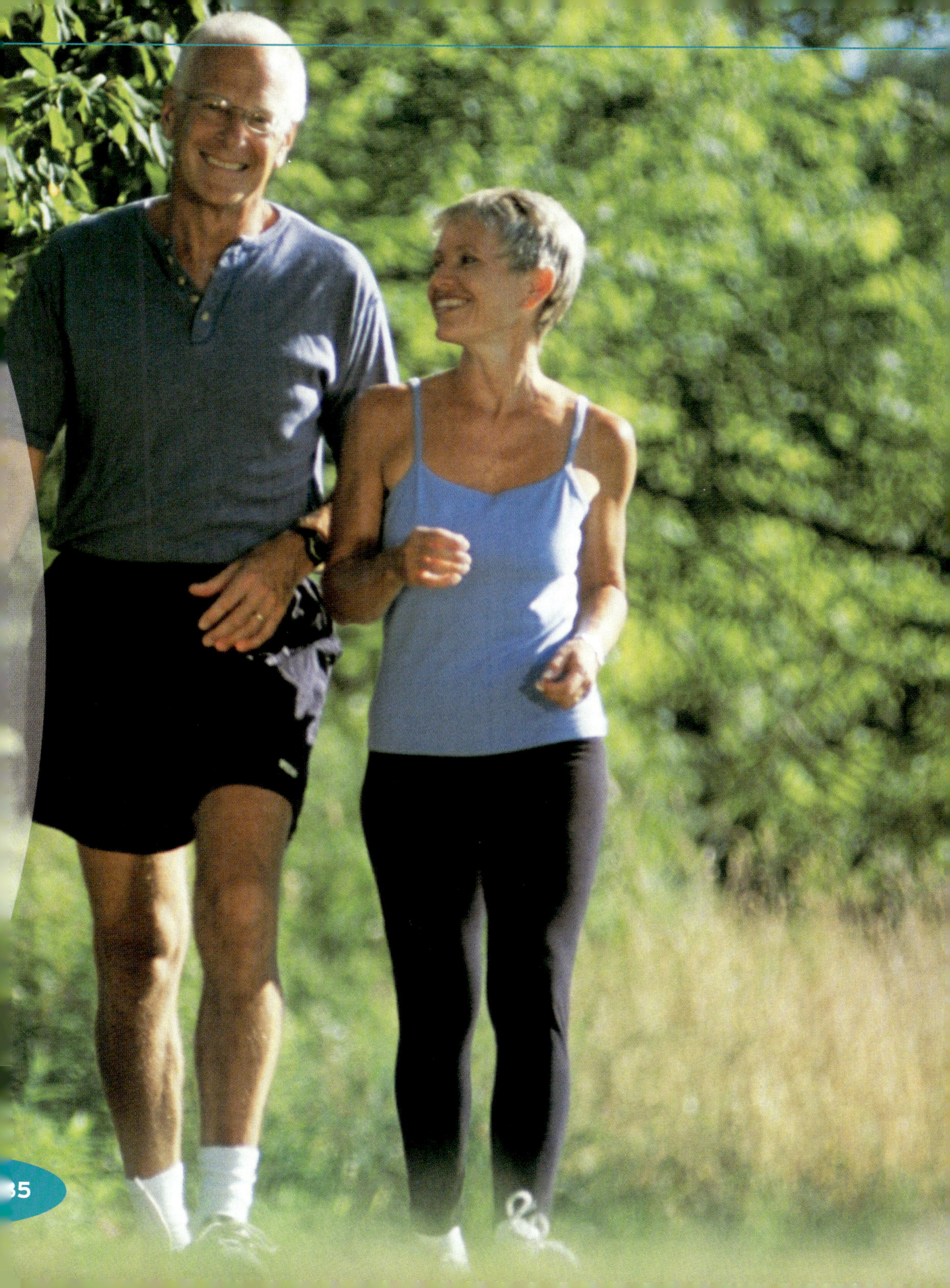

Was ist richtiges Timing?

Trainieren Sie nach Möglichkeit nachmittags oder am frühen Abend. In dieser Zeit sprechen die Muskeln am besten auf sportliche Aktivität an, da die Leistungsbereitschaft des Körpers im Laufe des Tages zunimmt. Die Zeit unmittelbar nach dem Aufstehen nutzen Sie besser zu einem Frühstück oder zu gymnastischen Aufwärmübungen. Es ist wenig ratsam, die Muskeln nach einer langen Nachtruhe gleich mit einem intensiven Krafttraining zu belasten.

Trainieren Sie möglichst immer zur gleichen Tageszeit. Versuchen Sie, Ihr Training fest in den Tagesablauf einzuplanen und trainieren Sie regelmäßig. Um Ihrem Körper genügend Zeit zu lassen, sich an das Training zu gewöhnen, steigern Sie die Trainingsintensität langsam und gleichmäßig. Unterschätzen Sie als Anfänger nicht die Wirksamkeit einer Übung, die Ihnen vielleicht sehr leicht fällt. Gehen Sie liebevoll mit ihrem Körper um und hören Sie auf seine Signale (Krampf, Schmerzen, Übelkeit, starke Ermüdung). Setzen Sie sich ein Ziel, aber stellen Sie sich dabei nicht unter zu großen Leistungsdruck. Es ist besser, mit kleinen Schritten weiterzukommen, als sich zu viel auf einmal vorzunehmen.

Wenn Sie sich nach einem anstrengenden Arbeitstag erschöpft fühlen, versuchen Sie, sich zu überwinden. Legen Sie schwungvolle Musik auf und fangen sie langsam mit dem Aufwärmen an. Nach wenigen Minuten werden Sie feststellen, dass die Müdigkeit verflogen ist. Ihr Körper wird beim Training stärker durchblutet und Ihre Muskeln besser mit Sauerstoff versorgt als im Ruhezustand. Nach dem Training und einer erfrischenden Dusche oder einem Bad werden Sie sich wie neugeboren fühlen. Wenn Sie einmal absolut keine Lust verspüren zu trainieren, zwingen Sie sich nicht dazu. Das Training sollte aufbauen und nicht zu einer unangenehmen Pflicht werden.

Trainieren Sie nie unmittelbar nach dem Essen. Nach einer Mahlzeit strömt das Blut verstärkt zum Verdauungssystem; eine gleichzeitige Muskelbelastung überfordert den Körper.

Wie oft Sie trainieren sollten, hängt von Ihrem aktuellen Leistungsstand und ihrer Zielsetzung ab. Für die Erstellung Ihres individuellen Trainingsplans orientieren Sie sich an den folgenden Richtlinien für die einzelnen Trainingsarten. Allgemein gilt: Bemühen Sie sich um eine bewegungstechnisch korrekte Übungsausführung. Davon profitiert Ihre Muskulatur mehr als von vielen Wiederholungen, die technisch falsch ausgeführt werden. Wählen Sie die individuell richtige Belastung, die Sie ohne Ausweichbewegungen schaffen.

Trainingshäufigkeit und Trainingsdauer

Trainieren Sie möglichst zweimal die Woche. Bevor Sie mit dem Training beginnen, machen Sie am besten einen Gehtest, um Ihre Kondition einzuschätzen. Versuchen Sie, in einer halben Stunde genau 3.000 m zurückzulegen. Gehen Sie dabei ohne Pause und zügig. Wenn Sie diese Strecke in der angegebene Zeit schaffen, ohne nach Luft zu schnappen oder völlig erschöpft zu sein, und Ihr Puls nicht über 100 ist, können Sie sofort mit dem Training anfangen. Sie messen Ihren Puls am einfachsten, indem Sie mit dem Mittel- und Zeigefinger einer Hand Ihre Halsschlagader tasten. Dann zählen Sie 10 Sekunden lang die Herzschläge und multiplizieren diese Zahl mit 6 (Herzschläge pro Minute = Herzfrequenz).
Wenn Ihr Puls nach dem Gehen um einiges höher als 100 ist, dann trainieren Sie sich so lange mit zügigem Gehen, bis der Puls stimmt.
Am Anfang des Ausdauertrainings sollten Sie sich das Ziel setzen, 10–15 Minuten ohne Unterbrechung zu laufen, zu schwimmen oder 30 Minuten Rad zu fahren und den Einsatz so gleichmäßig zu gestalten, dass Sie am Ende nicht völlig ausgepumpt ankommen. Vor allem am Anfang sollte der Puls nicht schlagartig hochgejagt werden. Das Grundtempo ist also gemäßigt, und das einmal eingeschlagene Tempo sollte dann möglichst beibehalten werden. Also keine Zwischensprints oder Endspurts!
Die Trainingssteuerung erfolgt in erster Linie über die Pulsfrequenz und nicht über die Stoppuhr. Erst die Pulsfrequenz ermöglicht eine individuelle Abstimmung des Trainings auf den eigenen Körper.

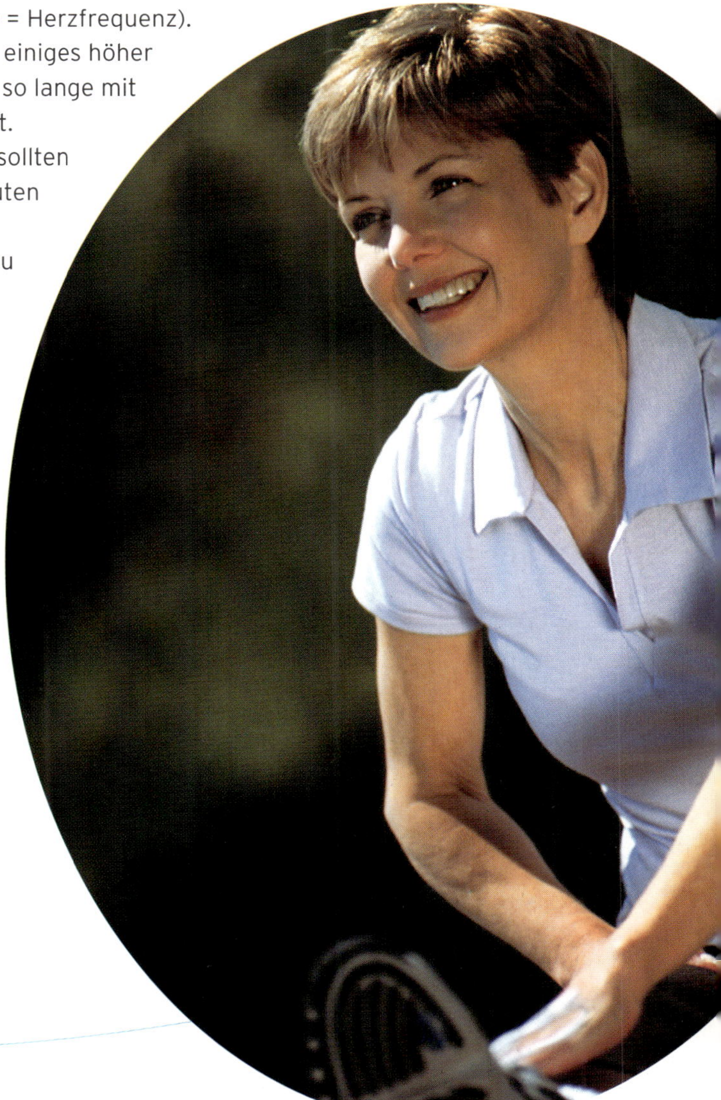

Die Pulsfrequenz:

Die Pulsfrequenz gilt im Herz-Kreislauf-Sport als Maßstab der Belastung. Bis zu einer bestimmten Pulsfrequenz, die individuell unterschiedlich ist, gewinnt der Körper seine Energie »aerob«, d. h. mit Hilfe von Sauerstoff. Wird diese Frequenz überschritten, erfolgt die Energiegewinnung »anaerob«, also ohne Sauerstoff. Milchsäure lagert sich in den Muskeln ab und führt zu Ermüdung.
Durch richtiges Training kann der Übergangspunkt vom aeroben zum anaeroben Pulsfrequenzbereich nach oben verschoben werden, d. h. die Muskeln ermüden langsamer und es kann eine erhöhte Leistung über einen längeren Zeitraum erreicht werden. Der optimale Trainingsreiz ist in einer Zone unterhalb des Umschlagpunktes gegeben. Belastungen oberhalb des Umschlagpunktes führen zu Ermüdung und damit zwangsweise zur Abkürzung des Trainings. Als Anfänger sollten Sie sich an den unteren Bereich der idealen Werte halten (180 minus Lebensalter).
Wann wird der Puls gemessen? Die Antwort lautet: vor dem Training (Ruhepuls) und direkt nach der Belastung (Trainingspuls bzw. Trainingsherzfrequenz). Sollten Sie einen Pulsmesser für das Handgelenk haben, dann können Sie auch während des Trainings Ihren Puls messen. Wichtig ist, dass Sie keine extra Pause während des Trainings einlegen, um ihren Puls zu messen.
Bei kontinuierlichem Training über längere Zeit werden Ihre Herzfrequenz in Ruhe (Ruhepuls) und Ihre Trainingsherzfrequenz (Trainingseffekt) absinken, so dass dann die Belastung (Tempo oder Trainingsdauer) langsam gesteigert werden kann. Der ideale Ruhepuls, den sie dann erreichen werden, liegt im Bereich von 60 – 70 Herzschlägen pro Minute.

Aufwärmprogramm

Vergessen Sie nie das Aufwärmprogramm! Vor jedem Training ist es notwendig, Körper und Geist auf die folgende Aktivität vorzubereiten und einzustellen: man muss sie sozusagen erst in Schwung bringen.
Es gibt verschiedene Arten des Aufwärmens: die aktive und die passive. Ein passives Aufwärmen wie z. B. heiß duschen oder Massage ist praxisfern und unfunktionell. Es kann niemals das aktive Aufwärmen ersetzen und sollte nur als Ergänzungsmaßnahme angesehen werden. Wir empfehlen Ihnen das aktive Aufwärmen, da die funktionellen Möglichkeiten des Organismus insgesamt erhöht werden und Verletzungen vorgebeugt wird.

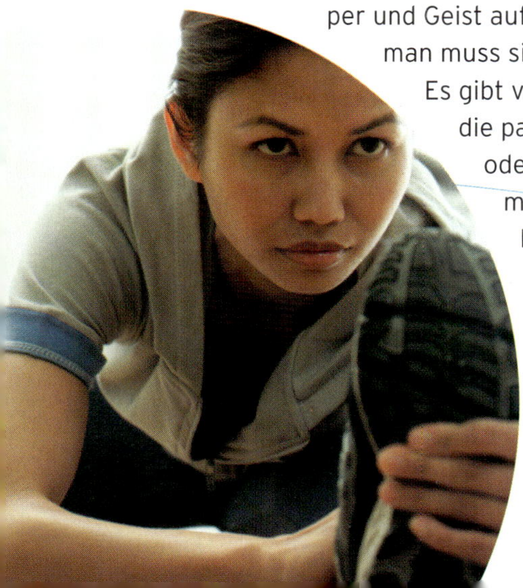

Was sind die positiven Wirkungen des Aufwärmens?

- Ankurbelung des Herz-Kreislauf-Systems und der Atmung
- Herabsetzung der Verletzungsanfälligkeit von Muskeln, Sehnen und Bändern
- Stimulierung des Nervensystems
- Optimierung der Funktionsbereitschaft des passiven Bewegungsapparates
- Verbesserung der Koordination, Beweglichkeit und Reaktionsfähigkeit
- Steigerung der Kraft, Schnelligkeit und Ausdauer
- Steigerung der Wahrnehmung und Aufmerksamkeit

Wie lange und wie intensiv sollte das Aufwärmen sein?

Eine allgemeingültige Aussage über die Dauer und Intensität des Aufwärmens vor dem Training zu machen, ist nicht einfach. Dauer und Intensität sind situationsbedingt, hängen von Ihrer Tagesverfassung ab und sind von Trainingsart zu Trainingsart unterschiedlich. Unsere Empfehlungen können Ihnen trotzdem als Orientierungshilfen dienen.

Für die Dauer des Aufwärmens gilt allgemein die Faustregel: ca. 8 – 20 Minuten. In dieser Zeit gelingt es in den meisten Fällen, die Muskeltemperatur um ca. 2 Grad anzuheben. Längeres Aufwärmen hat auf die Temperatur der Muskeln keinen nennenswerten Einfluss mehr.

Die Aufwärmübungen sollten langsam durchgeführt werden. Ein zu schnelles Aufwärmen kann genau das Gegenteil des gewünschten Effektes bewirken.

Spielt es eine Rolle, wie kalt oder warm es ist?

Bei hoher Umgebungstemperatur kann sich die Aufwärmzeit etwas verkürzen. Wenn es sehr kalt ist, kann eine angemessene Trainingsbekleidung den Unterschied zwischen Außen- und Körpertemperatur ausgleichen.

Vorsicht: Kunststofffasern in der Trainingskleidung können zu einem Wärmestau führen. Ein Wärmestau begünstigt den Ermüdungsprozess und kann das irrige Gefühl hervorrufen, bereits optimal aufgewärmt zu sein.

Haben Tageszeiten einen Einfluss auf das Aufwärmprogramm?

Normalerweise nimmt die Leistungsbereitschaft des Körpers zum Nachmittag hin zu. Dann sind die Muskeln tagsüber schon bewegt worden und »warm gelaufen«. Sollten Sie Ihr Training vormittags abhalten, empfiehlt sich ein längeres und intensiveres Aufwärmprogramm.

Aktives Aufwärmen

Es ist egal ob Schwimmen, Radfahren, Laufen oder Walken ansteht, die Muskeln und Sehnen sollten kurz vorgedehnt und die Gelenke einmal durchbewegt werden. Am besten immer am Kopf beginnen und an den Füßen aufhören. Alle Übungen sollten ruhig, gleichmäßig und niemals ruckartig durchgeführt werden.

- Beginn: Kopfkreisen nach links, dann nach rechts
- Armkreisen vorwärts, dann rückwärts.
- Arme seitlich am Körper im Wechsel in Richtung Knie schieben und langsam wieder zurück.
- Hüftkreisen nach links, dann nach rechts.
- Hände vorne an den Oberschenkeln zu den Knöcheln hinab schieben und wieder zurück und mit den Händen in den Himmel greifen.
- Beine grätschen, dann die Hände seitlich an den Oberschenkeln entlang zu den Knöcheln schieben und wieder zurück.
- Zuletzt auf einem Bein stehen und mit dem Knöchel des anderen Beines Kreisbewegungen nach innen und außen durchführen; dann das Standbein wechseln (Gesamtdauer 5-10 Minuten).

Anschließend das eigentliche Training sehr ruhig beginnen (Einschwimmen, Einlaufen, Einfahren), um auf Betriebstemperatur zu kommen (ca. 5 Minuten).
Erst jetzt beginnt das eigentliche Training. Sinnvollerweise wird das Training dann auch mit einem Ausschwimmen, Auslaufen oder Ausfahren über die letzten 5–10 Minuten beendet. Die Betriebstemperatur wird langsam wieder abgesenkt.

Laufen

Trainieren können Sie von 30 Minuten bis zu einer Stunde. Am besten laufen sie 20 – 30 Minuten. Suchen Sie sich eine Strecke auf ebenem Waldboden oder einen Trimmpfad aus. Laufen Sie nicht auf Asphalt.

Dehnen Sie vor und nach dem Training die beanspruchten Muskelpartien:

- Wadenmuskulatur dehnen
- Gesäß und hintere Beinmuskulatur dehnen
- Vordere Oberschenkelmuskulatur dehnen

Wärmen Sie sich auf, bevor Sie anfangen zu laufen. Machen Sie entweder die Übungen aus unserem Aufwärmprogramm oder gehen Sie sich 10 bis 15 Minuten lang warm und steigern dann langsam das Tempo.
Machen Sie Gehpausen. Nach der Aufwärmphase laufen Sie locker los und legen nach

etwa 300 Metern eine kurze Gehpause ein. Vor allem in der Anfangszeit eignet sich ein Abwechseln von Laufen und Gehen: 300 Meter laufen – 100 Meter gehen. Steigern Sie sich langsam dahin, dass keine Gehpausen mehr für eine ca. 4.000 Meter lange Strecke nötig sind. Dieses Ziel werden Sie nach etwa 2–3 Monaten erreicht haben. Kontrollieren Sie Ihre Pulsfrequenz.

Laufen Sie mit geradem Oberkörper und nicht nach hinten oder nach vorne geneigt. Bewegen Sie Ihre Arme und Beine diagonal: rechtes Bein – linker Arm und umgekehrt. Lassen Sie die Arme aber locker schwingen und winkeln Sie sie nicht zu stark an. Ballen Sie Ihre Hände nicht zur Faust, sonder lassen Sie sie locker und leicht geöffnet.

Setzen Sie die Füße flach und gerade auf und rollen Sie gut ab. Machen Sie keine großen Laufschritte, sonder halten Sie die »Flugphase« beim Laufen möglichst klein: es kommt ja nicht aufs Tempo, sondern auf die Ausdauer an. Versuchen Sie, Ihren eigenen Rhythmus zu finden.

Atmen Sie durch Mund und Nase gleichzeitig. Anders geht es bei Dauerbelastung des Körpers nicht. Aber auch hier gilt: Atmen Sie tief und nicht flach – und nicht zu schnell.

Wenn Sie Seitenstiche bekommen, laufen Sie in vorwärts gebeugter Haltung oder halten Sie solange an, bis die Schmerzen vorbei sind. Viele Athleten schwören auf einen Trick, der bisher ungeklärt ist, aber wirkt. Sie nehmen einen Stein in die Hand und drücken ihn.

Laufen Sie nicht bei Straßenglätte im Winter, bei Hitze über 35 Grad im Schatten, wenn Ihre Knie schmerzen, oder wenn Sie eine Infektion haben.

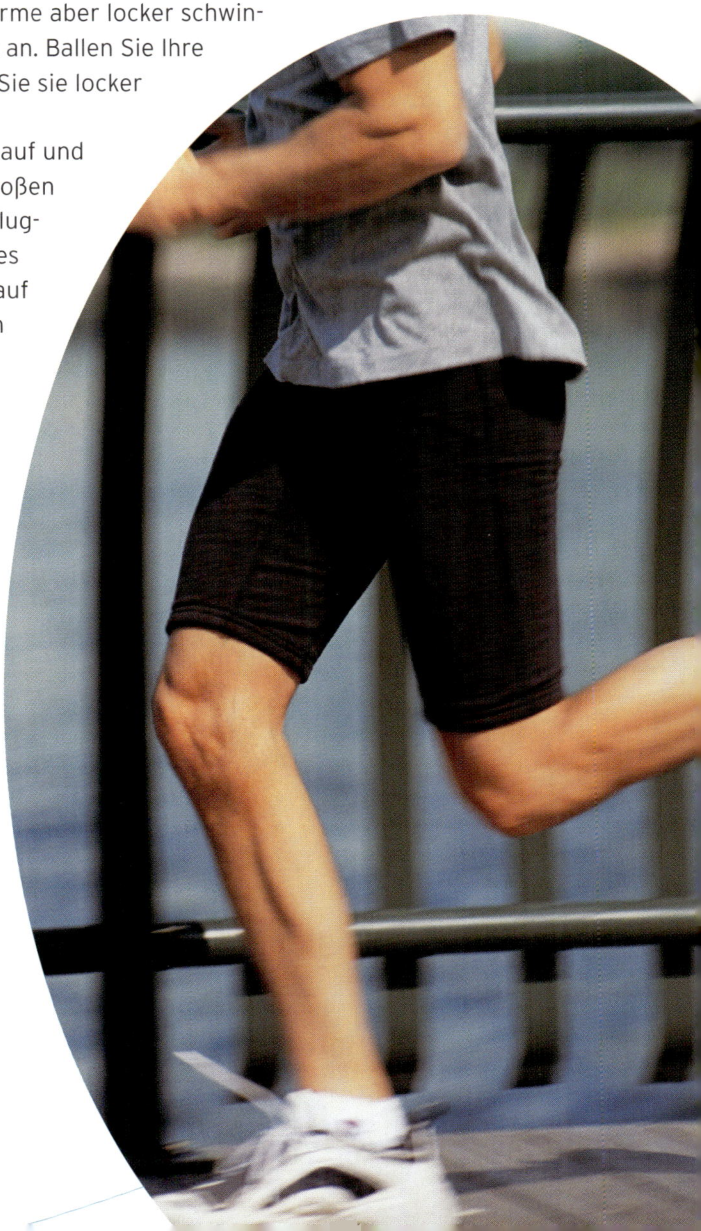

Laufschuhe

Zum Laufen brauchen Sie geeignete Schuhe. Beim Laufen werden Füße und Gelenke belastet, deshalb muss das Schuhwerk gut abfedern und dämpfen. Nicht geeignet sind z. B. Tennisschuhe oder Hallenschuhe. Der Laufschuh muss außerdem Wärme, Feuchtigkeit, mechanischer Belastungen und Reibung standhalten könne. Es ist somit ein sehr guter, fester Laufschuh gefragt, der diesen Anforderungen auf Dauer gewachsen ist. Sparen Sie bitte nicht an Ihren Schuhen, Sie werden sonst wenig Freude am Laufen haben. Gehen Sie am besten nach dem Training zum Schuhkauf, dann sind Ihre Füße leicht angeschwollen. Überlegen Sie sich, wo Sie die Schuhe einsetzen wollen: auf der Straße oder auf dem Waldboden.

Achten Sie beim Kauf darauf, dass der Schuh

- ein gutes Fußbett hat
- eine Zweischichtsohle mit gutem, rutschfestem Profil hat
- Ihre Knöchel und die Ferse mit einem überstehenden Fersenteil stabilisiert
- ein gutes Dämpfungs- und Federungsverhalten hat
- gut anliegt, ohne einzuengen
- der Fuß gut abrollen kann

Der Schuh sollte eine halbe Nummer größer sein als Ihre Straßenschuhe, denn beim Laufen schwillt der Fuß an und rutscht nach vorne. Es sollte vorne also noch genügend Spielraum sein: ca. 1 cm bei Frauen, ca. 1,5 cm bei Männern.
Bei dem Obermaterial können Sie zwischen Kunststoff und Leder wählen. Kunststoff ist pflegeleichter, aber wasserdurchlässig. Lederschuhe sind zwar wasserabweisend, müssen aber regelmäßig imprägniert werden.

Radfahren

Sie können von 30 Minuten bis zu einer Stunde trainieren.
Fahren Sie zu Beginn vorwiegend ebene Strecken.
Stimmen Sie die Dauer des Trainings mit Ihrer Pulsfrequenz ab. Steigern Sie Ihr Tempo langsam und halten Sie dann das Tempo.

Dehnen Sie die beanspruchten Muskelpartien vor und nach dem Training:

- Wadenmuskulatur dehnen
- vordere Oberschenkelmuskulatur dehnen
- hintere Oberschenkelmuskulatur dehnen

- Nackenschultermuskulatur dehnen
- Großen Brustmuskel dehnen

Die Wirksamkeit des Tretens wird eingeschränkt, wenn auf der einen Seite stärker getreten wird als auf der anderen. Versuchen Sie deshalb, möglichst gleichmäßig Druck auf die Pedale auszuüben. Die optimale Tretfrequenz liegt bei 80 Umdrehungen pro Minute und sollte immer beibehalten werden. So gehen Sie sicher, dass Sie Ihre Kraft am effektivsten nutzen und Ihre Gelenke dabei schonen.

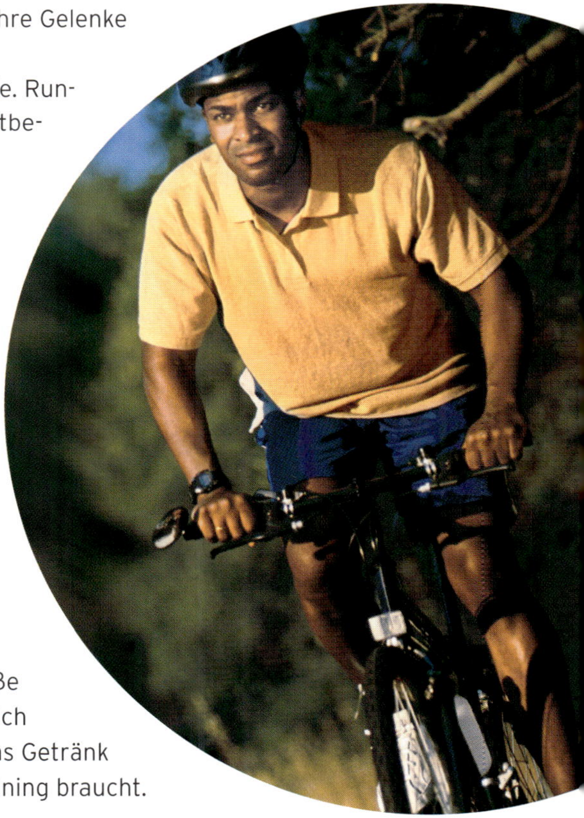

Ein »runder Tritt« ist die günstigste Tretmethode. Runder Tritt, das bedeutet, dass alle Phasen der Tretbewegung, die Druckphase wie Zugphase bewusst mitgestaltet werden und nicht nur kräftig nach unten getreten wird. Sie werden nach kurzer Zeit merken, dass diese Methode wesentlich ökonomischer ist. Fußkörbchen, wie sie bei Rennrädern und Mountainbikes inzwischen üblich sind, ermöglichen das Hochziehen der Pedale.

Bei Rückenbeschwerden sollten Sie in aufrechter Sitzposition fahren, und zwar ungefähr im Winkel von 45°: ein Rennrad ist für Sie dann nicht geeignet.

Nehmen Sie immer eine Wasserflasche mit auf die Tour und füllen Sie diese in regelmäßigen Abständen auf. Beim Fahrrad fahren verliert Ihr Körper besonders an heißen Sommertagen große Mengen an Flüssigkeit. Mein persönlicher Tipp: Ich fülle meine Wasserflaschen mit Apfelschorle. Das Getränk enthält alles, was der Körper beim Ausdauertraining braucht.

Fahrrad

Noch nie gab es eine größere Auswahl an Fahrradtypen und Herstellern als heutzutage. Mit ein wenig Wissen über die Fahrradtypen und ihre Komponenten werden Sie die große Auswahl zu schätzen wissen und sich bei der Kaufentscheidung leichter tun.

Als erstes sollten Sie sich Klarheit darüber verschaffen, welcher Fahrradtyp für Sie in Frage kommt – wenn Sie auf Ausdauer trainieren, muss es nicht immer ein Rennrad

sein. Gemütlicher fahren Sie auf dem Hollandrad. Zeitlos im Design, meist mit Mehrgangschaltung ausgestattet, ist dieses verlässliche Fahrrad ideal für komfortables Radwandern. Das Gewicht, die Sitzposition und der kleine Übersetzungsbereich erschweren jedoch das Fahren in hügeligem Gelände.
Sportlicher und für jeden Zweck geeignet ist das Tourenfahrrad. Es sollte zwischen 14 und 17 kg wiegen und mit der mittlerweile handelsüblichen 21-Gang Kettenschaltung ausgestattet sein. Für den Rahmen ist Chrommolybdänstahl (kurz »CroMo«) oder Aluminium ideal. Erfragen Sie beim Fachhändler die einzelnen Komponenten, um auszuschließen, dass bei sonst guter Ausstattung ein Geschäft mit versteckten Billigteilen gemacht wird (Lichtanlage, Vorbau, Pedale, Sattel oder Felgen). Die Schaltung kann das Qualitätsmerkmal für das ganze Fahrrad sein.
Das Mountainbike ist die richtige Wahl für alle, die das Abenteuer im schwierigen Gelände suchen. Mountainbiking ist ein eigenwilliger Extremsport, der ein unverwüstliches Fahrrad mit soliden Federgabeln und speziellen Bremsen voraussetzt. Obwohl es von vielen auch sehr gerne als Tourenrad verwendet wird, ist das Mountainbike aufgrund seiner Sitzposition und der schweren Reifen für sportliches Fahren auf asphaltierten Straßen denkbar ungeeignet.
Wenn es Ihnen in erster Linie um Kilometerleistung und Geschwindigkeit geht, gibt es für Sie nur eine Wahl: das Rennrad. Dieses Rad ist durch seine steile Geometrie und die aufgeleimten, dünnen Reifen praktisch ungefedert und nur auf Tempo ausgelegt. Es hat 10, 12 oder 16 Gänge und sollte weniger als 11,5 kg wiegen. Lassen Sie sich Ihr Rennrad beim Fachhändler sorgfältig anpassen.
Wichtiger Faktor beim Fahrradkauf ist die Rahmenhöhe. Die bestimmen Sie, indem Sie sich über das Oberrohr stellen. Sie sollen nicht aufsitzen, sondern immer noch 3–6 Zentimeter Luft haben. Auch Frauen sollten einen Herrenrahmen in Erwägung ziehen (nicht nur beim Rennrad), da er stabiler konstruiert ist.
Achten Sie beim Kauf auf die richtige Länge des Vorbaus. Legen Sie dazu den Ellbogen an die Sattelspitze und strecken Sie den Arm nach vorne parallel zum Oberrohr aus. Ihre Fingerspitzen sollten beim Rennrad bis zur Hälfte des Vorbaus reichen, beim Tourenfahrrad bis zum vorderen Bereich des Vorbaus. Überprüfen Sie das neue Fahrrad auf komplette Sicherheitsausstattung, Lackkratzer, einwandfreie Verchromung und angezogene Schrauben.
Ob Sie nun mit Ihrem neuen Fahrrad die erste Tour machen wollen oder schon ein Fahrrad besitzen: gehen Sie sicher, dass es auch richtig auf Sie eingestellt ist. Die korrekte Sattelhöhe ist erreicht, wenn Sie, auf dem Sattel sitzend, die Mitte des Fußes auf das Pedal stellen können (die Tretkurbel steht dabei in der Richtung des Sattelohres), und das Bein dann parallel zum Sattelohr durchgestreckt ist. Das Lenk-

rad sollte beim Rennrad und beim Mountainbike ungefähr eine Handbreit unter der Sattelhöhe liegen, beim Hollandrad und beim Tourenfahrrad auf gleicher Höhe. Beim Rennlenker müssen die Enden der Handgriffe genau in Richtung der hinteren Radnabe zeigen. Zur vertikalen Einstellung des Sattels setzen Sie sich auf das Rad, die Tretkurbeln parallel zum Boden, und lassen ein Gewicht an einer Schnur von der Rückseite Ihrer Kniescheiben zum Boden hängen. Die Schnur sollte genau durch die Mitte der Pedale gehen.

Jetzt kann Sie nichts mehr aufhalten, sich aufs Rad zu schwingen und durchzustarten. Doch halt, einen Schutzhelm sollten Sie sich noch auf den Kopf setzen. Das Schutzhelm tragen hat sich durchgesetzt und sieht nicht etwa albern, sondern sportlich aus.

Schwimmen

Trainieren Sie 10–30 Minuten.

Kontrollieren Sie Ihre Pulsfrequenz.

Setzen Sie sich als großes Trainingsziel, 30–45 Minuten lang ohne Pause zu schwimmen. Dieses Ziel werden Sie nach ca. 12 Wochen erreicht haben. Schon nach 9 Wochen werden Sie eine Strecke von 500 Metern ohne Pause schwimmen können. Bis dahin sollten die Distanzen von kurzen Pausen unterbrochen werden. Die Pausenlänge sollten Sie immer mehr reduzieren. Lassen Sie sich dabei von Ihrer Pulsfrequenz leiten.

Dehnen Sie die beanspruchte Muskulatur vor und nach dem Schwimmtraining.

Schwimmen Sie mit mäßigem Anfangstempo.

Wählen Sie die Schwimmart aus: Für ein Ausdauertraining eignen sich Brust-, Kraul- sowie Rückenschwimmen. Günstig ist ein Wechsel der Stilarten. Bei Rückenbeschwerden ist Rückenschwimmen eine therapeutische Trainingsform. Bei Kniebeschwerden sollte auf zu ausgiebiges Brustschwimmen verzichtet werden.

Achten Sie auf den korrekten Schwimmstil. Bleiben Sie beim Schwimmen mit allen Körperteilen in der Längsachse. Atmen Sie beim Brustschwimmen und Kraulen mit dem Gesicht im Wasser aus und atmen Sie kurz über der Wasseroberfläche ein. Atmen Sie ruhig und gleichmäßig.

Beenden Sie Ihr Schwimmtraining mit lockerem Ausschwimmen und anschließendem Dehnen am Beckenrand oder Strand.

Verwenden Sie eine Schwimmbrille, wenn Ihre Augen empfindlich sind.

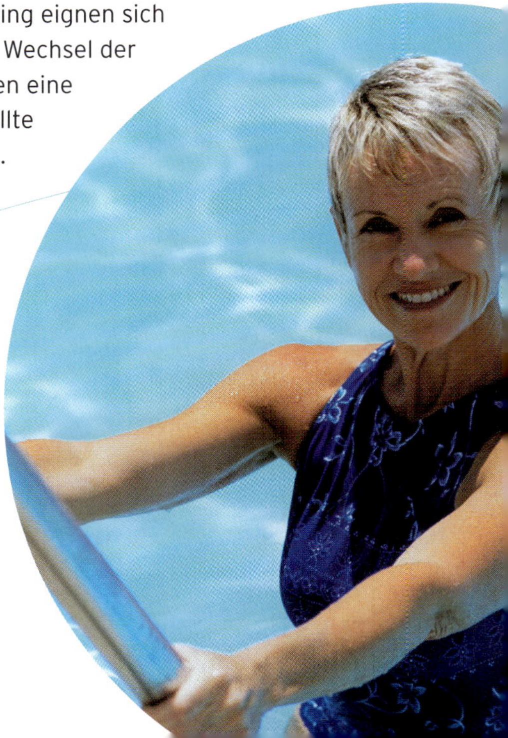

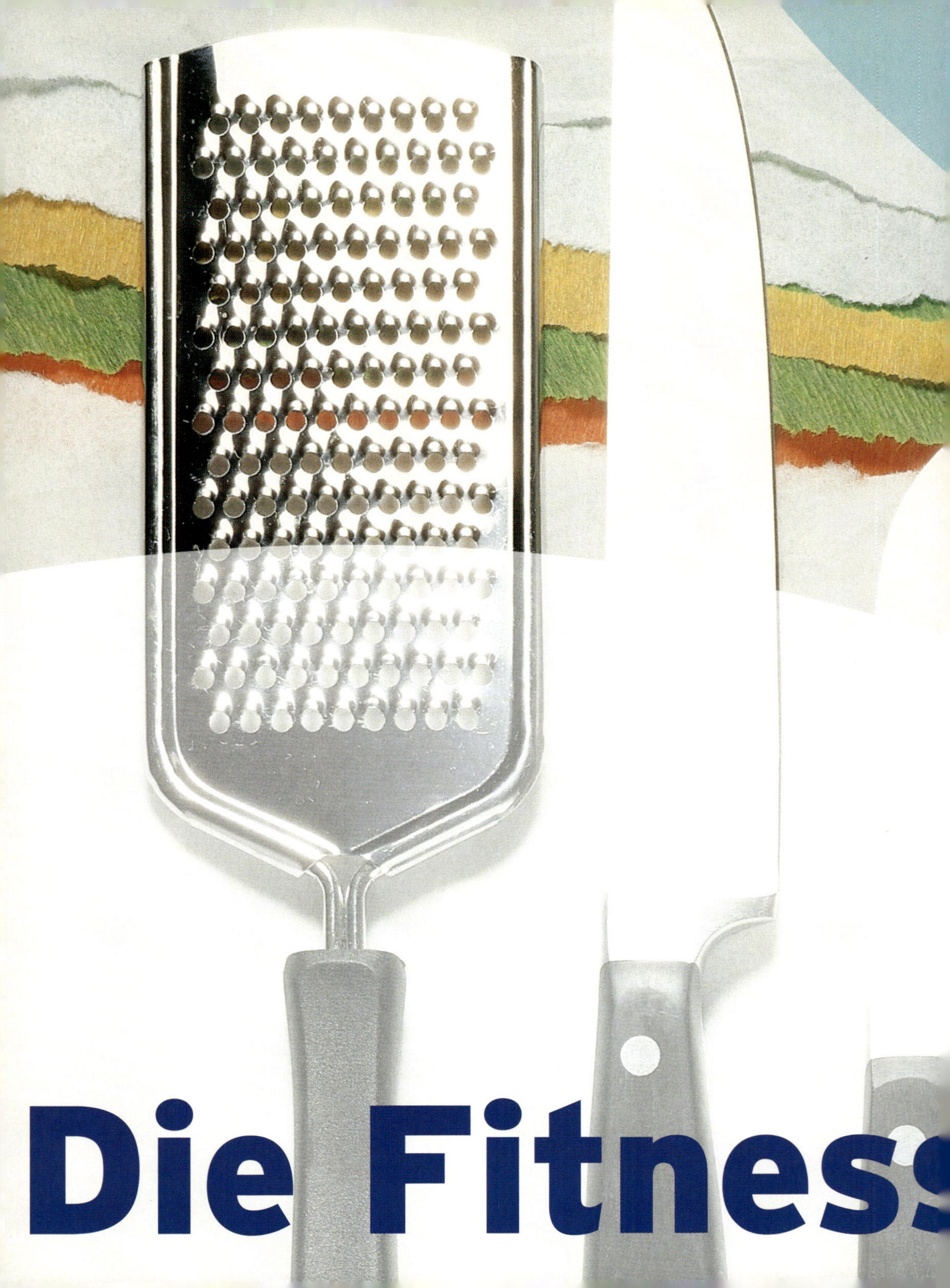

Die Fitness

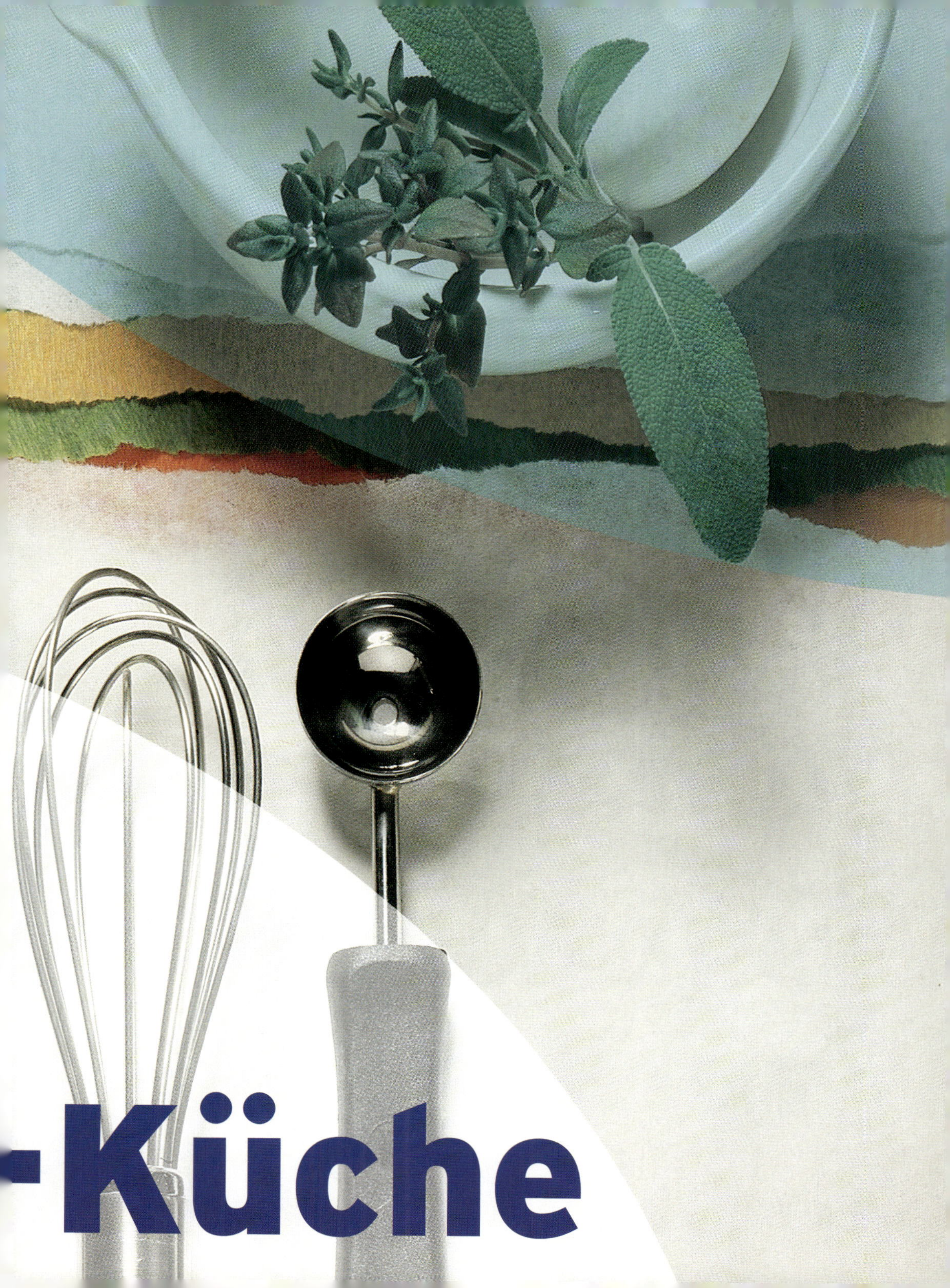

-Küche

Frühstücks-Ideen

Fruchtiges Müsli (1 Portion)

1 Orange, 1 Kiwi
½ rosa Grapefruit
60 g Müslimischung (ohne Trockenfrüchte, ohne Zucker)
125 ml Magermilch 1,5 % Fett
1 TL Bienenhonig

Die Früchte schälen, klein schneiden und mit dem Müsli in eine Schüssel geben; die Milch mit dem Honig verrühren und darüber gießen.

3,5 g Fett

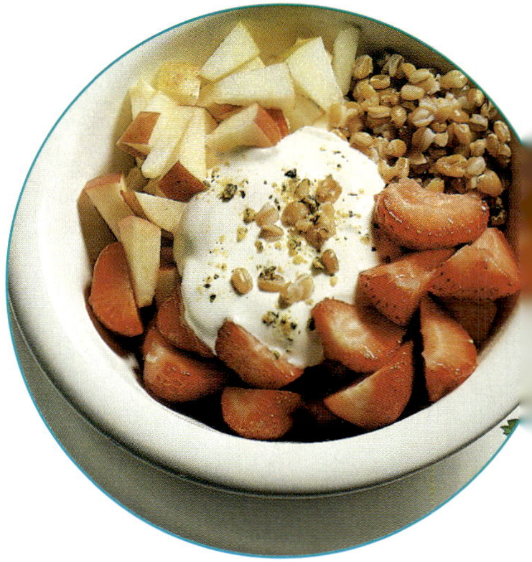

Birnenquark mit Haferflocken (2 Portionen)

Die Haferflocken ohne Fett in einer Pfanne rösten. Birne und Apfel waschen, Kerngehäuse entfernen und Früchte in Streifen schneiden. Den Magerquark mit Saft und Fruchtzucker verrühren und zusammen mit dem Obst in eine Schale geben, mit den gerösteten Haferflocken bestreuen.
Variation: 2 EL über Nacht eingeweichte Weizenkörner mit Apfelstückchen und halbierten Erdbeeren mit dem verrührten Magerquark anrichten.

1,5 g Fett / pro Portion • 0,75 g Fett

2 EL kernige Haferflocken
1 reife Birne
1 Apfel
200 g Magerquark
2 EL Orangensaft
2 TL Fruchtzucker

Kräuterbrötchen mit Zimtjoghurt (1 Portion)

1 Vollkornbrötchen
2 EL magerer Frischkäse
Salz, Pfeffer
frische Kräuter wie Schnittlauch und Petersilie, klein geschnitten
1 Tomate
1 Becher Magerjoghurt natur
2 EL Kokosflocken
1 Messerspitze Zimt, gemahlen
1 TL Ahornsirup

Das Vollkornbrötchen mit dem Kräuter-Frischkäse bestreichen, mit den Tomatenscheiben belegen.
Den Joghurt mit Zimt und Ahornsirup abschmecken und mit den Kokosflocken verrühren.

6 g Fett

Vollkorntoast mit Ei (1 Portion)

2 Scheiben Vollkorn- oder Sechskorntoastbrot
2 EL Kräuterquark oder Knoblauch-Zwiebel-Quark (Magerstufe)
½ Salatgurke in Scheiben
1 Scheibe gekochter magerer Schinken
1 Ei

Das Brot toasten, mit Quark bestreichen und mit dem Schinken belegen; die Gurkenscheiben als Rohkost dazu essen.
Das Ei weich oder hart kochen und dazu essen.

8,5 g Fett

Vollkornbrot mit buntem Quark und Sprossen (2 Portionen)

4-5 EL Magerquark 0,2 % Fett
2 EL fettarme Milch 1,5 % Fett
½ Zwiebel, 4-5 Radieschen
1 Stück Salatgurke
½ rote oder gelbe Paprika
1 Tomate
Salz, Pfeffer, Rosenpaprika
2 Scheiben Vollkornbrot
2 EL Mungobohnen- oder Sojasprossen aus dem Glas oder frisch

Den Magerquark mit der Magermilch und den Gewürzen glatt rühren; die Zwiebel schälen, das Gemüse waschen und alles in kleine Würfel schneiden, dabei die Kerne und das Innere der Tomaten entfernen (Quark wird sonst wässrig!) und mit dem Quark vermischen.
Das Vollkornbrot mit dem Gemüsequark bestreichen und die Sojasprossen darauf verteilen.

1,5 g Fett / pro Portion • 0,75 g Fett

Kleine Zwischenmahlzeiten & Snacks

(jeweils 1 Portion)

Buttermilchdrink

100 ml Buttermilch natur und 1 Birne pürieren, mit 1 Messerspitze Honig und etwas Zimt abschmecken, mit Mineralwasser auffüllen.

1,5 g Fett

Paprika-Knäcke

1 Scheibe Vollkornknäcke mit 1 EL Hüttenkäse bestreichen; darauf 1 rote Paprika in Streifen und wenig Schnittlauchröllchen legen.

2 g Fett

Süße Reiswaffeln

1-2 Reiswaffeln mit 2 TL magerem Frischkäse bestreichen, 1 TL Erdbeerkonfitüre darauf verteilen.

2 g Fett

Erdbeerflakes

200 g Erdbeeren klein schneiden, mit 100 ml Magermilch und 1-2 EL Cornflakes vermischen; bei Bedarf mit etwas Fruchtzucker süßen.

2 g Fett

Sandwiches für Berufstätige

(jeweils 1 Portion)

Schinken-Sandwiches

Salat waschen, gut abtropfen lassen. Rettich putzen und in feine Scheiben schneiden.
Salatcreme mit Senf, Salz, Pfeffer und klein geschnittenen Kräutern verrühren und abschmecken. Die Brotscheiben mit der Salatcreme bestreichen, mit Salat, Rettich und Schinken belegen, die Brotscheiben aufeinanderlegen und quer durchschneiden.
Als Fingerfood für zwischendurch oder als kleine Mahlzeit für unterwegs.

5,5 g Fett

1 großes Blatt Eisberg- oder anderer Blattsalat
1 roter Rettich (ca. 50-80 g)
1 EL Salatcreme (aus dem Glas),
1 TL Senf (mild, körnig, scharf – je nach Geschmack)
Salz, Pfeffer
Schnittlauch oder Petersilie
2 Scheiben gekochter Schinken oder Putenschinken
2 Scheiben Roggenmischbrot mit Leinsamen

Mozzarella-Sandwich

Mozzarella abtropfen lassen und die Hälfte in Scheiben schneiden; Tomaten waschen, Stielansatz entfernen, in Scheiben schneiden und mit einigen Tropfen Balsamicoessig würzen.

Salat und Basilikum waschen und gut abtropfen lassen; Basilikumblätter abzupfen und in feine Streifen schneiden, Schalotte abziehen, fein würfeln.

Kräuterquark oder Frischkäse mit Salz, Cayennepfeffer, Schalotte und Basilikumstreifen mit Hilfe einer Gabel zerdrücken und beide Brotscheiben damit bestreichen; mit den übrigen Zutaten belegen und zu Sandwiches zusammenklappen.

11 g Fett

½ Kugel Mozzarella (ca. 60 g)
1 Fleischtomate oder 2 Flaschentomaten
wenig Balsamicoessig
1-2 Blätter Kopfsalat oder Bataviasalat
einige Stiele Basilikum
1 kleine Schalotte
1 EL Kräuterquark oder Frischkäse, mager
Salz, Cayennepfeffer
2 Scheiben Vollkornbrot mit Sonnenblumenkernen

Fitness-Sandwich

1 großes Blatt Kopfsalat
1 kleines Stück Salatgurke
frischer Dill
2 EL Salatcreme
1 Messerspitze Meerrettich
Salz, Pfeffer, etwas Zitronensaft
1 geräuchertes Forellenfilet
etwas Gartenkresse
2 Scheiben Dinkelbrot
mit Sesamsamen

Salat waschen, gut abtropfen lassen. Gurke waschen und in Scheiben schneiden. Dill vom Stängel abzupfen und fein schneiden.

Die Salatcreme mit Meerrettich, den Gewürzen und Dill abschmecken und auf die Brotscheiben streichen.

Dann die Brotscheiben mit dem Salatblatt, dem Forellenfilet, Gurkenscheiben und Kresse belegen und zusammenklappen.

6 g Fett

American Sandwich

1 Ei, hart gekocht
2 EL Salatcreme, Salz, Pfeffer,
Curry und Paprika
½ Paprikaschote, rot
4-5 Radieschen
2 Scheiben Vollkornhaferbrot
oder 1 Vollkorn-Bagel
2 Blätter Eisbergsalat
2 Scheiben Truthahnschinken

Das Ei schälen und in Scheiben schneiden. Die Salatcreme mit den Gewürzen pikant abschmecken, Paprika waschen, entkernen und in Streifen schneiden, Radieschen waschen und in Scheiben schneiden.

Brotscheiben mit der Curry-Creme bestreichen, mit Salatblättern belegen und die übrigen Zutaten wie Schinken, Ei und Gemüse darauf verteilen und zusammenklappen.

11 g Fett

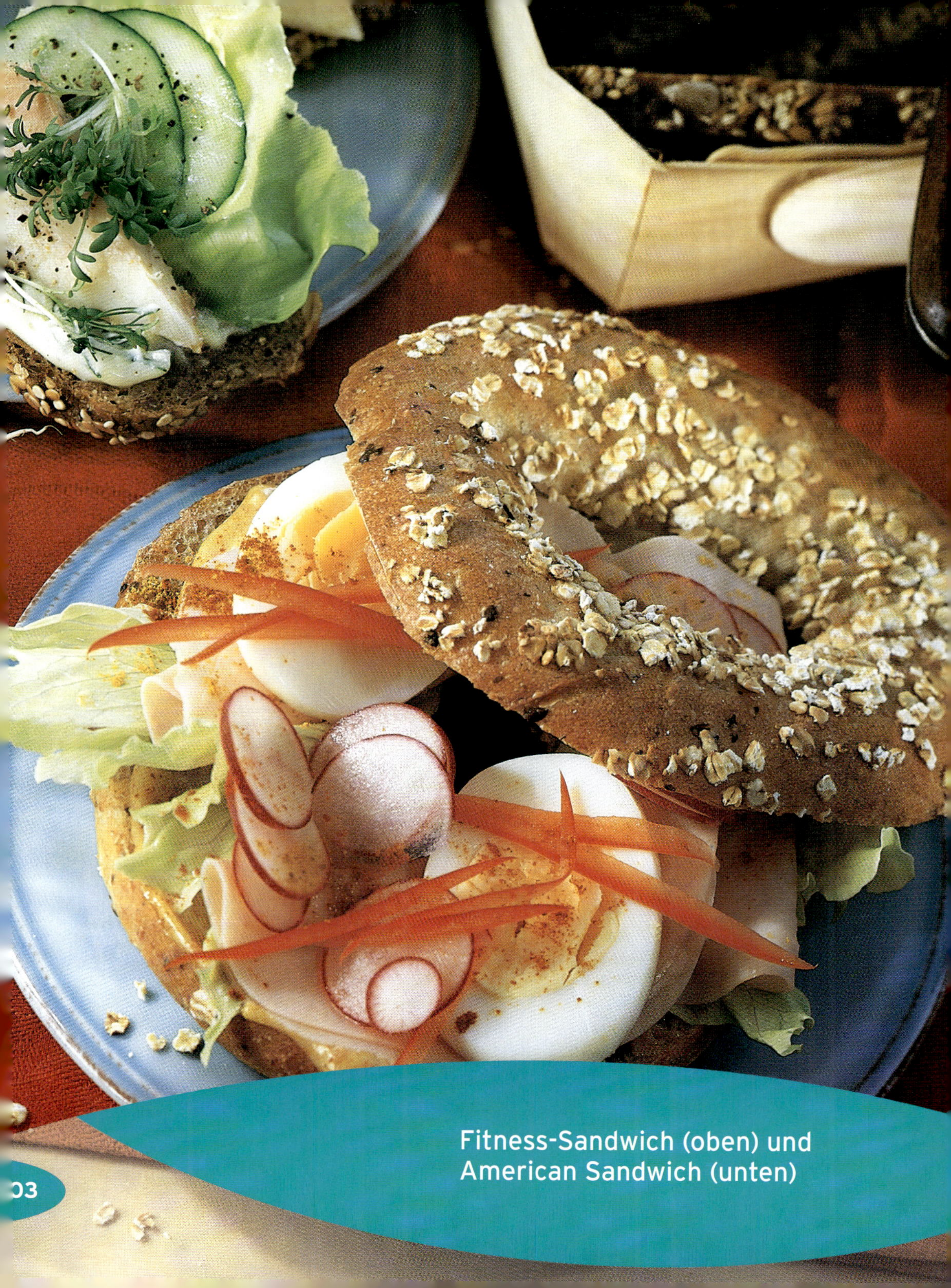

Fitness-Sandwich (oben) und
American Sandwich (unten)

Ananas-Apfel-Sandwich

2 Blätter Eisbergsalat
einige Stängel Schnittlauch
2 EL Salatcreme
etwas Zitronensaft
Salz, Pfeffer, Curry
1–2 Spritzer Tabasco
1 Scheibe frische Ananas
½ Apfel, süßsauer, Kernhaus entfernt
2 Scheiben Roastbeef- oder Geflügelaufschnitt
2 Scheiben Mehrkornbrot

Salatblätter waschen und gut abtropfen lassen, Schnittlauch waschen und trocken tupfen; einmal durchschneiden. Salatcreme mit Zitronensaft und Gewürzen pikant abschmecken, Ananas und Apfel in kleine Würfel schneiden und unter die Salatcreme geben. Die Brotscheiben mit der pikanten Creme bestreichen, mit Salatblättern und den übrigen Zutaten belegen. Die Brotscheiben zusammenklappen und diagonal durchschneiden.

7,5 g Fett

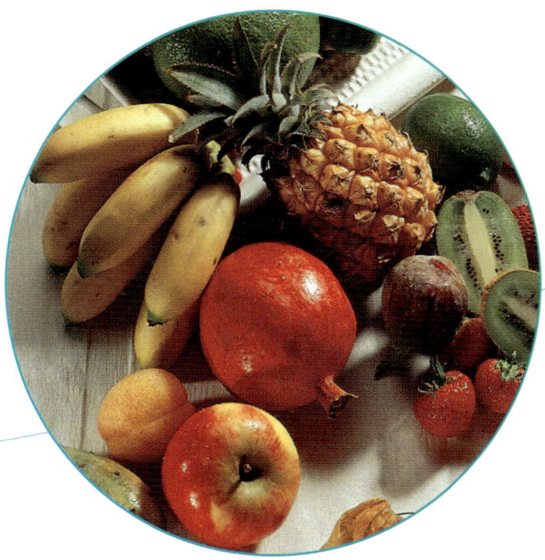

Suppen, Vorspeisen, Salate

Kressesuppe mit Knoblauchcroutons (4 Portionen)

1 Zwiebel, 1 Stange Lauch
½ Knollensellerie (ca. 250 g)
1 EL Olivenöl
500 ml Gemüsebrühe, fettfrei
1 Nelke
3 schwarze Pfefferkörner
1 Lorbeerblatt
1 Zweig Selleriegrün
2 Scheiben Roggenmischbrot ohne Rinde
1 Knoblauchzehe
1 EL Butter
Meersalz, schwarzer Pfeffer, frisch gemahlen
2 Kästchen Gartenkresse oder
1 Bund Brunnenkresse
100 g Schlagsahne

Zwiebel, Lauch und Sellerie waschen, putzen und in Würfel schneiden. Olivenöl erhitzen, das Gemüse darin anschmoren und mit Gemüsebrühe aufgießen; Nelke, Pfefferkörner, Lorbeerblatt und Selleriegrün dazugeben. Bei schwacher Hitze 30–40 Minuten köcheln.

Das Brot in Würfel schneiden; in Butter mit dem gepressten Knoblauch leicht rösten, mit Salz und Pfeffer würzen. Die Gemüse aus der Brühe nehmen (anderweitig verwenden), bei Bedarf die Brühe durchsieben. Die Brunnen- oder Gartenkresse waschen, abtropfen lassen und mit etwas Brühe mit dem Schneidstab fein pürieren, einige Blätter zur Dekoration aufbewahren; Püree zur Brühe geben und abschmecken.

Sahne steif schlagen und unter die Suppe ziehen, nochmals abschmecken und mit Brotcroutons und den restlichen Kresseblättchen servieren.

18 g Fett / pro Portion • 4,5 g Fett

Scharfe Thai-Suppe mit Glasnudeln (4 Portionen)

40 g Glasnudeln
1 große Zwiebel, 1 Möhre
1 Stange Lauch
1 Stück Knollensellerie
1 rote oder gelbe Paprikaschote
50 g Austernpilze
50 g Shiitakepilze
1 Knoblauchzehe
1 daumengroßes Stück Ingwer oder Galgant
1 EL Olivenöl
Curry und Kurkuma
750 ml Gemüsebrühe, fettfrei (Instant)
1 Chilischote, getrocknet
3 EL Reisessig (ersatzweise Sherry, Vermouth oder Weißweinessig)
5 EL Sojasauce, hell
Pfeffer, frisch gemahlen
einige Stiele Koriandergrün

Glasnudeln in eine Schüssel mit heißem Wasser geben und 15 Minuten quellen lassen.

Zwiebel, Möhre, Lauch und Sellerie waschen, putzen und in feine Streifen schneiden oder auf einer Reibe in dünne Streifen ziehen. Paprikaschote waschen, Stielansatz und Trennwände entfernen und das Gemüse in feine Streifen schneiden. Die Pilze putzen und klein schneiden. Knoblauch und Ingwer schälen, fein hacken.

Das Öl erhitzen, Knoblauch und Ingwer kurz anbraten, das Gemüse mit den Pilzen hinzugeben und unter Rühren 2–3 Minuten mitbraten; mit Curry und Kurkuma bestäuben, kurz mitdünsten und mit der Gemüsebrühe ablöschen, die getrocknete Chilischote einlegen.

Alles 5 Minuten kochen lassen und mit Reisessig, Sojasauce und Pfeffer abschmecken (bei Bedarf die Chilischote wieder entfernen).

Die Glasnudeln in ein Sieb abgießen, mit einer Schere klein schneiden und in die Suppe geben; noch einmal kurz aufkochen lassen.

Mit Korianderblättchen garniert servieren. Diese Suppe gelingt besonders gut im Wok.

Variante: Statt Austern- und Shiitakepilzen getrocknete und gut eingeweichte Mu-Err- und Enoki-Pilze (frisch oder aus der Dose) und als weitere Einlage Tofustreifen zur Suppe geben (siehe Abbildung).

5 g Fett/pro Portion • 1,25 g Fett

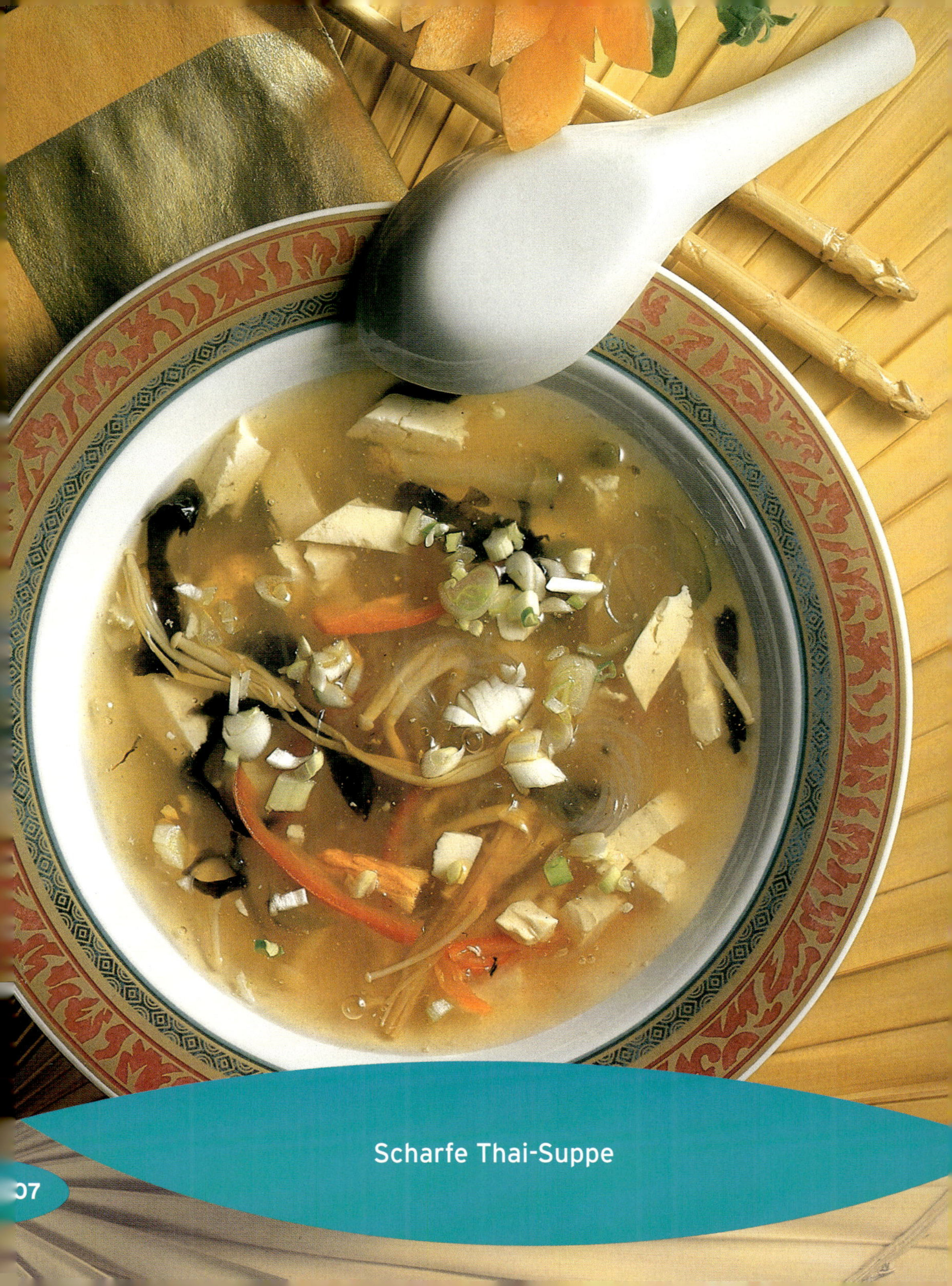

Scharfe Thai-Suppe

Exotische Currysuppe (4 Portionen)

2 Zwiebeln
1 TL Rapsöl
Curry, Kurkuma und etwas Safra
½ frische Ananas
1 großer Apfel, 1 Banane
1 Stück Ingwer
700 ml Gemüsebrühe, fettfrei,
Meersalz, weißer Pfeffer
frisch gemahlen
200 ml Kondensmilch, fettarm
1 Bund glatte Petersilie
4 EL geröstete Erdnüsse
(ohne Salz)

Zwiebeln schälen, fein würfeln und in heißem Rapsöl glasig dünsten. Curry, Kurkuma und Safran darüber stäuben und kurz anschwitzen.

Das Obst schälen und in Würfel oder Scheiben schneiden, Ingwer schälen und fein reiben; alles zu den Zwiebeln geben, kurz andünsten und mit der Gemüsebrühe ablöschen, würzen und 10 Minuten köcheln.

Die Suppe mit dem Pürierstab fein zerkleinern, die Kondensmilch dazugeben und die gewaschenen, fein gezupften Petersilienblättchen als Dekoration verwenden.

Die gerösteten Erdnüsse mit der Suppe anrichten.

18 g Fett / pro Portion • 4,5 g Fett

Topinambur-Suppe mit Austernpilzen (4 Portionen)

600 g Topinamburknollen
2 kleine Zwiebeln
1 Möhre, 1 Stange Lauch
(nur der helle Teil)
2 EL Rapsöl
Meersalz, Pfefferkörner
1 Lorbeerblatt
500 ml Gemüsebrühe, fettfrei
200 g Austernpilze
1 TL Butter
1 Knoblauchzehe
2 EL Zitronensaft
schwarzer Pfeffer
frisch gemahlen
100 ml Schlagsahne
etwas Schnittlauch

Topinamburknollen schälen und würfeln. Zwiebeln und Gemüse putzen, klein schneiden. Öl erhitzen und das Gemüse andünsten. Salz, Pfefferkörner und Lorbeerblatt dazugeben und mit der Gemüsebrühe auffüllen; 15–20 Minuten köcheln lassen.

Austernpilze mit einer weichen Bürste reinigen, klein schneiden und in der Butter kurz andünsten, mit der gepressten Knoblauchzehe und dem Zitronensaft und frisch gemahlenem Pfeffer abschmecken.

Lorbeerblatt aus der Suppe nehmen; die übrige Suppe fein pürieren. Sahne schlagen, unterziehen und nochmals abschmecken. Die Suppe mit den Austernpilzen und Schnittlauchröllchen servieren.

12 g Fett / pro Portion • 3 g Fett

Algensuppe (2 Portionen)

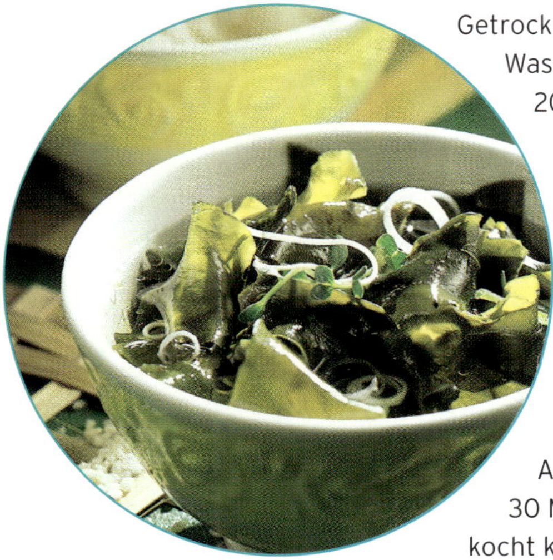

Getrocknete Algen ca. 30 Minuten in warmem Wasser ziehen lassen. Frische Algen etwa 20 Minuten in kaltes Wasser legen, sorgfältig abspülen und anschließend in mundgerechte Stücke schneiden.

Die Glasnudeln etwa 2 Stunden in warmes Wasser einlegen und quellen lassen. Anschließend in kürzere Stücke schneiden. Abgetropfte Algenstücke in erhitztem Sesamöl kurz anschwitzen. Gemüsebrühe angießen und mit Sojasauce würzen. Die Algen je nach Geschmack zwischen 15 und 30 Minuten garen (wer es lieber knackig mag, kocht kürzer). Mit Pfeffer abschmecken. Sprossen kurz mit heißem Wasser überbrühen, zusammen mit den Glasnudeln in der Suppe erhitzen – nicht mehr kochen – und evtl. mit wenig Salz nachwürzen. Algensuppe in Schalen servieren. Wer eine vollständige Mahlzeit haben möchte, serviert körnig gekochten Reis dazu.

30 g getrocknete Algen oder
60 g frische Kombu-Algen*
60 g Glasnudeln
1 EL Sesamöl
250 ml Gemüsebrühe, fettfrei (Instant)
1 EL Sojasauce, hell
Pfeffer, frisch gemahlen
30 g Soja- oder Mungobohnensprossen
feines Meersalz

*Kombu, eine Rotalgenart, gibt es im Frühjahr frisch (beim Fischhändler vorbestellen). Sie ist reich an Calcium, Kalium, Natrium und Jod. Jung geerntet ist der Jodgehalt geringer. In Deutschland wird die Alge auf Sylt kultiviert.

5 g Fett/pro Portion • 2,5 g Fett

Avocado und Erdbeeren mit Raukesalat (2 Portionen)

1 Kästchen Gartenkresse
100 g Rauke
Sauce:
1 EL Orangensaft
1 EL Honig, Meersalz, Pfeffer
2 EL Himbeeressig
1 TL Olivenöl, 1 TL Rapsöl
150 g frische Erdbeeren (ersatzweise auch Orange, Mandarinen, rosa Grapefruit)
1 reife Avocado
1 EL Zitronensaft

Kresse und Rauke verlesen, abspülen und gut abtropfen lassen. Für die Sauce den Orangensaft mit Honig, Essig und Ölen gut verrühren und mit Salz, Pfeffer abschmecken.

Die Erdbeeren waschen, abtropfen lassen und putzen, einmal durchschneiden.
Die Avocado halbieren, Stein entfernen und schälen; dann in dünne Spalten schneiden und mit Zitronensaft beträufeln.

Rauke, Kresse und Erdbeeren mit den Avocadospalten auf Tellern anrichten und mit dem Dressing beträufeln.

Beilagen-Empfehlung: Vollkornbaguette

16 g Fett/pro Portion • 8 g Fett

Feldsalat mit Apfel und gebratenem Ziegenkäse (2 Portionen)

100 g Feldsalat
1 süßsaurer Apfel
Dressing:
2 EL Olivenöl
1 EL Apfelessig
1 TL milder Senf, Pfeffer
Saft und abgeriebene Schale von ½ unbehandelten Orange
2 kleine runde Ziegenfrischkäse,
1 EL Sesamsaat
1 TL Butter

Feldsalat putzen und gut abtropfen lassen; Apfel waschen.

Aus dem Öl, Essig und Senf mit Pfeffer und Orangensaft, sowie Orangenschale ein pikantes Dressing herstellen.
Ziegenfrischkäse in Sesamsaat wälzen, in der erhitzten Butter goldgelb braten.

Den Apfel entkernen und in Spalten schneiden; mit dem Feldsalat und dem Ziegenkäse auf einer Platte anrichten und mit dem Dressing beträufeln.

Beilagen-Empfehlung: Roggenlandbrot

12 g Fett/pro Portion • 6 g Fett

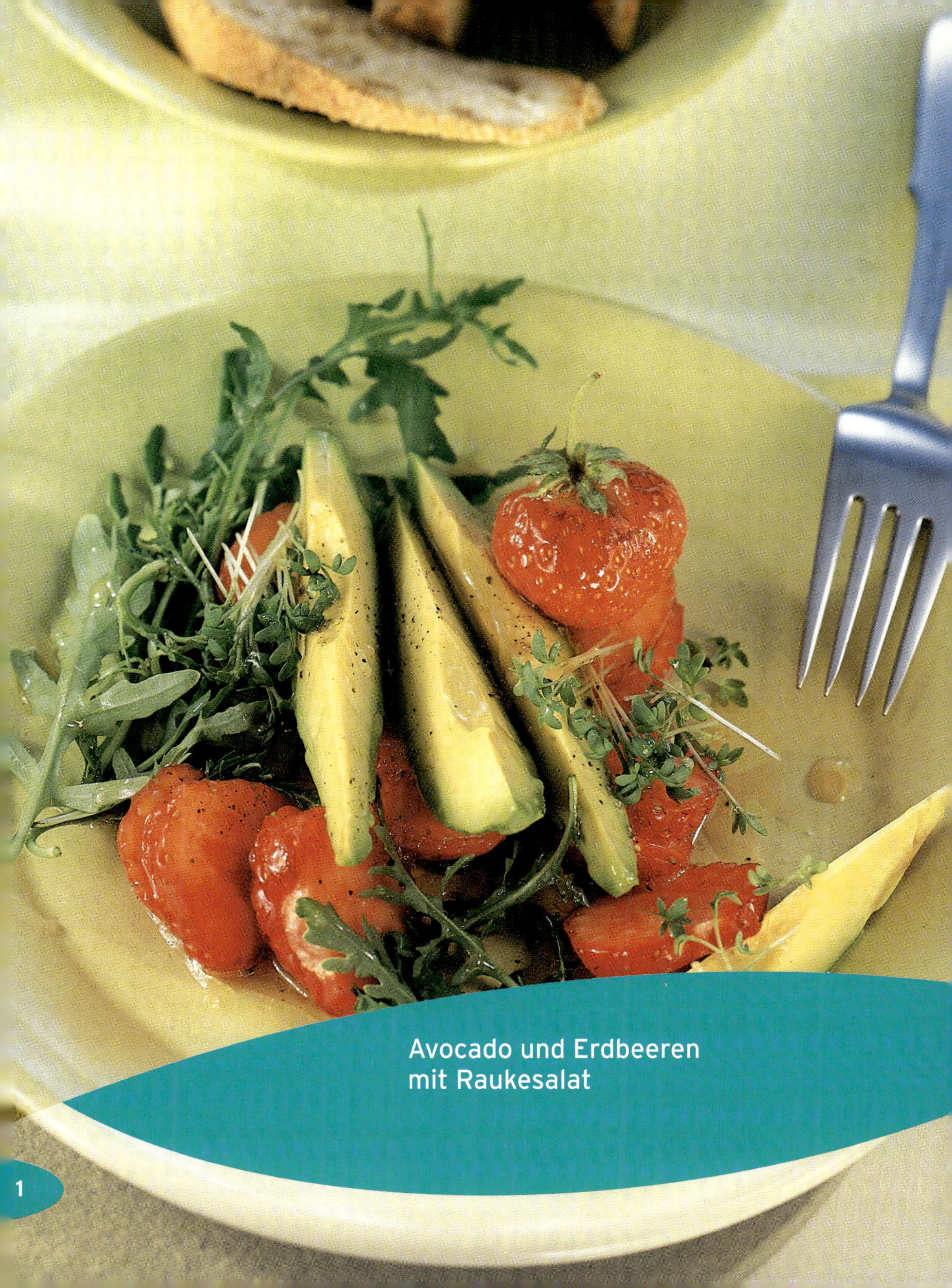

Avocado und Erdbeeren
mit Raukesalat

Carpaccio von Tomaten und Pilzen mit Pinienkernen und Basilikum (2 Portionen)

2 EL Pinienkerne
Dressing:
1 Schalotte und 1 Knoblauchzehe
1 EL Olivenöl
1 EL Balsamicoessig, hell
Jodsalz, Pfeffer, frisch gemahlen
Saft von ½ Orange
½ TL Ahornsirup

2 große Eier- oder Gemüsetomaten
40 g große weiße Champignons
etwas frisches Basilikum

Die Pinienkerne in einer Pfanne ohne Fett so lange goldgelb rösten, bis sich das Aroma entfaltet, dann herausnehmen.

Die Schalotte und den Knoblauch schälen und fein hacken; mit Öl, Essig, Gewürzen, Orangensaft und Ahornsirup zu einem pikanten Dressing aufschlagen.

Die Tomaten und Champignons kurz waschen, gut mit Küchenkrepp abtrocknen und in feine Scheiben schneiden; nebeneinander auf Teller anrichten. Basilikum waschen, trockenschütteln und einige Blättchen abzupfen.
Das Dressing über das carpaccio träufeln, mit Basilikumblättchen und Pinienkernen bestreuen.

Beilagen-Empfehlung: Weizenknusperbrot

14 g Fett/pro Portion • 7 g Fett

Geschmorter Fenchel mit Birnen und Oliven

(2 Portionen)

2 Fenchelknollen mit Fenchelgrün
1 TL Rapsöl
1 TL brauner Zucker
je ½ TL Zitronensaft und Orangensaft
Salz, Pfeffer
2 reife Williamsbirnen
50 g schwarze Oliven mit Stein

Fenchelknollen putzen, harte Stellen entfernen, das zarte Grün beiseite legen und fein schneiden; die Knollen in nicht zu dünne Spalten schneiden.

Das Öl erhitzen und den braunen Zucker darin etwas karamellisieren lassen, die Fenchelspalten dazugeben, unter Wenden kurz anrösten und mit etwas Wasser und Zitronen-Orangensaft ablöschen, salzen und pfeffern, 5-6 Minuten dünsten.

Die Birnen waschen, entkernen und in Spalten schneiden; mit dem noch warmen Fenchel auf Teller anrichten und mit den Oliven und dem zarten Grün der Knollen bestreuen.

Beilagen-Empfehlung: Nussbaguette oder Nussbrot

6 g Fett/pro Portion • 3 g Fett

Bunte Blattsalate mit grünem Spargel und Kartoffel-Vinaigrette (2 Portionen)

Die Blattsalate waschen, putzen, trockenschleudern und in portionsgerechte Stücke zupfen.

Vom grünen Spargel lediglich das Ende kürzen, weiße Spargelstangen schälen und halbieren; in heißer Gemüsebrühe mit Zucker und Butter bissfest garen; gut abtropfen lassen.
Die Kartoffel in wenig Salzwasser dämpfen, pellen und heiß durch eine Presse drücken. Mit Öl, Essig, Senf und Gewürzen ein pikantes Dressing herstellen.

Die Blattsalate mit dem Spargel auf Teller anrichten, mit der Kartoffelvinaigrette beträufeln und mit Schnittlauchröllchen garnieren.

Tipp: In Kombination mit gebratenem Hähnchenfilet oder Garnelen wird daraus eine komplette kleine Mahlzeit oder größere Vorspeise.

Beilagen-Empfehlung: Körniges Bauernbrot

9 g Fett/pro Portion • 4,5 g Fett

Gemischte Blattsalate der Saison (z. B. Eichblatt, Feldsalat, Römersalat, Radicchio, Chicorée, Frisée)
200 g frischer Spargel, grün oder weiß (oder gemischt)
250 ml Gemüsebrühe, fettfrei
1 Prise Zucker
½ TL Butter

Dressing:
100 g mehlig kochende Kartoffel
1 EL Oliven- oder Rapsöl
1 EL Weißweinessig
1 EL körniger Senf, Pfeffer
1 Schalotte, klein gehackt
½ TL Apfeldicksaft
½ Bund Schnittlauch

Sushi mit Wildlachs und Rettich (2 Portionen)

60 g Klebreis oder Sushireis (Asia-Abteilung der Kaufhäuser)
Meersalz
2 EL Reisessig oder Weißweinessig
1 TL brauner Zucker
60 g Wildlachs ohne Haut (Filet)
2 rote Rettiche
frischer Dill

Dip:
½ TL Wasabipulver oder Wasabipaste (asiat. Meerrettichpaste)
2 EL Orangensaft
2 EL Sojasauce
1 kleines Stück Ingwer
1 TL Honig

Den Reis mit Salz nach Packungsanleitung kochen, kurz abdampfen lassen und mit Reisessig und Zucker würzen; abkühlen lassen.

Das Lachsfilet in dünne Scheiben schneiden; die Rettiche waschen, putzen und in Streifen hobeln. Dill waschen, trockentupfen und die Blättchen vom Stiel zupfen.

Aus dem Reis kleine Ovale oder Kugeln formen (am besten Hände mit einer Mischung aus Essig und Wasser befeuchten), mit Rettichstreifen, Lachs und Dill belegen.

Dazu einen Dip aus Wasabipulver, Orangensaft, Sojasauce, fein geriebenem Ingwer und Honig reichen.

8 g Fett/pro Portion • 4 g Fett

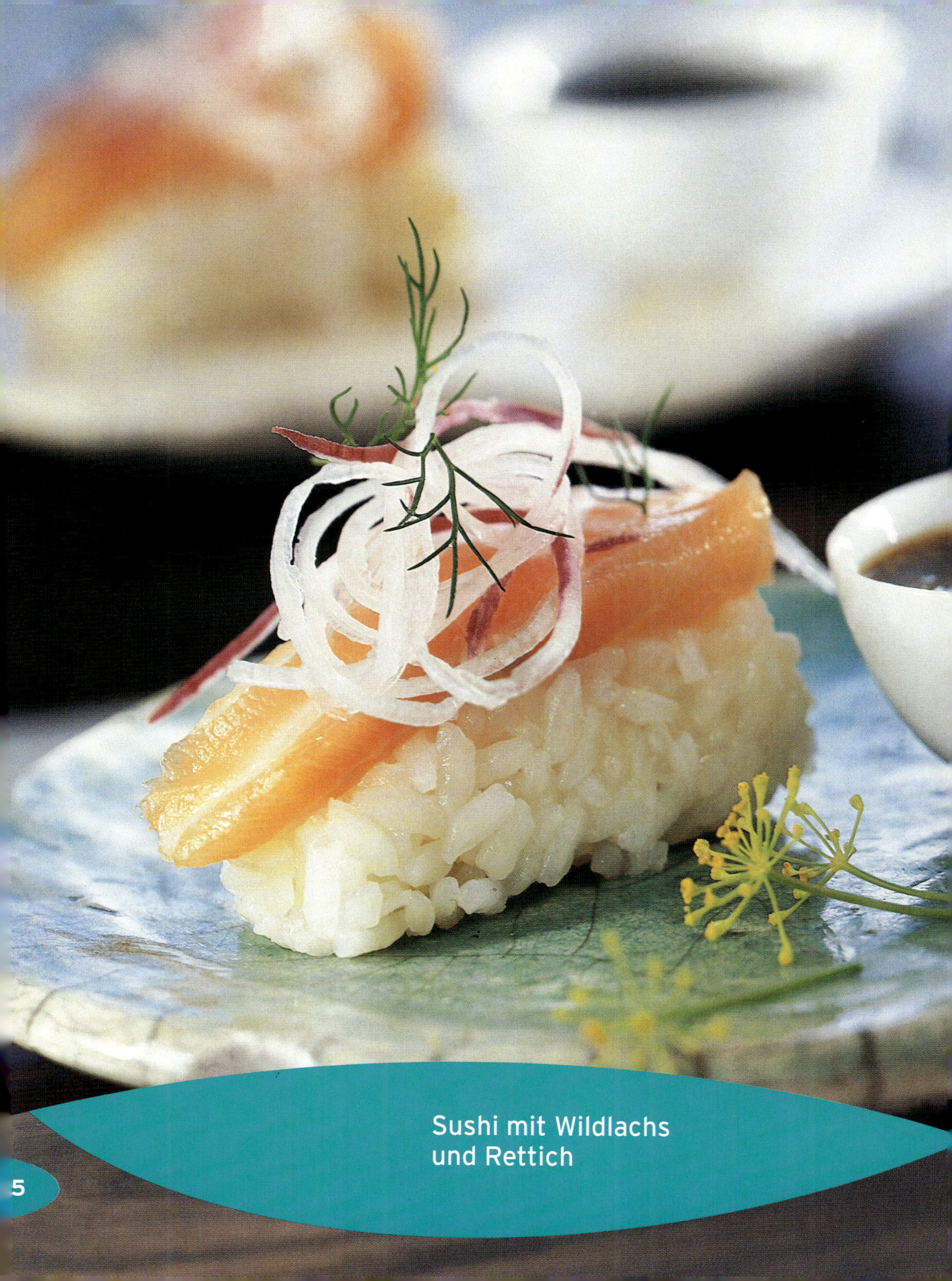

Sushi mit Wildlachs und Rettich

Fisch & Meeresfrüchte

Shrimps mit Mangold und roten Linsen (2 Portionen)

80 g rote Linsen
Gemüsebrühe, fettfrei (Instant)
400 g Shrimps
1 TL Zitronensaft
1 EL Olivenöl
600 g Mangold
2 Frühlingszwiebeln
2 Knoblauchzehen
1 EL Olivenöl
schwarzer Pfeffer, Meersalz
Kurkuma
1 TL abgeriebene Zitronenschale
1 EL rosa Pfefferkörner
1 Bund Schnittlauch

Die roten Linsen in etwas Gemüsebrühe bei schwacher Hitze in 15-20 Minuten garen; anschließend gut abtropfen lassen.
Shrimps waschen, trockentupfen und mit Zitronensaft und 1 EL Olivenöl marinieren. Mangold und Frühlingszwiebeln putzen, waschen und in mundgerechte Stücke schneiden, Knoblauch durchpressen.

Einen EL Olivenöl erhitzen, die abgetropften Shrimps und das Gemüse kurz anbraten, die Linsen dazugeben; mit Pfeffer, wenig Salz und Kurkuma würzen; 5-8 Minuten schmoren lassen, bei Bedarf wenig Wasser dazugeben.

Zum Schluss die abgeriebene Zitronenschale, rosa Pfefferkörner und fein geschnittenen Schnittlauch unterheben.

Beilagen-Empfehlung: Basmatireis oder Spaghetti al dente

Variante: Sehr lecker schmecken auch kurz gebratene Garnelen mit knackig gegarten Zuckerschoten. Gehackte Walnüsse oder ohne Fett angeröstete Pinienkerne geben den geschmacklichen Pfiff!

16 g Fett/pro Portion • 8 g Fett

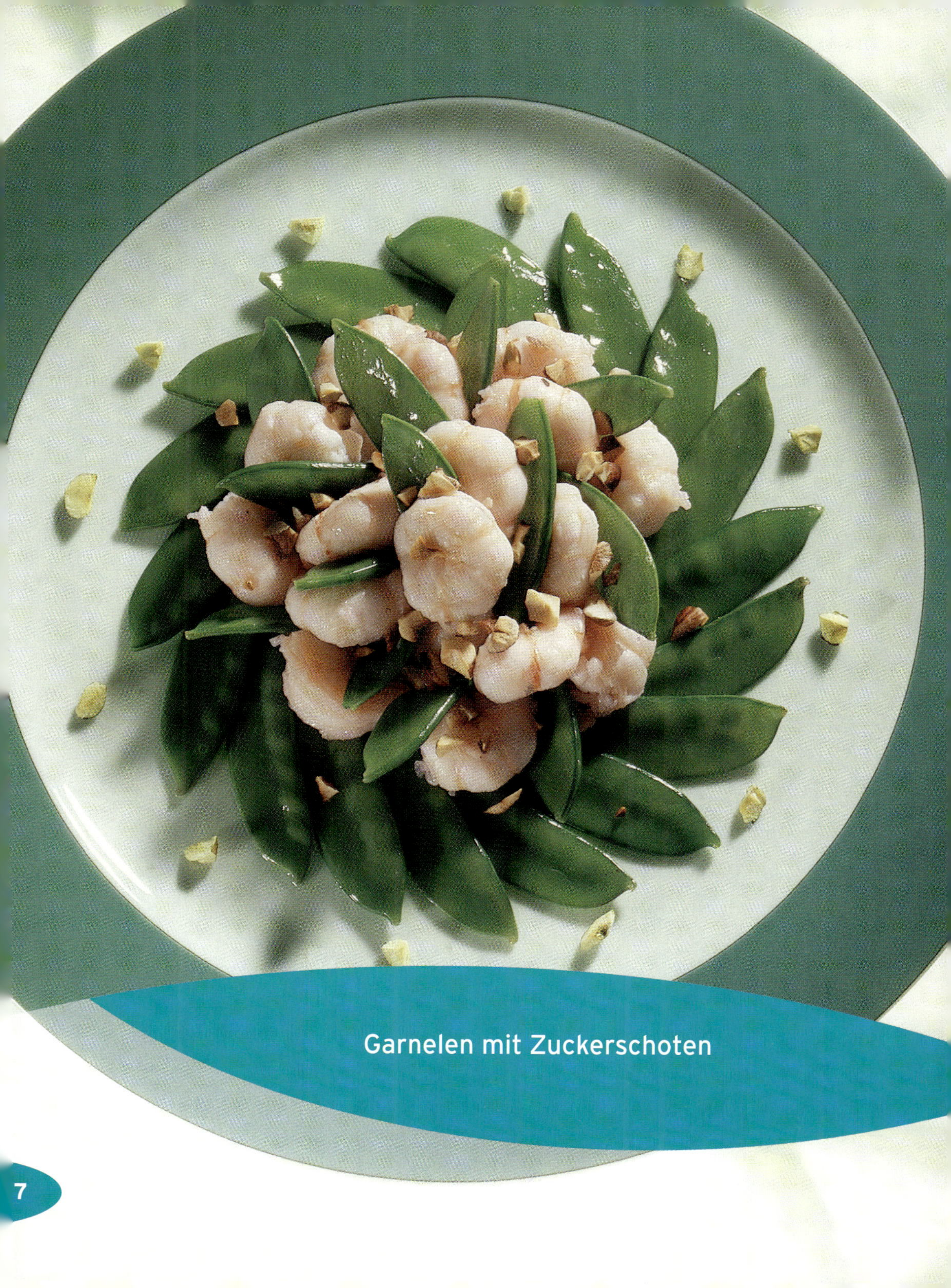

Garnelen mit Zuckerschoten

Fischpfanne mit Gemüse und Apfel (2 Portionen)

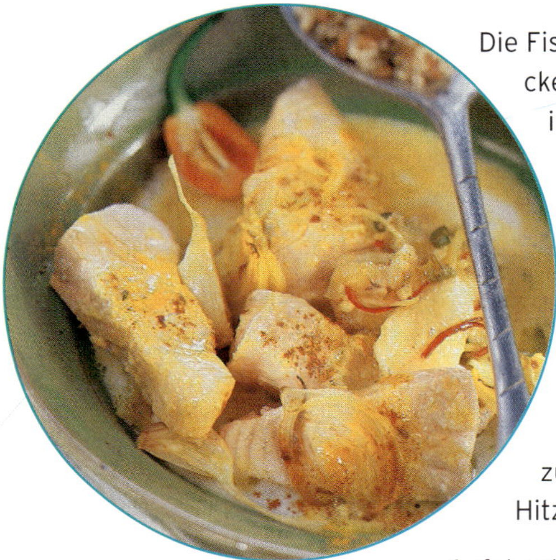

Die Fischfilets mit kaltem Wasser abspülen, trockentupfen und mit Zitronenpfeffer würzen; in große Würfel schneiden.

Das Gemüse waschen, putzen und in gleich große Stifte oder Scheiben schneiden; Zuckerschoten ganz lassen.

Das Öl in einer großen Pfanne erhitzen, das ganze Gemüse mit dem Knoblauch kurz anschmoren, würzen und etwas Fischfond angießen, die Fischwürfel dazugeben und alles 5-8 Minuten bei kleiner Hitze dünsten lassen.

Apfel entkernen, in Spalten schneiden, zusammen mit dem frischen Dill und der Messerspitze Sambal Oelek zum Schluss zum Fisch geben, salzen und pfeffern und mit etwas Speisestärke oder Haferkleie leicht binden.

Die Sahne steif schlagen und vor dem Servieren locker unter die Fisch-Gemüse-Pfanne geben.

400 g verschiedene Fischfilets
(Seeteufel, Dorsch, Zander o. ä.)
Zitronenpfeffer, grob geschrotet

Gemüse:
2 Möhren
½ Bund Lauchzwiebeln
150 g weißer Spargel
150 g Zuckerschoten
1 EL Rapsöl
1 Knoblauchzehe, gepresst
200 ml Fischfond (aus dem Glas)
1 süßsaurer Apfel
½ Bund frischer Dill
1 Messerspitze Sambal Oelek
Meersalz, Pfeffer
Speisestärke oder Haferkleie
150 ml Schlagsahne

Beilagen-Empfehlung:
Duftreis oder dünne italienische Bandnudeln und grüner Salat

14 g Fett / pro Portion • 7 g Fett

Steinbeißermedaillons mit Senfsauce (2 Portionen)

400 g Steinbeißermedaillons bzw. Filet
Saft von ½ Zitrone oder Zitronenpfeffer grob geschrotet
1 EL Rapsöl, etwas Mehl

Gemüse:
600–700 g Salatgurke
2–3 große Lauchzwiebeln
200 ml Fischfond oder Weißwein
Meersalz
Pfeffer, frisch gemahlen
1–2 TL Dijonsenf oder körniger Senf
½ Bund frischer Dill
evtl. etwas Speisestärke

Das Fischfilet mit kaltem Wasser abspülen, trockentupfen und mit Zitronensaft oder Zitronenpfeffer einreiben, kurz ziehen lassen. Das Fischfilet in 2–4 große Medaillons schneiden.

Die Gurken und Lauchzwiebeln waschen, putzen, Gurke entkernen und beides in Stücke schneiden.
Das Öl erhitzen, die Fischmedaillons in Mehl wenden (überschüssiges Mehl abschütteln) und in heißem Öl von beiden Seiten goldgelb anbraten, herausnehmen und im Backofen bei 170 °C warm halten.
Das Gemüse ins Bratfett geben, anbraten und mit etwas Fischfond oder Weißwein ablöschen, die Fischmedaillons dazugeben und alles 10 Minuten bei kleiner Hitze gar ziehen lassen; mit Salz und Pfeffer würzen.

Dann mit dem Senf und dem fein gehackten Dill abschmecken und bei Bedarf mit wenig Speisestärke leicht binden.

Beilagen-Empfehlung: Körnige Wildreismischung oder neue Kartoffeln

16 g Fett / pro Portion • 8 g Fett

Lachsforelle im Päckchen mit Wildreis (2 Portionen)

2 Lachsforellenfilets (400 g)
Saft von ½ Zitrone oder
Zitronenpfeffer

Gemüse:
2 Möhren, 2 Zucchini
2 Stangen Lauchzwiebeln
2 Schalotten, 1 Knoblauchzehe
1 Limette
Gemüsebrühe, fettfrei (Instant)
½ Bund frischer Dill

100 g Wildreismischung
1 kleine Zwiebel
1 Knoblauchzehe
1 TL Olivenöl
1/8 l Gemüsebrühe (Instant)
1/8 l Weißwein

2 Stücke festes Pergamentpapier (so groß, dass die Filets eingepackt werden können)
2 TL Rapsöl

Zuerst den Reis zubereiten:
Zwiebel fein hacken, Knoblauch durchpressen; im erhitzten Olivenöl glasig dünsten, die Wildreismischung dazugeben und 1–2 Minuten braten und dann erst mit Gemüsebrühe und Weißwein ablöschen; den Reis bei kleiner Hitze und geschlossenem Deckel gar kochen.

Die Lachsforellenfilets waschen, trockentupfen und mit etwas Jodsalz und Zitronensaft bzw. Zitronenpfeffer würzen.
Das Gemüse waschen, putzen und in feine Streifen schneiden, die Schalotten und die Knoblauchzehe schälen und halbieren; Limette waschen und in Scheiben schneiden.

Das Pergamentpapier mit Rapsöl bepinseln, je 1 Lachsforellenfilet und die Hälfte des Gemüses, Zwiebel, Knoblauch und 1 Scheibe Limette darauf verteilen, 1 kleines Dillsträußchen darauf legen, mit etwas Rapsöl beträufeln und das Papier fest zusammenfalzen.

Die Fischpäckchen auf ein Backblech setzen und im vorgeheizten Backofen bei 200 °C 15–18 Minuten garen.

Der Reis ist fertig, wenn die Fischpäckchen gar sind.

Fisch aus dem Ofen nehmen, in der Pergamenthülle mit dem Reis und dem restlichen Dill sowie Limettenscheibe anrichten.
Eignet sich sehr gut für Gäste, ist leicht vorzubereiten und sieht attraktiv aus.

Tipp: Statt Pergamentpapier kann auch Alufolie verwendet werden.
Auch ganze Fische lassen sich füllen; sie können mit einer leichten Joghurtmayonnaise serviert werden.

16 g Fett / pro Portion • 8 g Fett

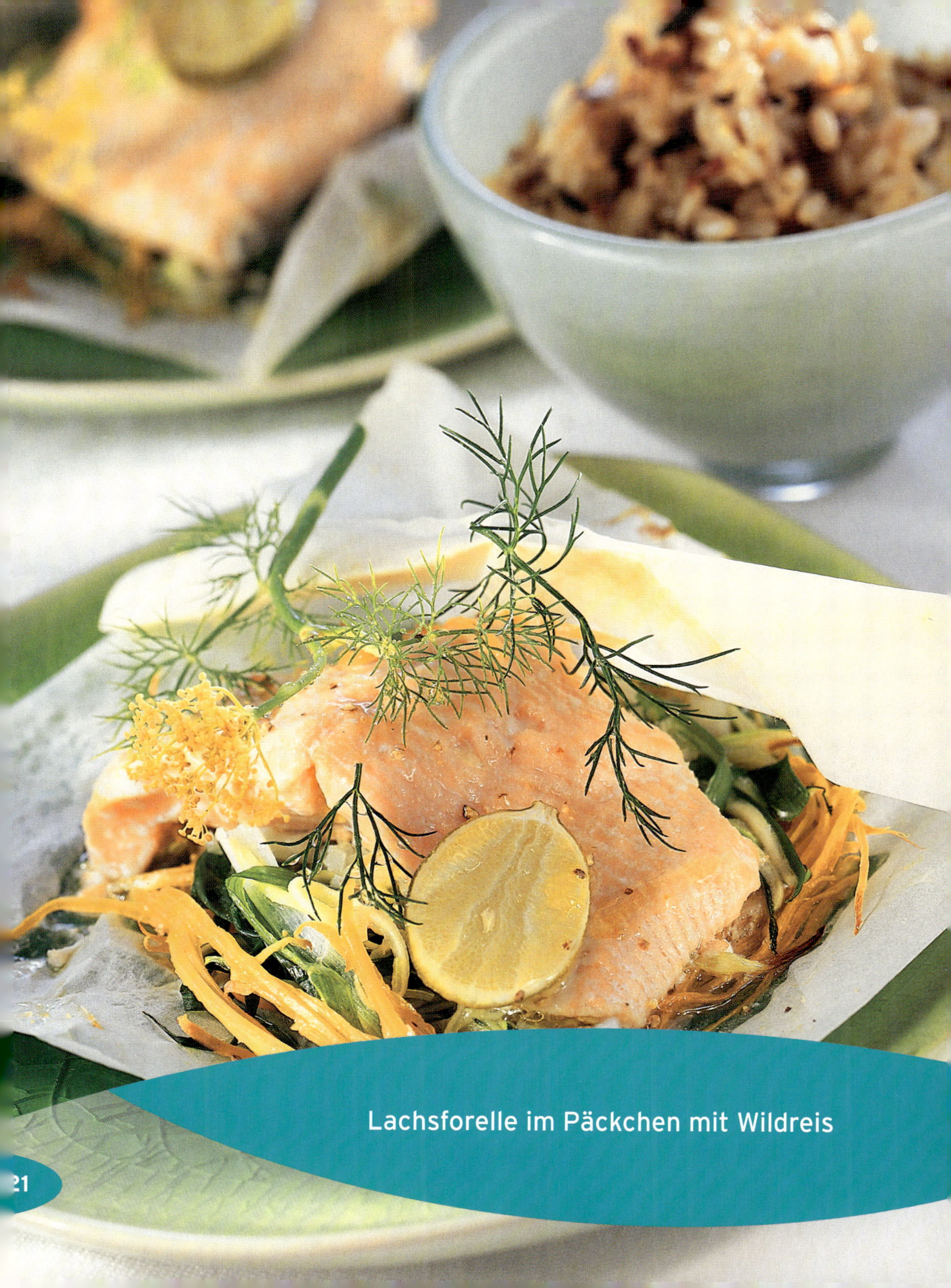

Lachsforelle im Päckchen mit Wildreis

Kräuterbarsch auf pikantem Gemüsebett

(2 Portionen)

400 g Kaiserbarsch
Meersalz, Pfeffer, frisch gemahlen

Kräuterhülle:
je 1 Stiel Dill, Thymian und Rosmarin
2 Knoblauchzehen
1 TL Olivenöl
1 TL Dijonsenf

Gemüse:
½ Bund Lauchzwiebeln
½ Bund junge Möhren
½ Stange Bleichsellerie
2 Schalotten
1 EL Oliven- oder Rapsöl
Zitronenpfeffer
1 Messerspitze Galgantpulver
125 ml Gemüsebrühe, fettfrei (Instant)
200 g Cocktail- oder Kirschtomaten
1 Zitrone, Scheiben

Den Kaiserbarsch abspülen, trockentupfen und mit wenig Meersalz und Pfeffer würzen.

Die Kräuter waschen, trockenschütteln und mit einer gepressten Knoblauchzehe (zweite Zehe zum Gemüse pressen), Olivenöl und Dijonsenf fein pürieren; jeweils auf eine Seite der Barschfilets streichen.

Gemüse waschen, putzen und in gleich große Stücke schneiden, Schalotten hacken.

Das Öl erhitzen, das Gemüse und die Schalotten darin anbraten, mit Zitronenpfeffer und Galgant würzen und die Gemüsebrühe angießen.

Auf dieses Gemüsebett die Fischfilets (mit der Kräuterseite nach oben) legen und zugedeckt bei kleiner Hitze 10-20 Minuten (je nach Fischgröße) dünsten. In den letzten 5 Minuten die gewaschenen und halbierten Kirschtomaten dazugeben; mit Zitronenscheiben anrichten.

Beilagen-Empfehlung: Basmatireis oder ein italienisches Ciabattabrot

20 g Fett/pro Portion • 10 g Fett

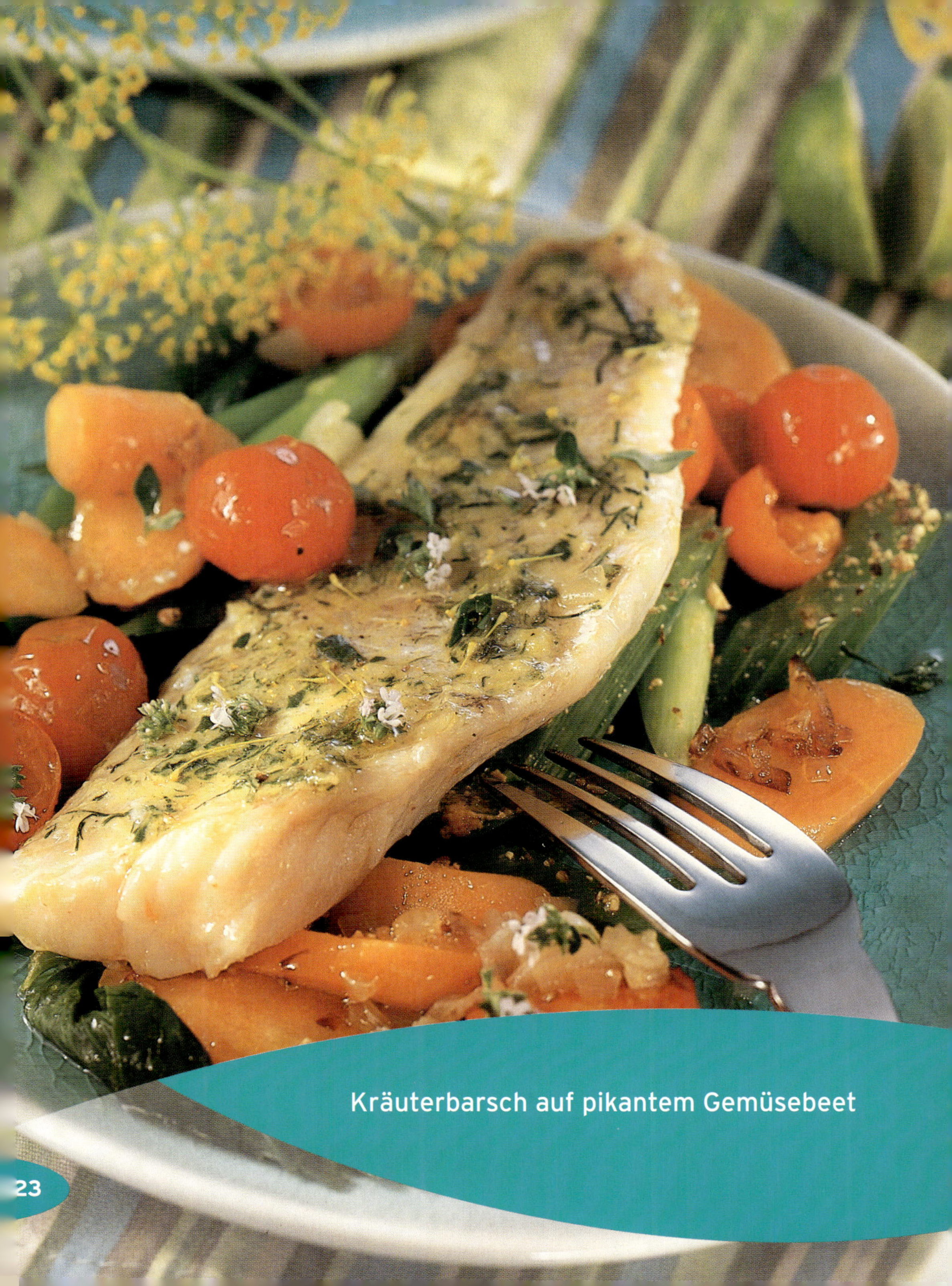

Kräuterbarsch auf pikantem Gemüsebeet

Schellfisch mit Kräuter-Pilzkruste und Rosmarinkartoffeln (2 Portionen)

Fischfilets abspülen, mit Zitronenpfeffer einreiben und salzen, in eine gefettete Auflaufform legen.

Champignons und Tomaten waschen, putzen und mit Vollkorntoast, Kräutern und Knoblauchzehe fein hacken (Tomaten vorher bei Bedarf entkernen und häuten); mit Olivenöl, Salz und Pfeffer würzen.

Die Gemüse- Kräutermischung auf den Fischfilets verteilen, Weißwein angießen und die geschälten, halbierten Schalotten dazugeben. Limette in Scheiben schneiden auf den Fisch legen.
Bei 180–200 °C im vorgeheizten Backofen (keine Umluft!)
15–20 Minuten garen.

Die Kartoffeln kochen, abgießen und die Schale abziehen; Rosmarinnadeln abzupfen und klein schneiden, die etwas erkalteten Kartoffeln halbieren oder vierteln.

In einer beschichteten Pfanne 1 TL Olivenöl erhitzen, die Kartoffeln darin goldgelb rösten und mit dem gehackten Rosmarin bestreuen.

13,5 g Fett / pro Portion • 6,75 g Fett

400 g Schellfischfilet
Zitronenpfeffer, Jodsalz

Kräuter-Pilzkruste:
6 weiße Champignons
6 Steinchampignons
2 Flaschentomaten
½ Scheibe Vollkorntoast
je 1 Zweig Basilikum, Salbei und Rosmarin
1 Knoblauchzehe
1 EL Olivenöl, Meersalz, Pfeffer, geschrotet
120 ml Weißwein
3-4 kleine Schalotten
1 Limette, naturbelassen
200 g Kartoffeln
1 Zweig Rosmarin
1 TL Olivenöl

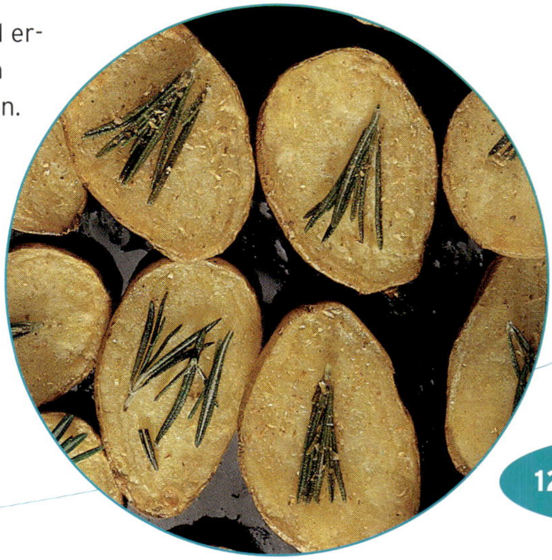

Geflügel & Fleisch

Kalbsgeschnetzeltes »Asiatisch« (2 Portionen)

300 g Kalbskeule, in Streifen geschnitten
2 TL Oliven- oder Rapsöl
Meersalz, Pfeffer
1/8 l Gemüsebrühe
1/8 l Reisessig oder Weißweinessig
2 EL Sauerrahm

Gemüse:
1 Bund Frühlingszwiebeln
100 g Shiitakepilze
1 große Möhre, 1 Zwiebel
1 Knoblauchzehe
1 Stück Ingwerwurzel
2 EL Sojasauce, hell
100 g Sojasprossen
frischer Koriander

Die Fleischstreifen in der Hälfte des Öls anbraten, mit wenig Salz und Pfeffer würzen und mit etwas Gemüsebrühe (Rest für das Gemüse verwenden) und dem Reisessig ablöschen; zugedeckt bei schwacher Hitze ca. 30 Minuten schmoren.

Das Gemüse waschen, putzen und klein schneiden; Zwiebel und Knoblauch schälen und grob hacken. Alles im restlichen heißen Öl kurz anbraten und mit Gemüsebrühe und Sojasauce ablöschen, würzen und die klein geschnittene, geschälte Ingwerwurzel dazugeben. Nach ca. 10 Minuten Garzeit die gewaschenen und abgetropften Sojasprossen unterheben.

Das geschnetzelte Fleisch mit dem Sauerrahm verfeinern (nicht kochen lassen), abschmecken und mit dem Gemüse vermischen; Koriander abbrausen, trocken schütteln, grob hacken und über das Kalbsgeschnetzelte streuen.

Beilagen-Empfehlung: Kartoffeln oder Langkorn-Wildreis-Mischung

Variante: Leicht angefrostetes Rinderfilet in hauchdünne Scheiben schneiden, anbraten, würzen und nur 2 Minuten im Wok pfannenrühren.
Dazu Sojasprossen, knackig gegart, gewürzt wie oben, jedoch anstatt Koriander dann Thai-Basilikum zum Gemüse geben.

18 g Fett/pro Portion • 9 g Fett

Gefüllte Hähnchenbrust mit Teltower Rübchen (2 Portionen)

2 Hähnchenbrustfilets
Salz, Pfeffer
60 g Gorgonzolakäse
1 EL Walnusskerne, gehackt
1 Stiel Basilikum, fein gehackt
200 g Teltower Rübchen
1 Bund Lauchzwiebeln
2 TL Rapsöl oder Olivenöl
Gemüsebrühe (Instant)
2 EL Orangensaft
einige Stiele frische Petersilie

In die Hähnchenfilets eine seitliche Tasche einschneiden, mit Salz und Pfeffer würzen. Gorgonzolakäse mit Walnussstückchen und Basilikum vermischen (am besten mit einer Gabel) und damit die Hähnchenfilets füllen. Mit Küchengarn umwickeln oder mit Zahnstochern zustecken.

1 TL Öl erhitzen, die Hähnchenfilets von beiden Seiten anbraten und 10 Minuten bei kleiner Hitzezufuhr schmoren (evtl. die Pfanne in den Backofen stellen, ca. 200 °C). Die Rübchen und die Lauchzwiebeln waschen, putzen und in mundgerechte Stücke schneiden und im restlichen Öl andünsten. Mit etwas Gemüsebrühe und Orangensaft circa 15 Minuten dünsten lassen.

Das Gemüse mit den gefüllten Hähnchenfilets auf Teller geben und mit fein gehackter frischer Petersilie garnieren.

Beilagen-Empfehlung: Naturreis oder italienische Bandnudeln (ohne Eier!)

26 g Fett/pro Portion • 13 g Fett

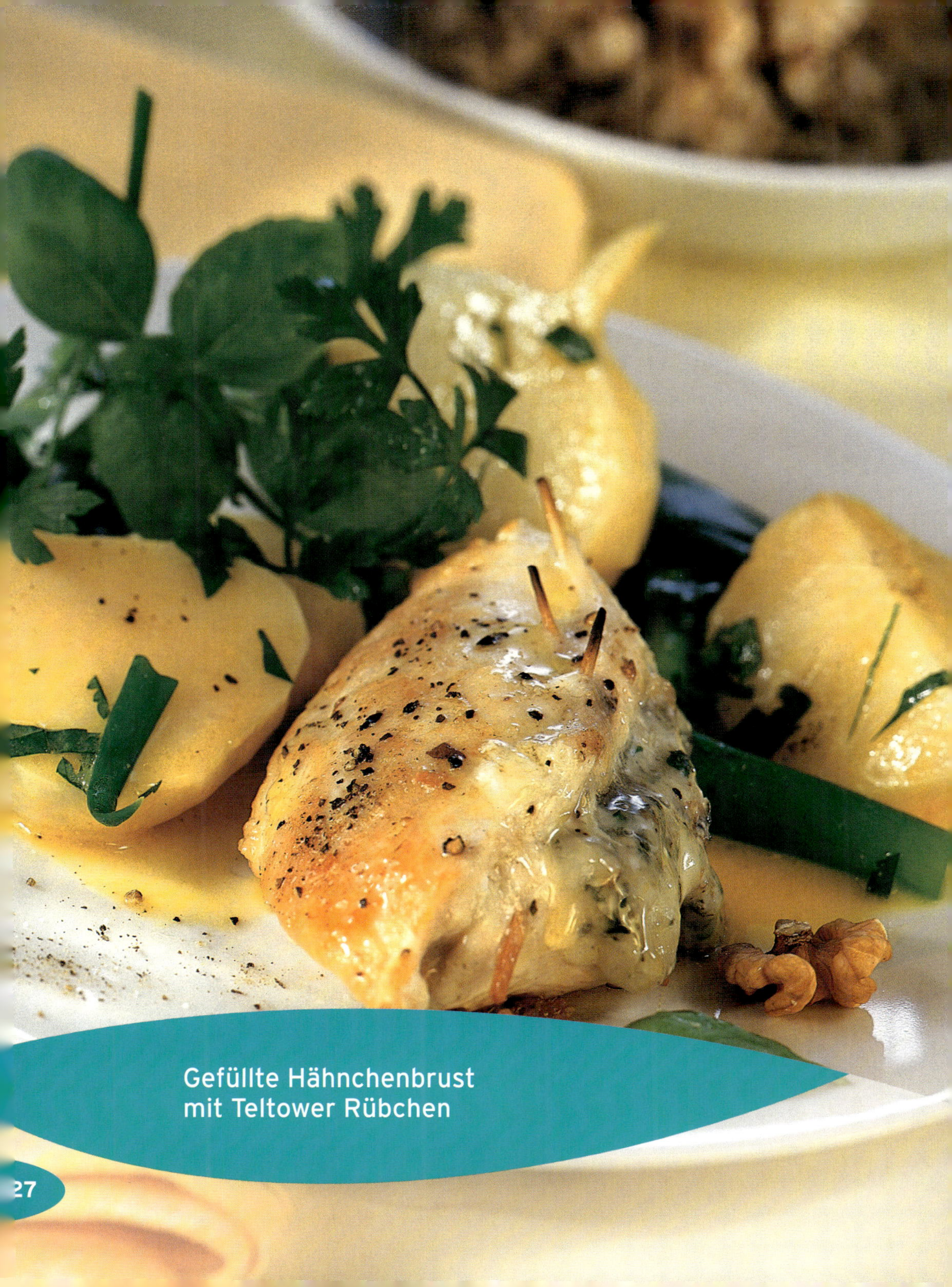

Gefüllte Hähnchenbrust mit Teltower Rübchen

Geschmorte Putenbrust mit Kräuter-Senf-Kruste

(2 Portionen)

300 g Putenbrust
am Stück
Salz, Pfeffer

Kräuter-Senf-Kruste:
1 Zweig frischer Rosmarin
1-2 Knoblauchzehen
2 EL Dijonsenf
1 EL Olivenöl
Pfeffer, frisch gemahlen

Die Putenbrust unter kaltem Wasser abspülen, mit Küchenkrepp trockentupfen und in eine feuerfeste Form legen.

Rosmarinzweig kurz abbrausen, trockenschütteln und die Nadeln abzupfen; fein hacken, Knoblauchzehen durchpressen, zugeben. Mit Senf, Öl, Pfeffer verrühren.
Die Putenbrust leicht salzen und mit dem Kräutersenf bestreichen, 30 Minuten ziehen lassen (mit Folie zudecken, da sonst der Senf trocken wird).
Im vorgeheizten Backofen bei 150–170 °C in der Form 15–20 Minuten garen; kurz ruhen lassen und dann erst aufschneiden.

Beilagen-Empfehlung: Grilltomaten und neue Kartoffeln.

8 g Fett/pro Portion • 4 g Fett

Medaillons vom Lamm mit Ratatouille **(2 Portionen)**

Ratatouille:
2 Auberginen
2 Fleischtomaten
2 gelbe Paprikaschoten
2 Zwiebeln, rot
2 Knoblauchzehen
1 Rosmarinzweig
200 ml Gemüsebrühe (Instant)
1 Msp. Edelsüßpaprikapulver
1 Msp. Cayennepfeffer
je 1 Stiel Oregano und
Majoran, gehackt

Lamm:
1 EL Olivenöl
250 g Lammfilet
Meersalz, Pfeffer,
frisch gemahlen

Gemüse waschen, putzen und in gleich große Würfel schneiden, Zwiebeln und Knoblauch schälen und hacken.

Olivenöl erhitzen und das Lammfilet von allen Seiten 6–8 Minuten braten, salzen und pfeffern; aus der Pfanne nehmen und zugedeckt mit Alufolie warm halten.
Gemüse mit Zwiebel, Knoblauch und Rosmarinzweig in das Bratfett geben, kurz schmoren und mit Gemüsefond ablöschen; etwa 10 Minuten garen.

Gemüse abschmecken und die restlichen fein geschnittenen Kräuter dazugeben. Lammfilet in Medaillons schneiden, mit dem Gemüse anrichten.

Beilagen-Empfehlung: Gnocchi oder Röstkartoffeln

10 g Fett/pro Portion • 5 g Fett

Rinderfiletstreifen mit Bohnen-Tomaten-Ragout Mediterranée (2 Portionen)

Die Trockenbohnen 12 Stunden mit Wasser bedeckt einweichen; mit dem Einweichwasser, der mit Nelken gespickten Zwiebel, Lorbeerblättern und der ungeschälten Knoblauchzehe 1 ½ Stunden kochen. Gut abgießen; dann mit den anderen, abgetropften Bohnen vermischen.

Das Olivenöl erhitzen, geschälte und fein geschnittene Schalotten und Knoblauchzehen andünsten; die Bohnenmischung und die vom Stielansatz befreiten und klein gewürfelten Tomaten mit den Kräuterzweigen hinzufügen, würzen und 8–10 Minuten schmoren.

Zwischenzeitlich das Rindfleisch trockentupfen, in Streifen schneiden und in heißem Rapsöl von allen Seiten knusprig braten, mit buntem Pfeffer und wenig Salz würzen; mit einem Schuss Balsamicoessig ablöschen.

Das Bohnenragout nochmals abschmecken, auf Teller anrichten und die Filetstreifen obenauf legen; mit einem kleinen Zweig Rosmarin und einem Salbeiblatt garnieren.

Beilagen-Empfehlung: Ciabattabrot

26 g Fett/pro Portion • 13 g Fett

Bohnen:
100 g ital. weiße Trockenbohnenmischung
100 g Kidneybohnen (Dose)
100 g braune Bohnen aus dem Glas
1 Zwiebel mit 2 Nelken gespickt,
1-2 Lorbeerblätter
1 Knoblauchzehe

2 EL Olivenöl
2 Schalotten, 1 Knoblauchzehe
400 g Flaschen- oder Eiertomaten
je 1 Zweig Rosmarin und frischer Salbei
Pfeffer, Chilipulver

Rinderfilet:
200 g Rinderfilet oder Roastbeef
1 TL Rapsöl
Meersalz
bunter Pfeffer, frisch gemahlen
etwas Balsamicoessig (dunkel)

zum Servieren:
Rosmarin und Salbei

Schweinefilet, pochiert, mit Pflaumen-Chutney

(2 Portionen)

Chutney:
100 g Trockenpflaumen oder
200 g frische Pflaumen
1 TL Rapsöl
2 Schalotten
1 Boskop-Apfel
1 TL brauner Zucker
2 EL Zitronensaft
1 Schnapsglas Rotwein
oder Madeira
1 EL Honig
1 Zimtstange
Salz, Pfeffer, frisch gemahlen

1 Bund Suppengemüse
1 Zwiebel mit 2 Nelken gespickt
1 Lorbeerblatt
1 Petersilienwurzel
Gemüsebrühe, fettfrei (Instant)
250 g Schweinefilet

Trockenpflaumen halbieren und in heißem Wasser einweichen; frische Pflaumen entkernen und vierteln.

Rapsöl erhitzen, geschälte und fein geschnittene Schalotten anschwitzen, Pflaumen (ohne Einweichwasser) hinzugeben, ebenso den geschälten, entkernten und in Spalten geschnittenen Apfel. Gut andünsten und mit dem braunen Zucker karamellisieren, mit Zitronensaft und Rotwein bzw. Madeira ablöschen, Honig sowie Zimtstange zufügen und alles in 5–10 Minuten zu einem Chutney einkochen lassen; mit Salz und Pfeffer abschmecken.

Das Suppengemüse putzen und in gleich große Würfel schneiden, mit ½ l Wasser und gekörnter Gemüsebrühe, sowie der Zwiebel, Lorbeerblatt und Petersilienwurzel zum Kochen bringen.
Das Schweinefilet darin bei schwacher Hitze 20–25 Minuten ziehen lassen.

Das rosa gegarte, saftige Schweinefilet aufschneiden und mit dem Pflaumen-Chutney servieren.

Beilagen-Empfehlung: Kleine neue Kartoffeln

10 g Fett/pro Portion • 5 g Fett

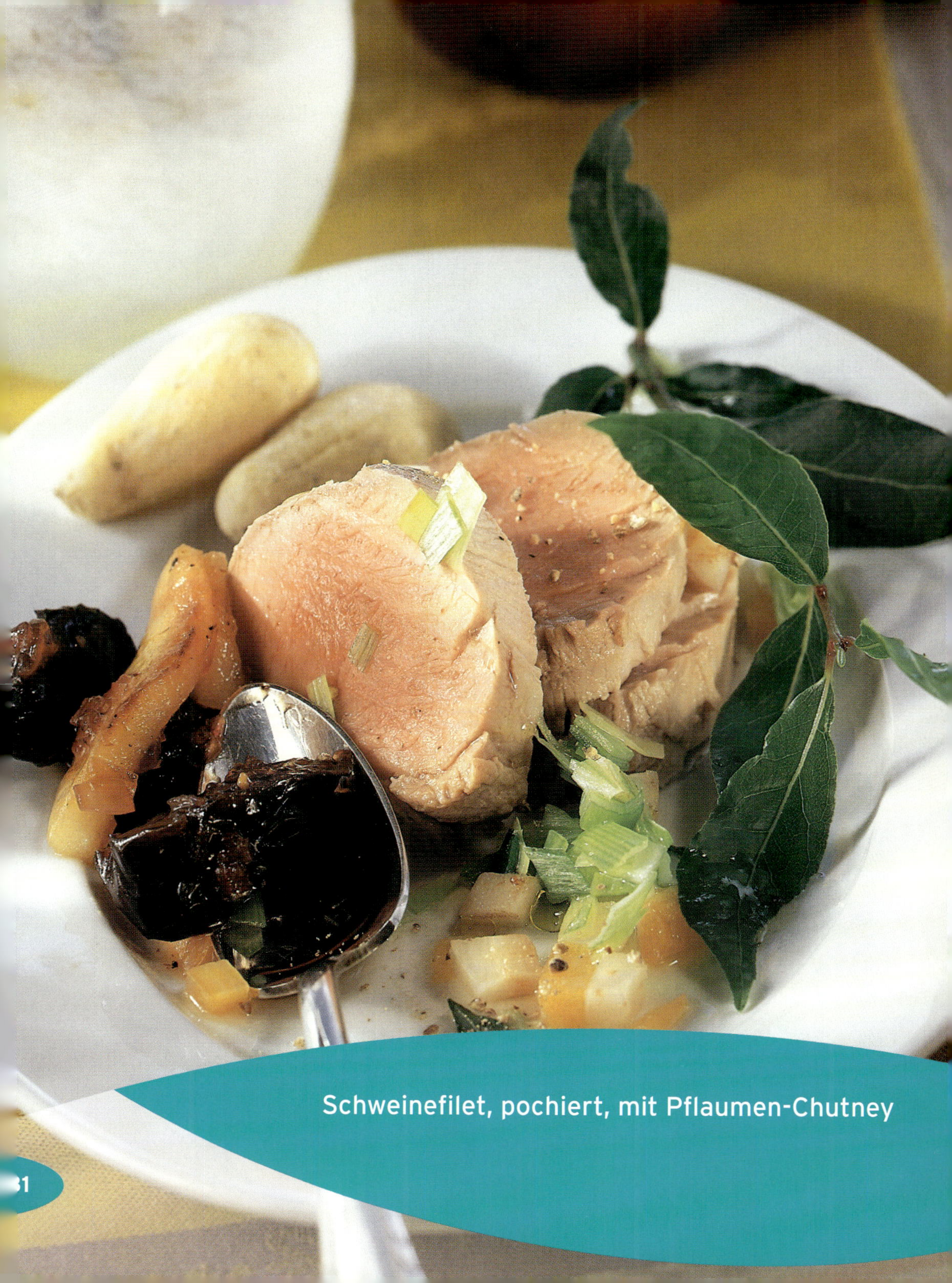

Schweinefilet, pochiert, mit Pflaumen-Chutney

Filetsteak mit Tomaten-Oliven-Kruste und Basilikumpüree (2 Portionen)

Kartoffelpüree:
600 g Kartoffeln
Meersalz
60-70 ml Magermilch
1 Knoblauchzehe, fein gehackt
1-2 Zweige frisches Basilikum
½ TL Olivenöl

2 Rinderfiletsteaks à 125 g
2 EL Olivenöl
Pfeffer frisch gemahlen
Meersalz

Tomaten-Oliven-Kruste:
2 Fleischtomaten
1 Schalotte, 1 Knoblauchzehe
20 g entsteinte, grüne Oliven, gehackt
1 Zweig frische Rosmarin-Nadeln, gehackt
½ Vollkorn-Dinkelbrötchen, gerieben

Kartoffeln schälen und in Salzwasser garen.
Die Steaks trockentupfen und pfeffern, in einer beschichteten Pfanne mit einem Pinselstrich Olivenöl von beiden Seiten jeweils 2 Minuten braten, salzen, herausnehmen und zugedeckt ruhen lassen.

Tomaten häuten, entkernen und in kleine Würfel schneiden; die Schalotte und Knoblauch schälen, fein würfeln und mit den gehackten Oliven und Rosmarinnadeln, Dinkelbrötchen und dem restlichen Olivenöl mischen, pikant würzen.
Die Masse auf den Filetsteaks verteilen und unter dem Grill 3-4 Minuten überbacken.

Die Kartoffeln abgießen, Milch zugeben und zu Püree verrühren; Knoblauch und fein geschnittenes Basilikum mit wenig Olivenöl pürieren und unter die Kartoffelmasse geben und nochmals abschmecken.

Beilagen-Empfehlung:
Ein knackiger Radicchio-Rauke-Salat

28 g Fett / pro Portion • 14 g Fett

Kaninchen mit getrockneten Tomaten und Wildkräutern (2 Portionen)

Die Kaninchenfilets mit Wasser abspülen und mit Küchenkrepp trockentupfen, Zwiebeln und Knoblauch schälen und klein schneiden.

1 EL Öl von den eingelegten Tomaten entnehmen, erhitzen und darin die Kaninchenfilets anbraten, pfeffern, Zwiebel-Knoblauchgemisch dazugeben und kurz mitbraten.
Die abgetropften Tomaten, Gemüsefond und den Rosmarinzweig dazugeben und 30–40 Minuten schmoren.

Reis in Salzwasser garen, Cocktailtomaten waschen und halbieren; Kräuter waschen, trockenschütteln und grob schneiden.

Die Kräuter und Cocktailtomaten zum Fleisch geben, kurz erhitzen und nochmals abschmecken.

Die Kaninchenfilets mit dem Reis und der Kräuter-Tomaten-Sauce servieren (die Sauce kann bei Bedarf mit wenig Haferkleie gebunden werden).

Beilagen-Empfehlung: Frischer, grüner Blattsalat

20 g Fett / pro Portion • 10 g Fett

2 Kaninchenfilets
(Bruststücke), ca. 250 g
2 große Zwiebeln
2 Knoblauchzehen
40 g getrocknete Tomaten in Öl
schwarzer Pfeffer,
frisch gemahlen
250 ml Gemüsebrühe
fettfrei (Instant)
1 Stiel frischer Rosmarin

120 g Risotto-Reis
(Carnaroli oder Arborio)
250 ml gesalzenes Wasser

200 g Cocktailtomaten
1-2 Stiele frisches Basilikum
1 Bund Wildkräuter

Pasta-Gerichte

Gemüse-Lasagne mit frischer Tomaten-Basilikum-Sauce (2 Portionen)

6 helle oder grüne Lasagneblätter, 5 Min. vorgegart
2 große Möhren
1 großer Zucchino
je 1 rote und gelbe Paprikaschote
½ Sellerieknolle, 1 Aubergine
2 Zwiebeln, 2 Knoblauchzehen
je 1 Bund frische Petersilie und Kerbel
2 EL Olivenöl
Pfeffer, frisch gemahlen
Paprika- und Curry-Pulver
Muskatnuss, frisch gerieben
250 ml Magermilch
100–150 ml Gemüsebrühe
1-2 EL Instantmehl oder Haferkleie zum Binden
2 EL frisch geriebener Parmesankäse

Eine rechteckige Gratinform mit wenig Öl auspinseln, Backofen auf 180 °C vorheizen.
Das Gemüse waschen, putzen und in kleine Würfel schneiden; Zwiebeln und Knoblauch schälen und fein hacken. Die Kräuter waschen, trockenschütteln und klein schneiden.

Das Olivenöl erhitzen, Zwiebel und Knoblauch und das Gemüse anschmoren, mit Pfeffer, Paprika und Curry abschmecken. 10–12 Minuten köcheln lassen.
Aus Magermilch, Gemüsebrühe, Pfeffer, Muskat und dem Instantmehl (bzw. Haferkleie) eine pikante Sauce herstellen, mit den Kräutern vermischen.

Nun die Form mit 3 Lasagneblättern auslegen, darauf das Gemüseragout geben, mit den restlichen Lasagneblättern und mit Sauce bedecken, den Parmesankäse darauf verteilen.
Im Backofen bei 180 °C 20–25 Minuten garen; die Lasagne kurz ruhen lassen und dann erst aufschneiden (die Zutaten verbinden sich so besser miteinander).

Beilagen-Empfehlung: Ein frischer Kopfsalat mit Zitronen-Öl-Dressing

18 g Fett/pro Portion • 9 g Fett

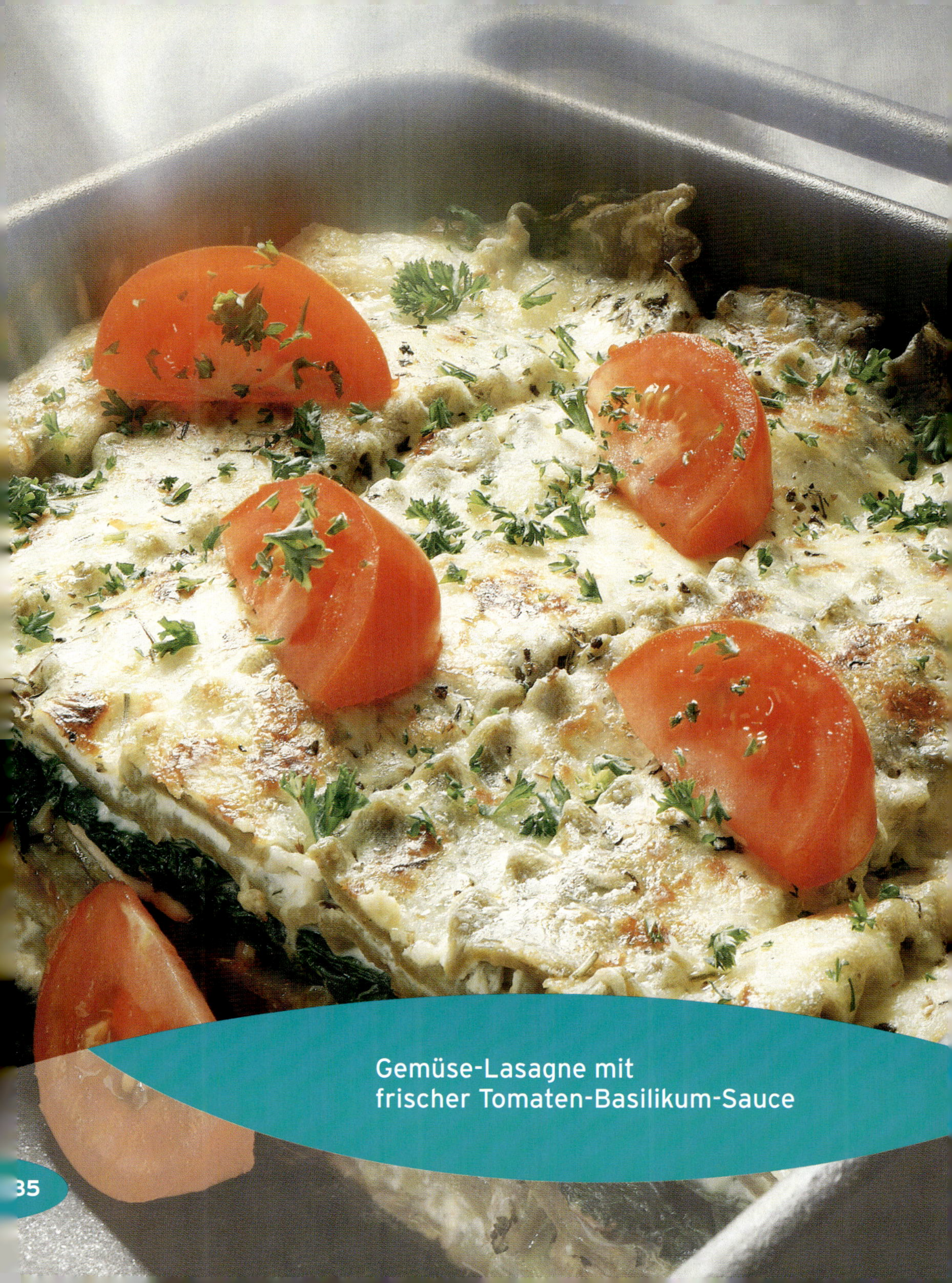

Gemüse-Lasagne mit
frischer Tomaten-Basilikum-Sauce

Makkaroni-Gratin mit Schinken und Brokkoli

(2 Portionen)

200 g Makkaroni
(italienische Sorte ohne Eier)
400 g Brokkoli
1 Bund Lauchzwiebeln
2 Knoblauchzehen
4 Scheiben gekochter Schinken (120 g)
1 Bund Petersilie
1 EL Olivenöl
Gemüsebrühe, fettfrei (Instant)
Pfeffer, grob gemahlen
100 ml Magermilch
2 EL Sauerrahm 20 % (Schmand)
1 Schnapsglas Cognac
Chilipulver
1 Mozzarellakugel (125 g)

Backofen auf 180 °C vorheizen. Die Makkaroni in reichlich Salzwasser al dente (bissfest) kochen; eine feuerfeste Form leicht einfetten.

Das Gemüse waschen, putzen und klein schneiden; Knoblauch durchpressen und Schinken in Streifen schneiden; Petersilie waschen, trockenschütteln und fein hacken.
Olivenöl erhitzen, das Gemüse mit dem Knoblauch und Schinken andünsten, mit Gemüsebrühe (ohne Wasser, nur als Streuwürze) und Pfeffer würzen, mit dem Cognac ablöschen, Milch und Sauerrahm hinzugeben und leicht binden; mit der fein gehackten Petersilie und Chilipulver abschmecken.

Die abgetropften Makkaroni in die Auflaufform geben, mit der Gemüsesauce vermengen und den in Scheiben geschnittenen Mozzarella obenauf legen.
Bei 180 °C im vorgeheizten Backofen 20–25 Minuten überbacken.

Beilagen-Empfehlung: Ein knackiger Blattsalat

13 g Fett/pro Portion • 6,5 g Fett

Bandnudeln mit Pilzragout und frischen Wildkräutern (2 Portionen)

Die Pilze, falls nötig, abbrausen oder mit einem weichen Tuch abreiben, auf ein Sieb geben und in gleich große Stücke schneiden. Walnusskerne grob hacken und in einer Pfanne ohne Fett rösten.

Schalotten und Knoblauch schälen, klein schneiden. Die Wildkräuter abbrausen, trockenschütteln und fein hacken.

Das Olivenöl erhitzen und Schalotten mit dem Knoblauch andünsten, die Pilze dazugeben, gut durchschmoren und mit dem Weißwein ablöschen; mit Zitronenschale, Pfeffer und etwas Jodsalz abschmecken. Die Pilze kurz einkochen lassen; dann vom Herd nehmen und den Sauerrahm und die Kräuter dazugeben, nochmals abschmecken.

Zwischenzeitlich die Bandnudeln al dente kochen, gut abtropfen lassen und mit der Pilzsauce anrichten; mit den gehackten und gerösteten Walnusskernen bestreuen.

Beilagen-Empfehlung: Ein frischer Friséesalat mit Kirschtomaten

26 g Fett/pro Portion • 13 g Fett

200 g breite Bandnudeln
(italienische Pasta ohne Eier)
600 g gemischte Pilze
(Champignons, Pfifferlinge, Austern- u. Shiitakepilze)
6 Walnusskerne
je 2 Schalotten und Knoblauchzehen
1 Bund Wildkräuter
2 EL Olivenöl, 2 EL Weißwein
Schale von
½ unbehandelten Zitrone
schwarzer Pfeffer, frisch gemahlen
Meersalz
2 EL Sauerrahm 10–20 % (Schmand)

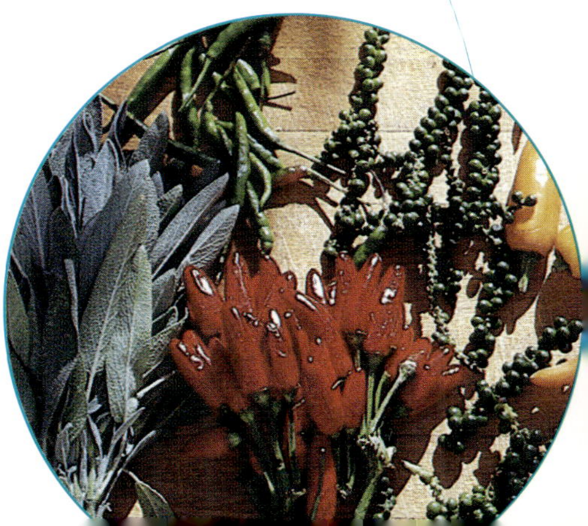

Rigatoni mit Lachssauce und Petersilienpesto

(2 Portionen)

200 g Rigatoni
(italienische Pasta ohne Eier)
150 g feine Erbsen (tiefgekühlt)
etwas Zucker
1 Bund Lauchzwiebeln
150 g frisches Lachsfilet
Zitronenpfeffer, 1 EL Zitronensaft
1 EL Olivenöl
50 ml trockener Weißwein
100 ml Gemüsebrühe, fettfrei (Instant)
1 Messerspitze Safran oder Kurkuma
2 EL Sauerrahm 20 % Fett (Schmand)
evtl. 1 TL Haferkleie
½ Bund frischer Dill

Die Tiefkühlerbsen in wenig Salzwasser mit einer Prise Zucker al dente kochen.
Die Lauchzwiebeln waschen, putzen und in feine Ringe schneiden; Lachsfilet abspülen, trockentupfen und in Würfel schneiden. Die Lachswürfel mit Zitronenpfeffer und Zitronensaft würzen.

Im heißen Olivenöl die Lachswürfel von allen Seiten anbraten, herausnehmen und warm halten. Im Bratfett die Lauchzwiebeln und Erbsen dünsten, mit Weißwein und Gemüsebrühe ablöschen und würzen; etwas einkochen lassen und die Lachswürfel mit dem Schmand dazugeben (nicht mehr köcheln lassen, da sonst der Sauerrahm gerinnt!). Die Gemüse-Lachs-Sauce bei Bedarf mit wenig Haferkleie binden.

Die Rigatoni zwischenzeitlich in reichlich Salzwasser al dente garen, gut abtropfen lassen.
Die Dillzweige waschen, trockenschütteln und in kleine Sträußchen zupfen.
Die Rigatoni mit der Lachssauce anrichten und mit den Dillsträußchen garnieren.

Beilagen-Empfehlung: Ein knackiger Eisbergsalat

Variante: Tagliatelle al dente garen; die Erbsen und Lauchzwiebeln durch frische Zuckerschoten ersetzen und den Schmand weglassen (s. Abb.).

28 g Fett/pro Portion • 14 g Fett

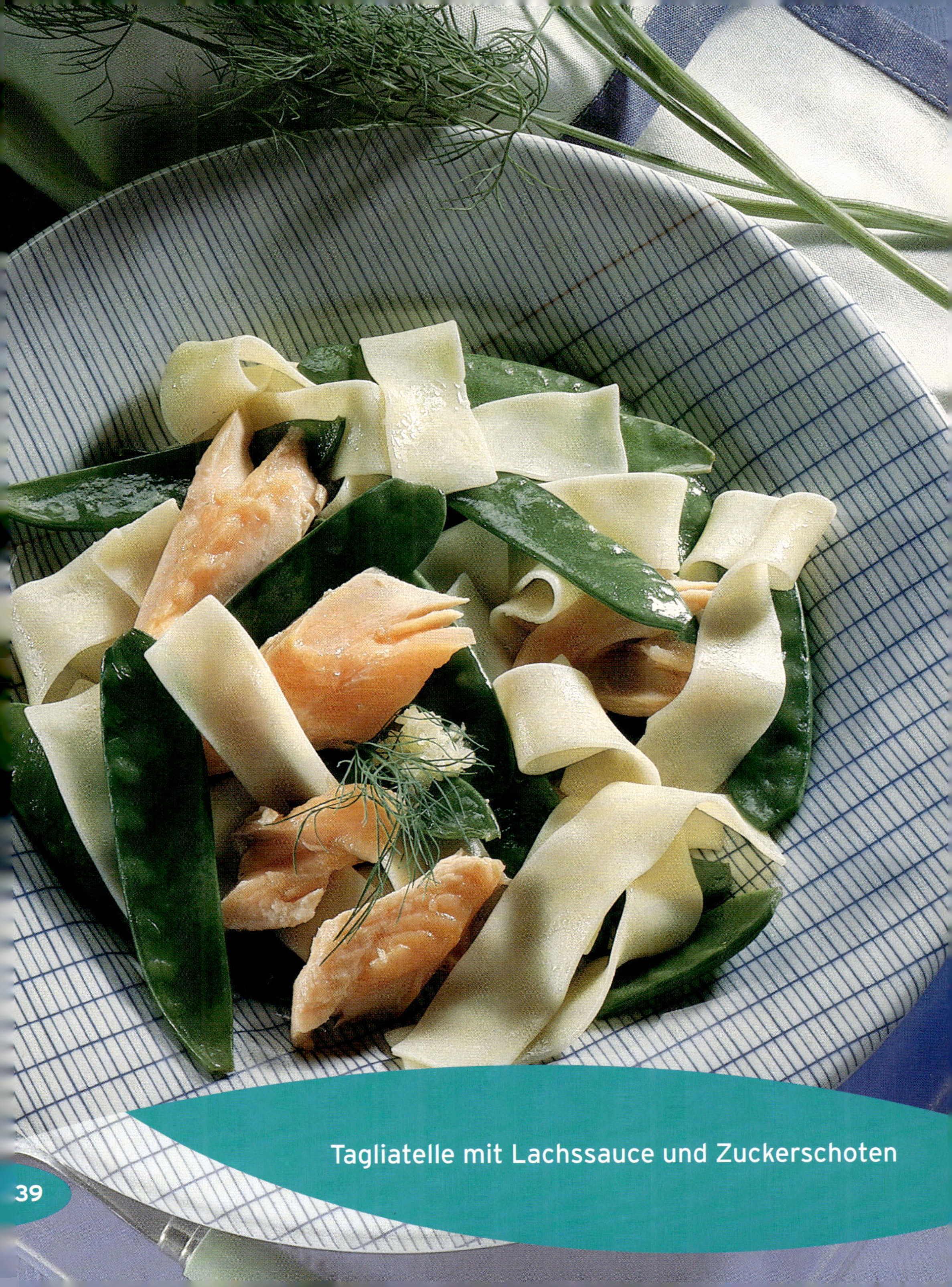

Tagliatelle mit Lachssauce und Zuckerschoten

Tagliatelle mit Spinat-Gorgonzolacreme und gerösteten Pinienkernen (2 Portionen)

200 g Tagliatelle
(italienische Pasta ohne Eier)
500 g Blattspinat
2 Schalotten
2 Knoblauchzehen
1 EL Olivenöl
100 ml Weißwein
oder trockener Sherry
etwa 100 ml Gemüsebrühe,
fettfrei (Instant)
Pfeffer, frisch gemahlen
Muskatnuss frisch gerieben
wenig Paprika und Curry
80 g Gorgonzolakäse
evtl. etwas Mehl oder Speisestärke
1 EL Schmand 20 %
2 EL Pinienkerne
ohne Fett in der Pfanne geröstet

Blattspinat verlesen, grobe Stiele entfernen und die Blätter waschen. Schalotten schälen und mit dem gepellten Knoblauch fein würfeln.

Das Olivenöl erhitzen, Schalotten- und Knoblauchwürfel anschwitzen und die Spinatblätter dazugeben und würzen. Die entstehende Flüssigkeit verkochen lassen, dann erst den Weißwein und etwas Gemüsebrühe für eine Sauce dazugeben; abschmecken und den mit einer Gabel zerdrückten Gorgonzolakäse dazugeben, dieser sollte sich fast auflösen. Bei Bedarf mit ein wenig Mehl oder Speisestärke binden.

Kurz vor dem Servieren den Schmand unterrühren (darf nicht mehr aufkochen!).

Zwischenzeitlich die Tagliatelle al dente kochen, gut abtropfen lassen und auf Teller verteilen. Mit der Spinat-Gorgonzola-Sauce bedecken und angeröstete Pinienkerne darüber streuen.

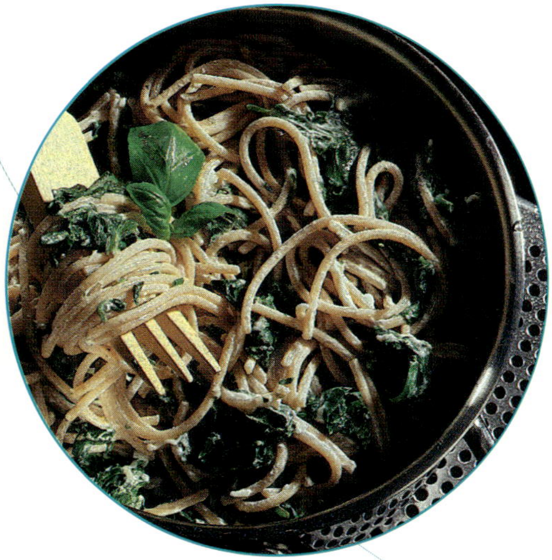

Tipp: Zu diesem Gericht passen auch Vollkornspaghetti (s. Abb.); den Gorgonzolakäse kann man durch geriebenen Hartkäse ersetzen.

Beilagen-Empfehlung: Ein knackiger Bataviasalat

29 g Fett/pro Portion • 14,5 g Fett

Tagliolini mit Knoblauchgarnelen und sizilianischem Tomatensugo (2 Portionen)

200 g Tagliolini
300 g Flaschentomaten
2 rote, frische Chilischoten
2 rote Zwiebeln
4 Knoblauchzehen

Garnelen:
250 g Garnelen (küchenfertig ohne Schale, entdarmt)
1 EL Olivenöl
Zitronenpfeffer, Meersalz
Rosenpaprika
1 Messerspitze Sambal Oelek
2 EL Balsamicoessig, hell
je 1 Zweig frisches Basilikum, Oregano und Salbei

Die Tomaten waschen, Stielansätze entfernen und die Früchte in kleine Würfel schneiden. Chilischoten entkernen, weiße Häutchen entfernen und die Schoten in feine Streifen schneiden. Zwiebeln schälen und würfeln, die geschälten Knoblauchzehen durchpressen.

Die Garnelen abspülen, trockentupfen und im heißen Olivenöl 2–3 Minuten braten, mit Zitronenpfeffer, etwas Meersalz und Rosenpaprika würzen.

Die Tomatenwürfel mit den Zwiebeln, Knoblauch, Sambal Oelek und dem Balsamicoessig durchschmoren. Die Chilischoten zugeben; nach 8–10 Minuten die gewaschenen und fein geschnittenen Kräuter untermischen und abschmecken.

Zwischenzeitlich die Tagliolini in reichlich Salzwasser al dente kochen.
Die Pasta gut abtropfen lassen und mit der Garnelen-Tomatenmischung anrichten.

Beilagen-Empfehlung: Ein frischer Friséesalat

12 g Fett / pro Portion • 6 g Fett

Köstlichkeiten aus dem Wok

Gefüllte Wraps mit Ananas-Chutney (2 Portionen)

Chutney:
½ frische Ananas
2 Schalotten
1 Knoblauchzehe,
1 TL Rapsöl
1 EL brauner Zucker
Meersalz, Pfeffer, frisch gemahlen
1 Msp. Cayennepfeffer, Curry, Rosenpaprika
3-4 EL Sojasauce, dunkel
ca. 100 ml Gemüsebrühe (Instant)
50 ml Orangensaft und 1 Orange

12 Reispapierblätter (in asiatischen Lebensmittelgeschäften erhältlich)
1 kleine Stange Lauch
100 g Chinakohl
1 gelbe Paprikaschote, 1 Möhre
40 g Sojasprossen
1 Stück Ingwer
1-2 Zweige Koriandergrün
1 TL Rapsöl, Pfeffer, frisch gemahlen, Meersalz
2 große Salatblätter in Streifen (z. B. Eisberg oder Kopfsalat)

Für das Chutney die Ananas schälen, in feine Würfel schneiden. Schalotten und Knoblauch schälen, klein schneiden und im Öl anbraten; mit dem braunen Zucker karamellisieren und die Ananas dazugeben, würzen und mit Sojasauce, Gemüsebrühe und Orangensaft ablöschen. 10-15 Minuten bei kleiner Hitze einkochen lassen. Zum Schluss die Orange schälen, filetieren, würfeln und unter das eingedickte Chutney mischen, nochmals abschmecken.

Die Reispapierblätter in eine Schlüssel mit warmem Wasser geben, dann auf feuchte Küchentücher auslegen bis sie ganz weich sind.

Das Gemüse waschen, putzen und in feine Streifen schneiden, Sojasprossen evtl. zerkleinern; Ingwer schälen und fein reiben, Koriandergrün fein hacken.

Im Wok das Öl erhitzen und die Gemüsemischung pfannengerührt braten, würzen und mit Ingwer, Pfeffer, wenig Salz und Koriandergrün abschmecken. Die Sprossen unterheben.

Je 2 Reispapierblätter aufeinanderlegen, die Gemüsemischung darauf geben, Blätter aufrollen und in einen leicht gefetteten Sieb- oder Dampfeinsatz legen. Wasser 3 cm hoch in den Wok einfüllen, den Einsatz hineinstellen und die Wraps 4-5 Minuten dämpfen.

Die Wraps mit dem erkalteten Ananas-Chutney servieren.

12 g Fett / pro Portion • 6 g Fett

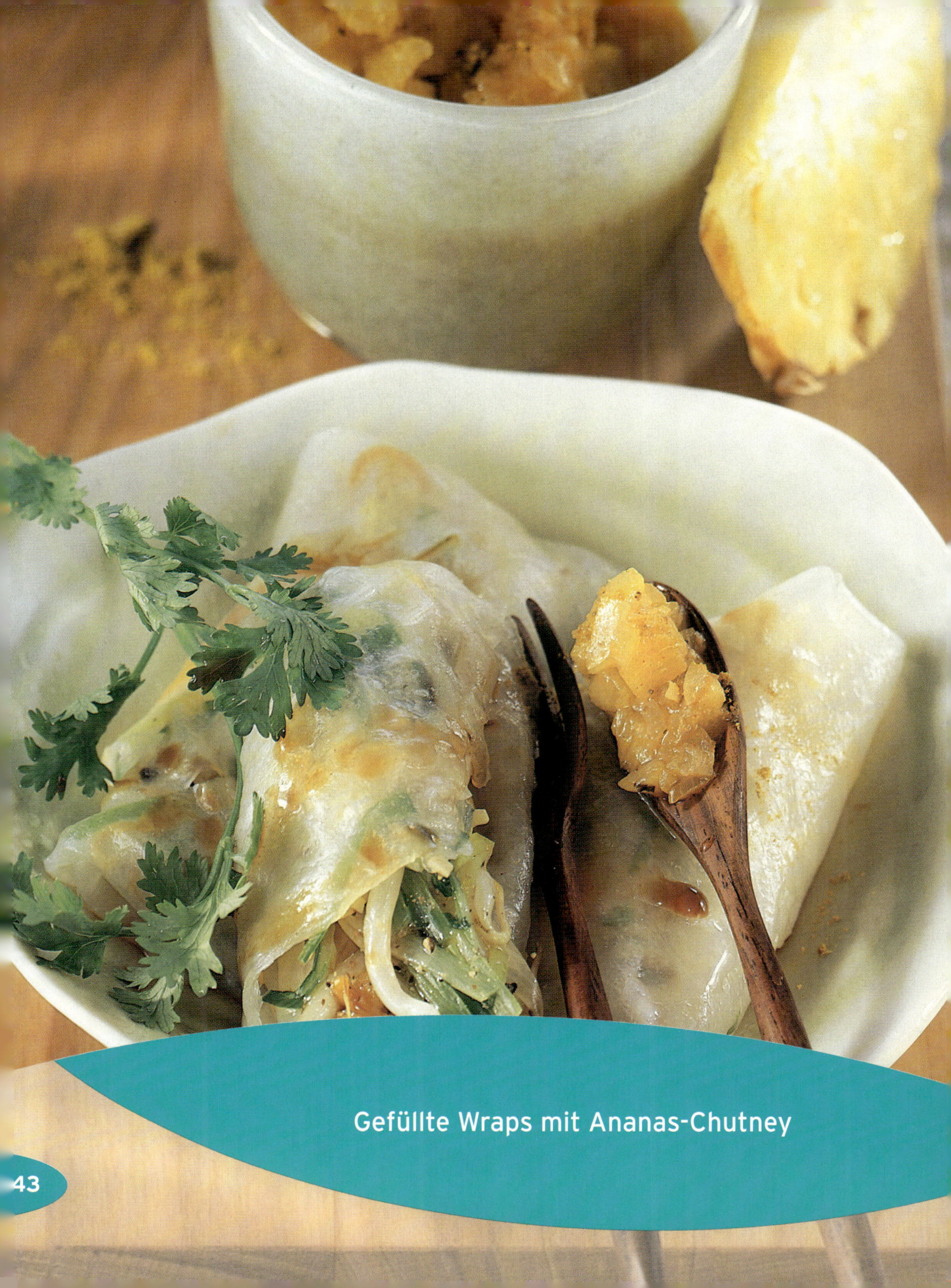

Gefüllte Wraps mit Ananas-Chutney

Gemüse-Curry mit Kokosmilch und Bambus

(2 Portionen)

½ Bund Lauchzwiebeln
2 Möhren
je ½ gelbe und rote Paprikaschote
100 g grüne Bohnen (frisch oder Tiefkühlkost)
100 g Steinchampignons
1 Stück Ingwerwurzel
1 Knoblauchzehe
1 rote Chilischote
50 g Bambussprossen (aus der Dose)
1 EL Oliven- oder Rapsöl
¼ l Kokosmilch
100 ml Gemüsebrühe, fettfrei (Instant)
1 Becher Joghurt natur
je 1 Msp. Kurkuma, Kardamom, Zitronengraspulver
Pfeffer, frisch gemahlen
Koriandergrün
2-3 EL Sojasauce, hell
evtl. etwas Reismehl oder Kartoffelmehl
60 g Basmatireis, Meersalz

Das Gemüse waschen, putzen und in mundgerechte Stücke oder Scheiben schneiden; Ingwerwurzel und Knoblauch schälen und fein hacken. Chilischote entkernen, weiße Trennhäute entfernen, Schote in feine Ringe schneiden.
Bambussprossen gut abtropfen lassen und in Stifte schneiden.

Das Öl im Wok erhitzen und zuerst die Paprika mit dem Knoblauch andünsten, dann alle anderen Gemüse dazugeben; mit Ingwer und Chiliringen in der Pfanne rühren und mit Kokosmilch und Gemüsebrühe ablöschen. Zugedeckt noch 7 Minuten köcheln lassen.

Joghurt mit Gewürzen und gehacktem Koriandergrün vermischen.

Das Gemüsecurry kurz vor dem Servieren mit Sojasauce abschmecken, evtl. mit wenig Reismehl abbinden.

Zwischenzeitlich den Basmatireis in Salzwasser 15-20 Minuten kochen; gut abtropfen lassen.

Das Gemüsecurry mit Basmatireis und dem würzigen Joghurt anrichten.

14 g Fett/pro Portion • 7 g Fett

Wok-Gemüse mit Glasnudeln und Sprossen

(2 Portionen)

100 g Glasnudeln
1 rote Paprikaschote
50 g Zuckerschoten
2 Möhren
2 kleine Stangen Lauch
½ Kopf Blumenkohl
2 Fleischtomaten
6 Mini-Maiskolben aus der Dose
100 g Sojasprossen aus dem Glas oder Dose oder frisch
1 rote Chilischote
2 Knoblauchzehen
1 Stück Ingwer
2 EL Rapsöl, 1 EL brauner Zucker
100 ml Gemüsebrühe, fettfrei (Instant)
2 EL Sojasauce
1 Messerspitze Sambal Oelek
Chinesisches 5-Gewürze-Pulver
2 EL Reisessig
1 TL Speisestärke

Die Glasnudeln in heißem Wasser einweichen (nicht kochen!) und 20 Minuten quellen lassen.

Zwischenzeitlich das Gemüse putzen und nach Bedarf in Streifen schneiden; Blumenkohl in kleine Röschen teilen; Fleischtomaten entkernen und in Streifen schneiden. Maiskolben und Sprossen aus der Dose gut abtropfen lassen. Chilischote entkernen, weiße Häutchen entfernen. Knoblauch und Ingwer schälen und mit der entkernten Chilischote fein hacken.

Das Öl im Wok erhitzen, alle Gemüsestreifen (außer Zuckerschoten, Sprossen und Tomaten) mit Knoblauch, Ingwer, und Chili kräftig pfannenrühren; mit dem braunen Zucker karamellisieren und mit Gemüsebrühe und Sojasauce ablöschen.

Das restliche Gemüse dazugeben und 6–8 Minuten zugedeckt bei kleiner Hitze dünsten. Kurz vor Garende die gut abgetropften Glasnudeln unterheben, mit Sambal Oelek, 5-Gewürze-Pulver und Reisessig abschmecken, nach Bedarf mit Speisestärke binden und 4–5 Minuten ziehen lassen (nicht mehr kochen).

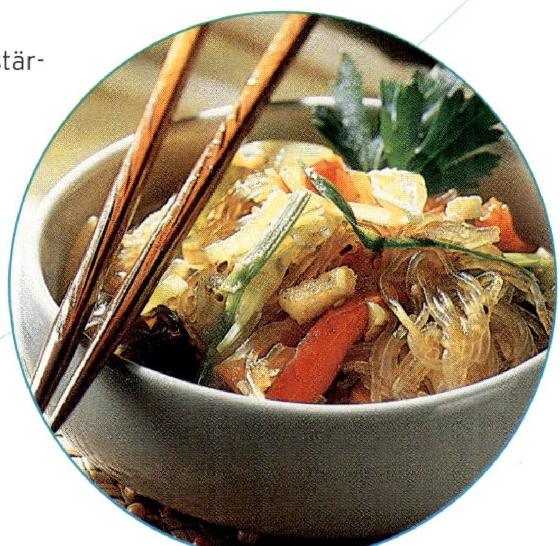

Tipp: Zu diesem Gericht können auch asiatische Pilze wie Wolkenohren oder Shiitake – getrocknet oder frisch – sowie Staudensellerie, Chinakohl und anderes Gemüse der Saison genommen werden.

10 g Fett/pro Portion • 5 g Fett

Tofu, geschmort, mit Frühlingszwiebeln **(4 Portionen)**

480 g Tofu, natur
1 Bund Frühlingszwiebeln, ersatzweise
4 dünne Stangen Lauch

Sauce:
1 EL Soja- oder Rapsöl
1/4 l Gemüsebrühe, fettfrei (Instant)
1/8 l dünne Kokosmilch (Dose)
2 EL chinesischer Essig (Reisessig) oder Balsamicoessig
1 Msp. Stevia (siehe Seite 68) oder 1 TL brauner Zucker
wenig Kräuter-Meersalz

nach Belieben:
1–2 TL Mais- oder Kartoffelstärke zum Binden
1 EL Sesamkörner, ohne Fett angeröstet

Tofu trockentupfen, in Scheiben oder Rechtecke schneiden. Frühlingszwiebeln oder zarte Lauchstangen waschen, putzen und in mundgerechte Stücke schneiden.

In einer tiefen Pfanne oder in einem Wok das Öl erhitzen.

Frühlingszwiebeln oder Lauchstücke darin anbraten, mit Gemüsebrühe und Kokosmilch angießen, mit Essig, Stevia oder Zucker und Salz würzen. Die Mischung etwa 2 Minuten kochen lassen. Dann die Tofustücke einlegen und bei geringer Hitzezufuhr so lange schmoren, bis die Sauce etwas eingedickt ist. Nach Belieben mit in wenig kaltem Wasser angerührter Speisestärke binden. Nach Geschmack mit Sesamkörnern bestreuen.

Beilagen-Empfehlung: Ebly-Zartweizen oder Mie-Nudeln (ohne Ei)

38 g Fett / pro Portion • 9,5 g Fett

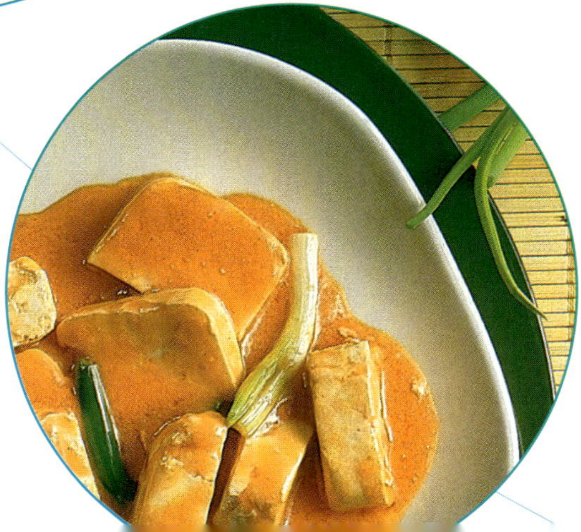

Pilzpfanne mit Hähnchen und chinesischen Mie-Nudeln (2 Portionen)

200 g Hähnchenbrust
Pfeffer, frisch gemahlen
2 EL getrocknete Mu-Err-Pilze
100 g Steinchampignons
100 g Shiitakepilze
100 g Austernpilze
1 Möhre, 2 Schalotten
2 Knoblauchzehen
1 Stück Ingwer

150 g asiatische Mie-Nudeln (ohne Ei), Meersalz
1 EL Raps- oder Olivenöl
Kurkuma- und Currypulver
Pfeffer
je 2 EL Sojasauce, hell
Zitronensaft und Reisessig oder Sherry
50–100 ml Gemüsebrühe, fettfrei
etwas Speisestärke
100 g Chinakohl, in feine Streifen geschnitten
2–3 Stiele glatte Petersilie

Hähnchenbrust waschen, trockentupfen und in Streifen schneiden; mit grob gemahlenem Pfeffer würzen.

Mu-Err-Pilze in warmem Wasser einweichen. Weitere Pilze säubern, die Möhre waschen, putzen und alles klein schneiden. Schalotten, Knoblauch und Ingwer schälen, fein würfeln.

Die Mie-Nudeln nach Packungsanweisung al dente garen. Gleichzeitig den Wok erhitzen, Öl hineingeben und die Hähnchenstreifen mit Schalotte, Knoblauch und Ingwer unter Rühren stark anbraten; das Pilzgemüse mit Möhren und abgetropften Mu-Err-Pilzen dazugeben, kräftig würzen; pfannenrühren und mit Sojasauce, Zitronensaft und Reisessig ablöschen. Bei Bedarf etwas Gemüsebrühe zugießen und alles noch 2–3 Minuten dünsten. Evtl. mit etwas angerührter Speisestärke binden.

Die gekochten Mie-Nudeln abgießen und unter die Pilz-Hähnchenmischung rühren; nochmals abschmecken. Mit dem fein geschnittenen Chinakohl und Petersilie bestreut servieren.

Beilagen-Empfehlung: Frischer Blattsalat

14 g Fett/pro Portion • 7 g Fett

Reispfanne mit Garnelen und Äpfeln

(2 Portionen)

20 große küchenfertige Garnelen ohne Schale
1 rote Paprikaschote
½ Bund Lauchzwiebeln
100 g weiße Champignons
2 Knoblauchzehen
100 g Sojasprossen aus dem Glas
1 großer süßsaurer Apfel
2 EL Raps- oder Olivenöl
½ TL Chilipulver
100 ml Gemüsebrühe, fettfrei (Instant)
Pfeffer, Meersalz
1 TL Speisestärke
2 EL Sojasauce, dunkel
½ TL Tomatenmark
1 TL Ingwerpulver
2 EL Reisessig
1 Stiel frisches Koriandergrün, gehackt

Die Garnelen abbrausen und gut abtropfen lassen, mit Küchenpapier trockentupfen.

Das Gemüse waschen, putzen und in mundgerechte Stücke schneiden, Knoblauch schälen und durchpressen. Die Sojasprossen abtropfen lassen, den Apfel waschen.

Den Wok erhitzen, Öl hinzugeben und alle Gemüsesorten unter Rühren 2–3 Minuten anbraten; an den Rand des Woks schieben und in der Mitte das Chilipulver anrösten, die Garnelen hinzufügen und 2 Minuten pfannenrühren; mit Gemüsebrühe ablöschen und mit Pfeffer und Salz würzen.

Die Speisestärke mit 2–3 EL Wasser, Sojasauce, Tomatenmark und Ingwerpulver anrühren. Das Gemüse mit den Garnelen mischen, die angerührte Speisestärkemischung unterrühren und alles 1–2 Minuten weitergaren.

Zum Schluss den entkernten und in Spalten geschnittenen Apfel und die abgetropften Sojasprossen unterheben, mit Reisessig abschmecken und mit dem frischen Koriandergrün servieren.

Beilagen-Empfehlung: Duftreis oder asiatische Spaghetti

14 g Fett/pro Portion • 7 g Fett

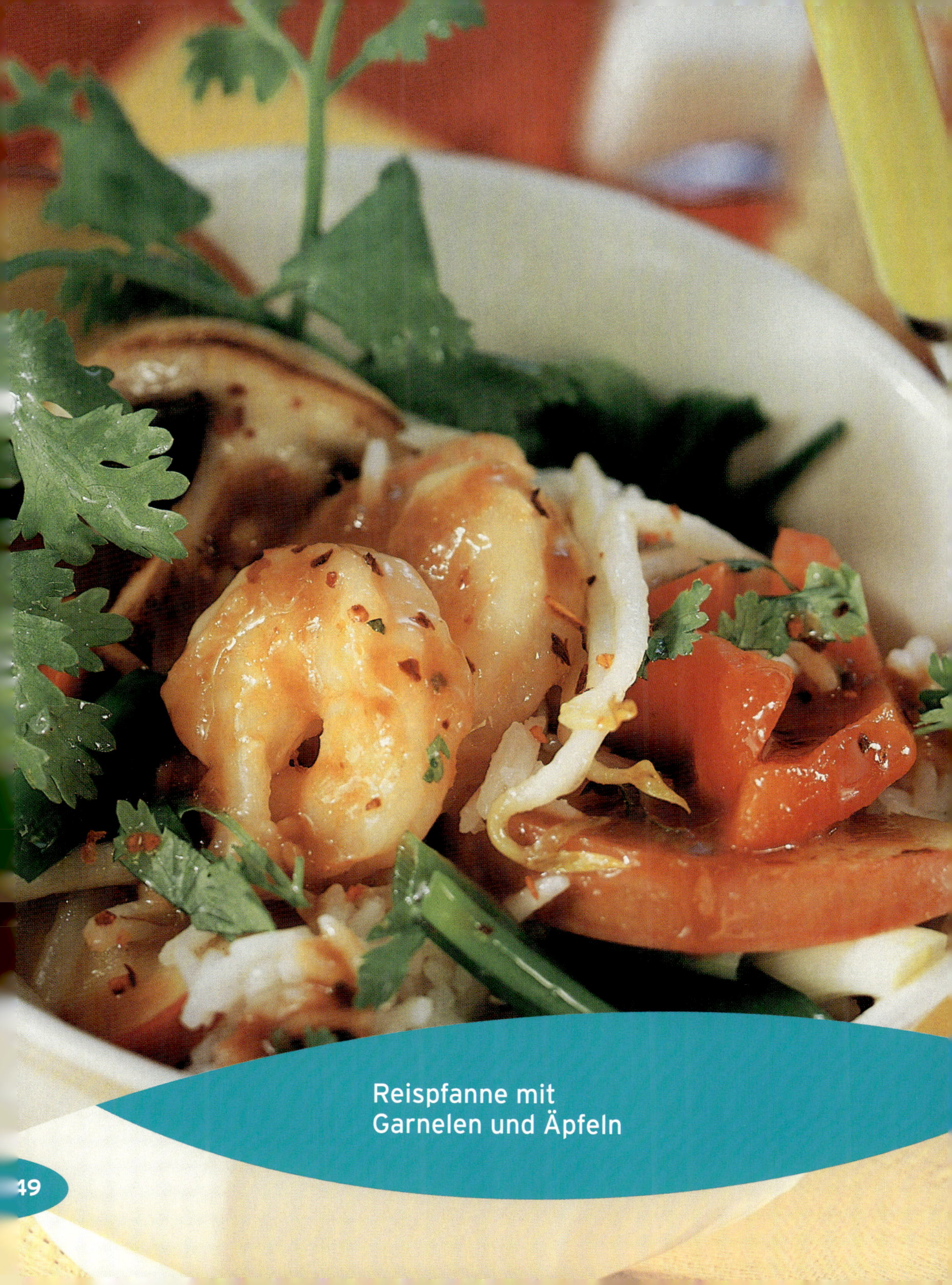

Reispfanne mit
Garnelen und Äpfeln

Es muss nicht immer Fleisch sein

Zucchini-Kartoffelpuffer mit Basilikum-Creme

(2 Portionen)

50 g Weizenvollkornmehl
1 Ei, 20–30 ml Magermilch
Salz, Pfeffer, frisch gemahlen
etwas Rapsöl zum Braten

1 Zucchino, 1 große Kartoffel
1 kleine Stange Lauch
2 Schalotten, 1 Msp. Butter

Basilikum-Creme:
100 g Magerquark 0,2 % Fett
1 Becher Schmand 20 % Fett (Sauerrahm)
1 Bund frisches Basilikum
1 Knoblauchzehe, Salz, Pfeffer, etwas Zitronensaft

Aus Weizenvollkornmehl, Ei, Magermilch und Gewürzen einen Teig anrühren und 10–20 Minuten quellen lassen.

Den gewaschenen Zucchino und die geschälte Kartoffel grob raspeln, leicht ausdrücken, den Lauch putzen und in feine Ringe schneiden, Schalotten schälen und fein würfeln.

Das Gemüse mit wenig Butter in der Pfanne anschwitzen, leicht salzen und pfeffern, kurz abkühlen lassen, dann unter den Teig mischen.

Für die Basilikumcreme Quark und Sauerrahm mit den Basilikumblättchen und geschältem Knoblauch im Mixer pürieren; mit Salz, Pfeffer und Zitronensaft abschmecken.

In einer beschichteten Pfanne in wenig Öl esslöffelweise die Puffermasse ausbacken und auf Küchenkrepp abtropfen lassen. Die Puffer mit der Basilikumcreme anrichten.

Diese Puffer schmecken auch kalt lecker, z. B. auf kernigem Schwarzbrot mit der Basilikumcreme.

28 g Fett/pro Portion • 14 g Fett

Hirsebratlinge mit feiner Currycreme (2 Portionen)

Hirse waschen und abtropfen lassen.
Zwiebel und Knoblauch schälen, fein würfeln. Möhre, Zucchino, Lauch und Sellerie waschen, putzen, die Möhre und Sellerie schälen und alles in feine Streifen oder Würfel schneiden.

Das Öl erhitzen, Zwiebel und Knoblauch glasig dünsten, das Gemüse dazugeben und kurz mitschwitzen lassen, die Hirse dazugeben, würzen und mit der Gemüsebrühe auffüllen. Lorbeerblatt einlegen. Bei mäßiger Hitze 8–10 Minuten quellen lassen; vom Herd nehmen und nochmals 20 Minuten nachquellen lassen.

Den Hirse–Gemüsebrei abkühlen lassen, dann das Ei, die Haferflocken/Vollkornsemmelbrösel und die fein gehackten Kräuter unterrühren und würzen. Aus der Masse kleine Bratlinge formen und in einer beschichteten Pfanne mit einem Pinselstrich Öl goldgelb ausbacken.

Für die Currycreme den Quark mit Schmand und den Gewürzen verrühren, die Banane mit Zitronensaft fein zerdrücken, die Ananasscheiben in kleine Würfel schneiden. Alles zu einer leckeren Currycreme vermischen und nochmals abschmecken.

Die Hirsebratlinge mit der Currycreme anrichten.

Diese Bratlinge können kalt mit verschiedenen Blattsalaten und dem bunten Quark von Seite 99 serviert werden.

20 g Fett/pro Portion • 10 g Fett

60 g Hirse
1/8 l Gemüsebrühe, fettfrei
1 Lorbeerblatt

Gemüse:
1 kleine Zwiebel
1 Knoblauchzehe
je 1 große Möhre und Zucchino
50 g Lauchstange
(der helle Teil)
1 Stück Sellerieknolle
1 TL Rapsöl
1 Ei, Haferflocken und Vollkornsemmelbrösel zum Binden
je 1–2 Stiele Dill und frischer Majoran, fein gehackt
schwarzer Pfeffer,
frisch gemahlen
Cayennepfeffer
1 EL Olivenöl zum Auspinseln

Currycreme:
300 g Magerquark 0,2 % Fett
1 EL Schmand 20 % Fett
1 TL Curry, Salz
Pfeffer, frisch gemahlen
1 kleines Stück Banane
½ TL Zitronensaft
2 Scheiben Ananas

Gebackene Kartoffeln mit Gemüsequark

(2 Portionen)

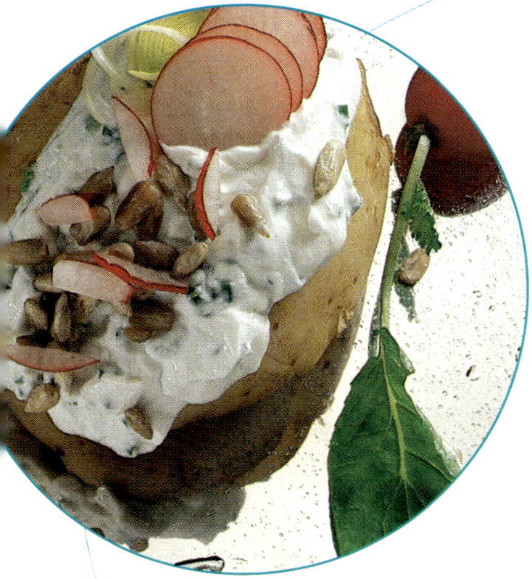

4 große fest kochende Kartoffeln
400 g Magerquark 0,2 % Fett
100 g Sauerrahm 20 % Fett
Salz, Pfeffer, frisch gemahlen
1 TL Senf, 1 Knoblauchzehe
einige Stiele Dill, Petersilie und Schnittlauch
2 Schalotten
½ Bund Radieschen
½ rote Paprikaschote
2 Essiggurken

Den Backofen auf 200 °C vorheizen. Die Kartoffeln gründlich waschen und bürsten, mit Küchenkrepp abtrocknen und in ausreichend große Stücke Alufolie einwickeln; auf ein Backblech legen und im vorgeheizten Backofen (mittlere Schiene-Umluft 200 °C) ungefähr 50–60 Minuten backen.

Inzwischen den Magerquark mit dem Sauerrahm verrühren, mit Salz, Pfeffer, Senf und gepresster Knoblauchzehe abschmecken. Die Kräuter waschen, trockenschütteln und fein schneiden; unter die Quarkmasse rühren.

Schalotten schälen, Radieschen und Paprikaschote putzen und zusammen mit den Gewürzgurken in feine Würfel schneiden (oder Radieschen in Scheiben schneiden), unter die Quarkmasse geben.

Die Kartoffeln aus dem Ofen nehmen und die Folie aufklappen; die Kartoffeln an der Oberseite leicht einschneiden, ein wenig auseinander drücken und mit dem pikanten Gemüsequark anrichten.

Variante: Mit kurz angerösteten Sonnenblumenkernen bestreuen.

10 g Fett/pro Portion • 5 g Fett

Tofu mit Paprikagemüse (4 Portionen)

Tofu trockentupfen, in mundgerechte Stücke schneiden und mit Sojasauce und Zitronensaft etwa 30 Minuten marinieren. Paprikaschoten waschen, halbieren, entkernen, weiße Scheidewände entfernen. Das Gemüse in Rauten schneiden. Frühlingszwiebel oder Lauchstange waschen und das Grün in feinste Streifen schneiden.

Öl in einer tiefen Pfanne oder einem Wok erhitzen. Die etwas abgetropften Tofustücke darin rasch von allen Seiten bräunen, herausnehmen und beiseite stellen. Im verbliebenen Öl die Paprikarauten in etwa 2 Minuten anbraten. Tofu wieder zufügen, mit Reiswein, Essig, Süße nach Wahl und Salz würzen und das Gericht etwa 1 Minute pfannenrühren. Wer das Gemüse knackig liebt, rührt nur eine halbe Minute.

Zwiebel- oder Lauchgrün zugeben, eine weitere Minute unter Rühren braten. Vor dem Servieren nach Belieben mit etwas Sesamöl beträufeln.

400 g Tofu, natur
2 EL Sojasauce, hell
1 EL Zitronensaft
je 160 g grüne und rote Paprikaschoten
1 Frühlingszwiebel oder 1 zarte Stange Lauch, nur das Grün
1 EL Raps- oder Sojaöl
4 EL Reiswein oder Sherry
2 EL Reisessig oder Apfelessig
1 Msp. Stevia oder 1 TL flüssiger Honig
Meersalz oder Fleur de sel (feinstes Meersalz)
nach Belieben: wenig Sesamöl zum Beträufeln

Beilagen Empfehlung: Körnig gekochter Reis

33 g Fett / pro Portion • 8 g Fett

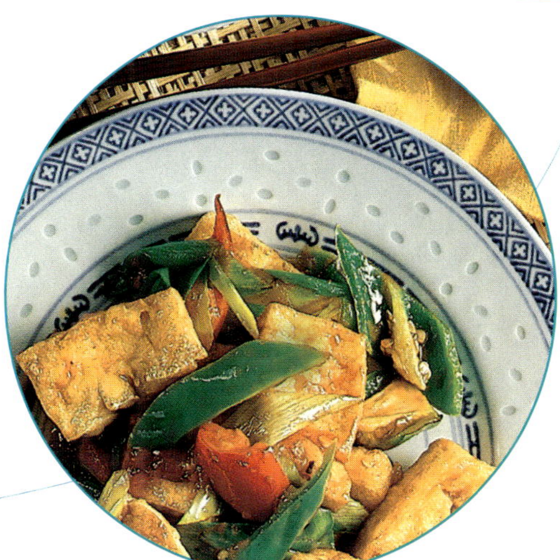

Fleischtomaten mit Rucola-Kartoffel-Püree

(2 Portionen)

400 g fest kochende Kartoffeln,
Meersalz
80–100 ml Magermilch
4 große Fleischtomaten
oder große gerippte Tomaten
½ Bund Rucola
2 Schalotten, gewürfelt
1 Knoblauchzehe
1 EL Balsamicoessig, hell
1 TL Olivenöl
Meersalz
Pfeffer, frisch gemahlen
2 EL geriebener Käse 30 % Fett

Die Kartoffeln schälen, vierteln und in wenig Salzwasser in 20 Minuten gar kochen.

Fleischtomaten waschen, einen Deckel abschneiden und das Fruchtfleisch mit den Kernen vorsichtig aus den Tomaten lösen. Die ausgehöhlten Früchte umgekehrt auf ein Gitter setzen und gut abtropfen lassen. Deckel und Fruchtfleisch anderweitig verwenden.

Den Rucola abbrausen, trockenschütteln und mit Zwiebelwürfeln, dem geschälten Knoblauch, Essig und Olivenöl im Mixer pürieren. Mit wenig Salz und Pfeffer würzen.

Die gekochten Kartoffeln abgießen und ausdampfen lassen, sofort durch die Kartoffelpresse drücken. Die Milch mit dem Schneebesen unter das Püree rühren und das Rucolamus unterheben; nochmals abschmecken.

Die ausgehöhlten Tomaten pfeffern und portionsweise das Rucola-Puree einfüllen, mit etwas Käse bestreuen, unter dem Grill erhitzen und überbacken.

Variante: 60 g Hirse wie auf Seite 151 beschrieben garen. Mit gepresstem Knoblauch, Meersalz und Pfeffer würzen. 200 g frische kleine Spinatblätter waschen. putzen und mit 1 TL Olivenöl im geschlossenen Kochtopf knapp 2 Minuten dünsten. 1 EL Haferkleie und 2 EL geriebenen Käse unter den Hirsebrei rühren, die Spinatblätter locker unterziehen. Die Mischung in die Tomatenhälften füllen, die Deckel aufsetzen und kurz unter dem Grill erhitzen. Mit Basilikumblättchen garnieren (s. Abb.)

Beilagen-Empfehlung: Ein frischer Kopfsalat mit Zitronendressing

12 g Fett/pro Portion • 6 g Fett

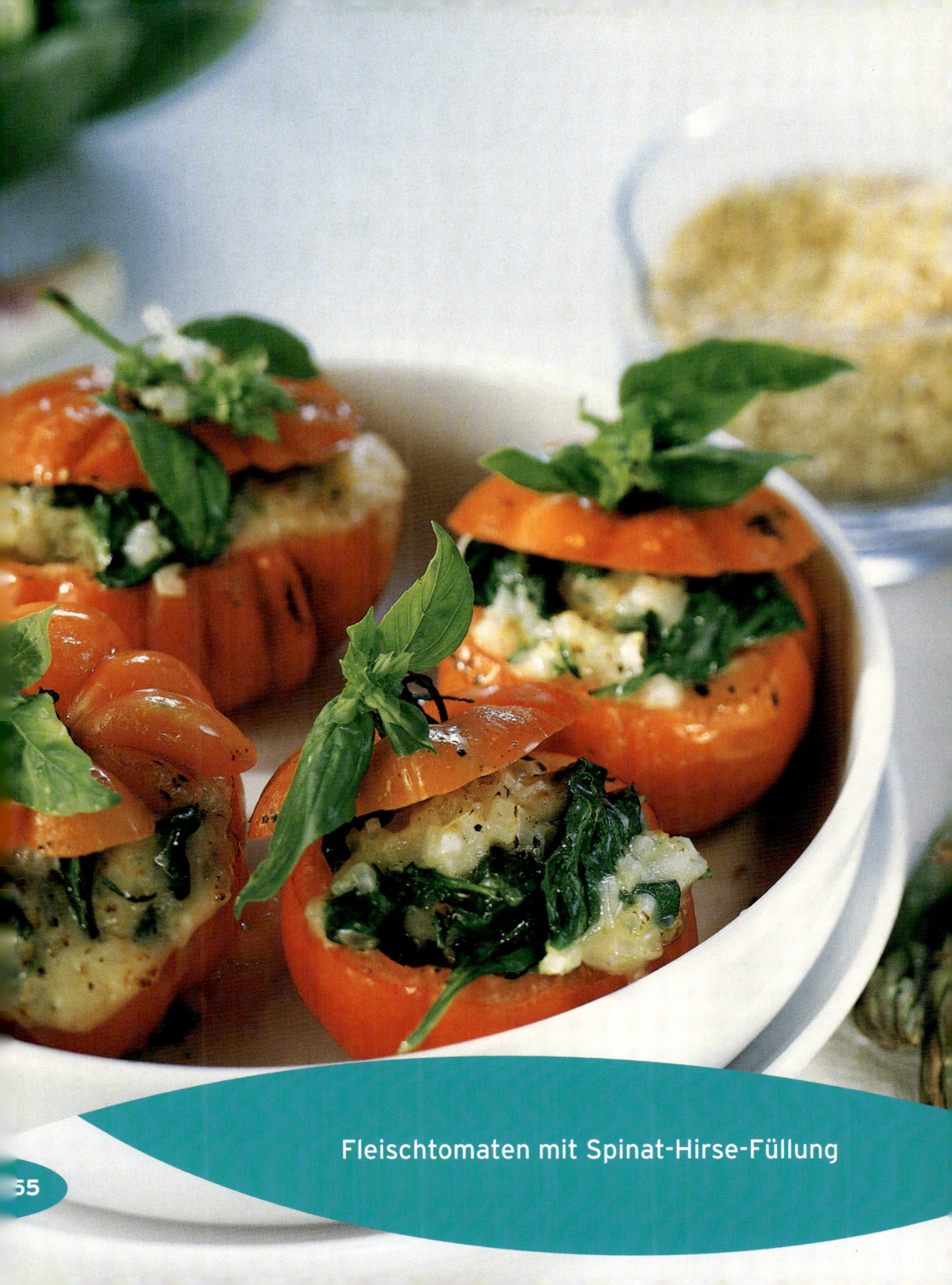

Fleischtomaten mit Spinat-Hirse-Füllung

Überbackener Linsenauflauf mit Paprika-Sauce

(2 Portionen)

300 g fest kochende Kartoffeln
100 g Linsen, 1 Lorbeerblatt
300 ml Gemüsebrühe, fettfrei
Meersalz,
Pfeffer, frisch gemahlen
1-2 EL Obst- oder Rotweinessig
300 g Lauch, 1 EL Olivenöl
2 EL Sonnenblumenkerne,
ohne Fett in der Pfanne geröstet
20 g geriebener Goudakäse
45 % Fett
1 Becher Sauerrahm 20 % Fett
(Schmand)

Backofen auf 200 °C vorheizen.

Kartoffeln in wenig Salzwasser mit der Schale kochen, abkühlen lassen und pellen.

Linsen waschen, in der Gemüsebrühe 3-4 Stunden einweichen, 1 Lorbeerblatt dazugeben, Linsen zum Kochen bringen und in 25-30 Minuten weich garen (erst danach mit wenig Meersalz, Pfeffer und Obstessig würzen – sonst bleiben die Linsen hart!).

Lauch waschen, putzen, in Streifen schneiden und in Öl andünsten, mit Pfeffer und wenig Salz würzen.

Eine Auflaufform einfetten und die Pellkartoffeln in Scheiben schneiden, Lauch mit den Linsen mischen und nochmals abschmecken. Kartoffeln und Linsen lagenweise in die Form schichten. Geröstete Sonnenblumenkerne und geriebenen Käse über den Auflauf streuen; zuletzt verquirlten Sauerrahm darauf verteilen und den Auflauf 30-35 Minuten im Backofen überbacken.

24 g Fett / pro Portion • 12 g Fett

Paprika-Sauce:

1 Zwiebel
1-2 Knoblauchzehen
1-2 rote Paprikaschoten
1 TL Olivenöl
1 TL Rosenpaprika, Pfeffer,
frisch gemahlen
200 ml Gemüsebrühe, fettfrei
½ TL Honig
1 TL Sojasauce, dunkel
1 Prise gemahlener Koriander
je 1 Stiel Oregano, Rosmarin
Salbei, Thymian

Zwiebel, Knoblauch und Paprika putzen und in kleine Würfel schneiden, in heißem Öl anbraten und mit Paprikapulver bestäuben, kurz mitschwitzen. Gemüsebrühe dazugießen und pfeffern. Zugedeckt gar köcheln lassen.

Mit dem Mixstab fein pürieren, mit Honig, Sojasauce sowie Koriander und den fein geschnittenen Kräutern abschmecken.

Die Sauce zu dem Linsenauflauf servieren.

Desserts & süße Leckereien

Mango-Vanillequark mit gerösteten Kernen

(2 Portionen)

3 Blatt weiße Gelatine
Saft von ½ Zitrone
300 g Magerquark 10 % Fett
1 TL Honig
Mark von ½ Vanilleschote
½ TL abgeriebene
Schale einer Bio-Orange
1 reife Mango
1 Orange
1 EL gemischte Kerne (Sonnenblumenkerne, Kürbiskerne, helle Sesamsaat)
einige Melisseblättchen

Gelatine in kaltem Wasser einweichen.

Zitronensaft erhitzen und die ausgedrückte Gelatine darin auflösen.
Quark mit Honig, Vanillemark, Orangenschale und der Gelatinezitronensauce verrühren; in kleine Auflaufformen oder kleine Tassen füllen und im Kühlschrank fest werden lassen.

Die reife Mango schälen und in Spalten vom Kern lösen; Orange schälen und filetieren, dabei den Saft auffangen.

Die gemischten Kerne in einer Pfanne ohne Fett goldgelb rösten.

Den gekühlten Quark auf Teller stürzen, mit den Mango- und Orangenspalten und den gerösteten Kernen auf Teller anrichten, mit Melisseblättchen garnieren.

Variante: Eine zweite Mango pürieren, mit Orangensaft verdünnen und die Sauce über die Quarkspeise gießen (s. Abb.).

6 g Fett / pro Portion • 3 g Fett

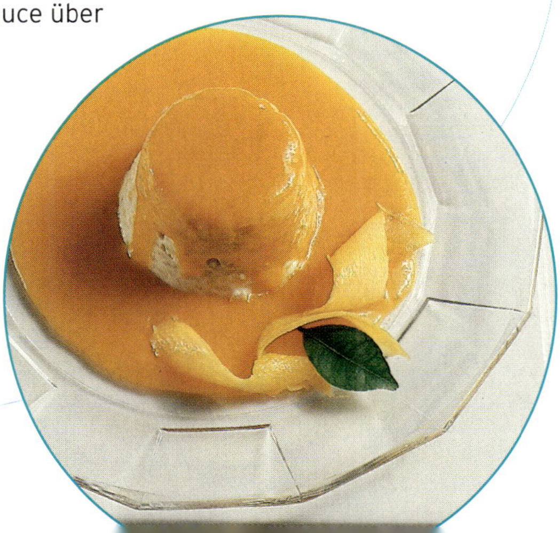

Joghurt-Mousse mit Beerenfrüchten (2 Portionen)

3–4 Blatt weiße Gelatine
300 g Magermilchjoghurt
2 EL Zitronen- oder Orangensaft
1–2 TL Apfel- oder Birnendicksaft
200 g gemischte Beerenfrüchte (Brombeeren, Himbeeren, rote Johannisbeeren)
einige Minzeblättchen zur Dekoration

Gelatine in kaltem Wasser einweichen. Joghurt mit Zitrussaft und Apfel- oder Birnendicksaft verrühren. Gelatine gut ausdrücken und bei geringer Hitze auflösen, unter den Joghurt rühren. In eine Schüssel füllen und im Kühlschrank fest werden lassen.

Die Beeren rasch waschen, putzen und von den Stielen zupfen und mit wenig Puderzucker bestäuben.

Mit einem feuchten Esslöffel Joghurt-Nocken abstechen, auf Teller setzen und mit den Beerenfrüchten umlegen. Mit Minzeblättchen garnieren.

4 g Fett/pro Portion • 2 g Fett

Buttermilch-Limetten-Creme mit Traubensalat (2 Portionen)

3–4 Blatt weiße Gelatine
500 ml reine Buttermilch
1/4 l Limetten- oder Pampelmusensaft
2–3 EL Ahornsirup
Mark von 1/2 Vanilleschote
30 ml Schlagsahne
100 g blaue und helle Weintrauben, gemischt
Saft und Schale von 1 Orange
1 EL Amaretto-Likör
2 EL Mandelblättchen oder ganze Mandeln, geröstet
einige Blättchen Zitronenmelisse

Gelatine in kaltem Wasser einweichen; Buttermilch einmal durchquirlen.
Limettensaft und Ahornsirup langsam in die Buttermilch einrühren, mit Vanillemark abschmecken. Die ausgedrückte Gelatine bei schwacher Hitze auflösen, unter die Buttermilch rühren, kalt stellen.

Die Sahne steif schlagen; sobald die Buttermilch zu stocken beginnt, die Sahne unterziehen und die Masse in Schälchen füllen. Kalt stellen (mind. 3–4 Std.).

Die Trauben waschen, von den Stielen zupfen, halbieren, evtl. entkernen, mit Saft und Schale der Orange und Amaretto marinieren und durchziehen lassen.

Die Mandelblättchen trocken ohne Fett rösten.

Die Buttermilchcreme mit dem Traubensalat, den gerösteten Mandelblättchen und einigen Blättchen Zitronenmelisse dekorieren.

16 g Fett/pro Portion • 8 g Fett

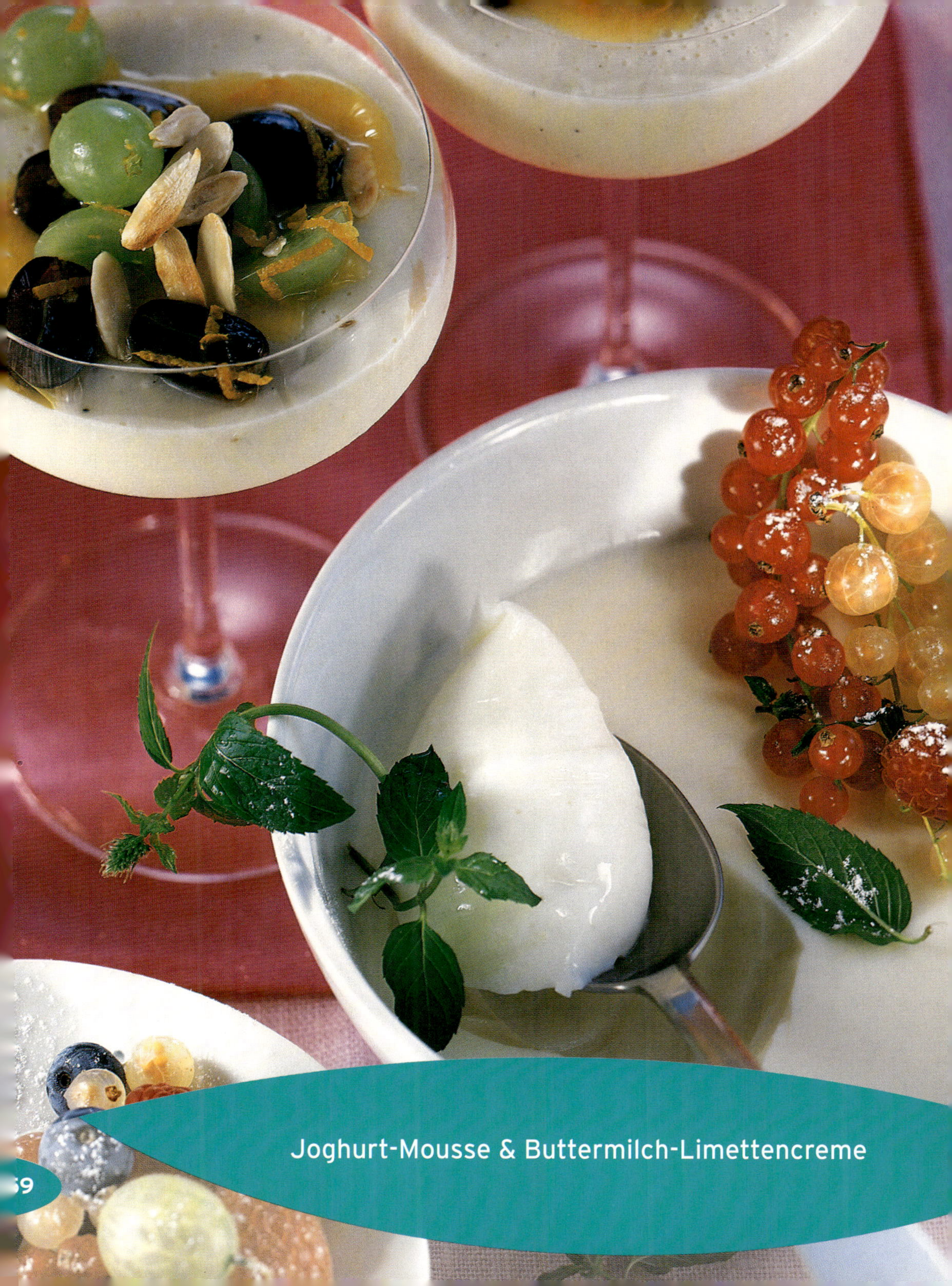

Joghurt-Mousse & Buttermilch-Limettencreme

Leichtes Tiramisu (4 Portionen)

Aus Milch, Zucker, Vanillemark und Puddingpulver einen cremigen Pudding kochen. Gelatine einweichen, ausdrücken und in den heißen Pudding einrühren.

Magerquark mit Joghurt verrühren und unter den noch warmen Pudding mischen. Danach den steifen Eischnee unterheben. In eine Auflaufform zuerst die Löffelbiskuits einschichten, mit Kaffee tränken und die Puddingcreme darauf geben; dann im Wechsel weiterschichten. Mindestens 3-4 Stunden kalt stellen. Vor dem Servieren mit dem Kakaopulver bestäuben.

250 ml Magermilch 1,5 % Fett
40 g Fruchtzucker
Mark von 1 Vanilleschote
1 Päckchen Vanillepudding
4-5 Blatt weiße Gelatine
100 g Magerquark 0,2 % Fett
150 g Magerjoghurt
2 steif geschlagene Eiweiß / Eischnee
200 g Löffelbiskuits
1 Tasse starker kalter Kaffee
1-2 TL Kakaopulver

7 g Fett /pro Portion • 1,7 g Fett

Dieses Tiramisu-Dessert kann auch fruchtig abgewandelt werden; dazu die Löffelbiskuits mit Orangensaft tränken und in die Vanillepuddingcreme einen Schuss Orangenlikör geben.
Vor dem Servieren statt des Kakaopulvers die Creme mit Kokosraspel bestreuen.

Rote Grütze von Rhabarber und Erdbeeren (2 Portionen)

Rhabarber putzen, in kleine Würfel schneiden und mit Fruchtzucker, Zitrussaft und wenig Wasser 2-3 Minuten kochen.

Die Erdbeeren waschen, putzen und halbieren, mit dem Orangenlikör und dem Johannisbrotkernmehl in die warme Rhabarbermasse geben. Von der Herdplatte nehmen. 1-2 Stunden kalt stellen, damit das Johannisbrotkernmehl richtig binden kann.

Mit Minzeblättchen und Zimtpulver und evtl. wenig Puderzucker auf Teller anrichten.

0 g Fett!

Kaltschale von Beerenfrüchten, dazu »Schnee-Eier« (2 Portionen)

Die Stachelbeeren waschen, putzen und mit 150 ml Wasser, Orangen- und Zitronensaft, sowie Zitronenschale kurz aufkochen.

Die restlichen Beeren waschen, putzen und von den Stielen lösen bzw. Erdbeeren einmal durchschneiden; in die Suppe geben. Alles mit dem Honig abschmecken und kalt stellen.

Kurz vor dem Servieren das steif geschlagene Eiweiß mit Esslöffeln abstechen und die Schnee-Eier in heißem Wasser eine ½ Minute garen.

Die Kaltschale in Teller füllen und mit den Schnee-Eiern, gehackten Pistazien und Zitronenmelisseblättchen garnieren.

Variante: Eine leichte Vanillesoße zubereiten. Über die Kaltschale geben und mit Pistazienkernen bestreuen (s. Abb.).

3 g Fett/pro Portion • 1,5 g Fett

150 g Stachelbeeren
200 g Erdbeeren
100 g rote Johannisbeeren
100 g Brombeeren
Saft von 1 Orange
Saft und Schale
von 1 unbehandelten Zitrone
2 EL Blütenhonig
1 Eiweiß
2 EL Pistazienkerne
etwas Zitronenmelisse

1 Stange Rhabarber (200-300 g)
1-2 EL Fruchtzucker
Saft von 1 Zitrone oder Orange
250 g frische Erdbeeren
1 TL Orangenlikör
1 Messerspitze
Johannisbrotkernmehl
Minzeblättchen
etwas Zimt
und evtl. Puderzucker

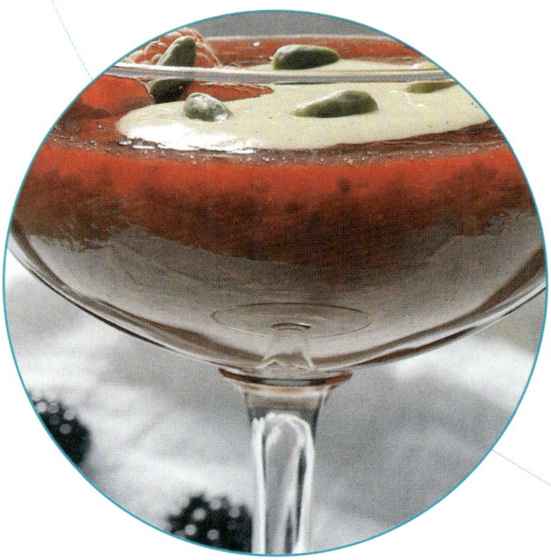

Fitness-Drinks

Blutorangen-Möhren-Drink (4 Portionen)

500 g frische Möhren
400 g Blutorangen
½ TL Raps- oder Distelöl
2 EL Haferschmelzflocken

Möhren waschen, putzen u. klein schneiden. Blutorangen schälen, klein schneiden (dabei Saft auffangen).
Gemüse und Obst im Entsafter auspressen und mit dem Öl verquirlen, die Haferschmelzflocken unterrühren.

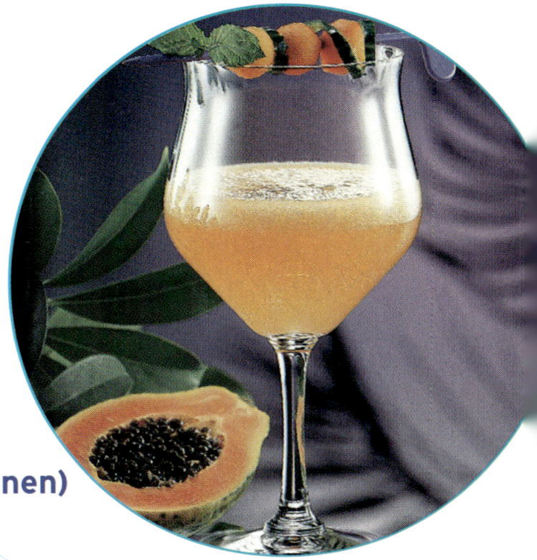

Erdbeer-Mango-Drink (4 Portionen)

Erdbeeren putzen oder auftauen, Mango schälen und das Fleisch vom Kern lösen; im Mixer oder mit dem Pürierstab zerkleinern und Orangensaft, evtl. auch etwas Mineralwasser dazugeben. Mit einer Orangenschalenspirale garnieren.

150 g frische oder tiefgefrorene Erdbeeren
1 Mango
200 ml Orangensaft (ohne Zucker)
evtl. Mineralwasser zum Verdünnen
1 Orangenspirale

Birnen-Pfirsich-Kefir (4 Portionen)

Die Birne schälen, entkernen, klein schneiden und mit dem Pfirsichsaft und Naturkefir mit dem Pürierstab fein mixen und bei Bedarf mit Mineralwasser verdünnen.

1 große Birne
200 ml Pfirsichsaft
250 ml Naturkefir
evtl. Mineralwasser

Bananen-Limetten-Shake (4 Portionen)

1 Banane
200 ml Naturmolke
oder Sojamilch
200 ml Limetten-
oder Pampelmusensaft

Die Banane schälen, klein schneiden und mit der Molke fein pürieren; Limettensaft unterrühren.

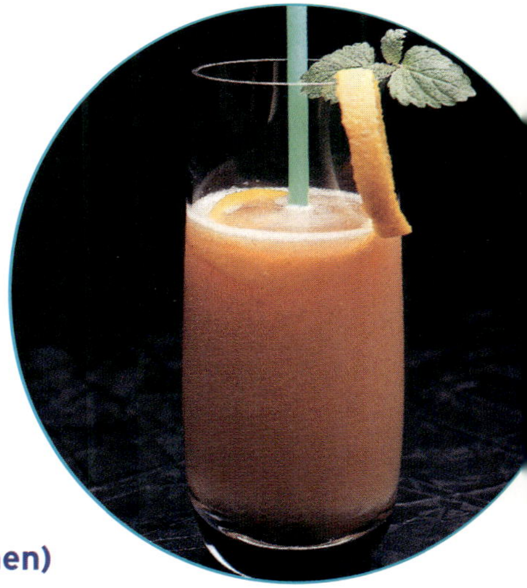

Brombeer-Nektarinen-Mix (4 Portionen)

Brombeeren und Nektarine waschen, putzen und die Nektarine klein schneiden. Die Früchte mit dem frisch gepressten Orangensaft im Mixer oder mit dem Pürierstab fein mixen. Zuletzt die Weizenkleie unterrühren.

200 g Brombeeren
1 reife Nektarine
100 ml frisch
gepresster Orangensaft
1 EL Weizenkleie

Papaya-Lassi (4 Portionen)

1 reife Papaya
200 ml probiotischer Natur- oder Vanillejoghurt
Saft von 1 Zitrone
100 ml Ananassaft
etwas Mineralwasser

Papaya halbieren, Kerne entfernen und die Frucht schälen und würfeln. Die Papayawürfel mit dem Joghurt im Mixer fein pürieren, Zitrone auspressen dann Ananassaft und Zitronensaft unter den Joghurtmix rühren und mit Mineralwasser zu einem cremigen Shake aufschäumen.

Variante: Statt Joghurt Orangensaft verwenden.

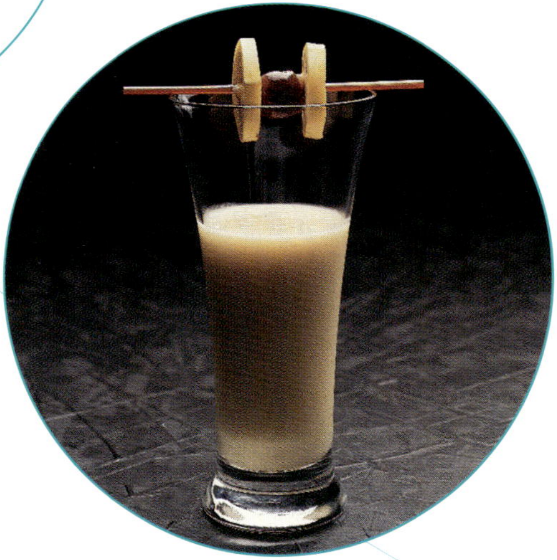

Molkedrink mit Kiwi und Vanille (4 Portionen)

2 Kiwi
200 ml Apfelmolke
1 probiotischer Vanillejoghurt
Mineralwasser

Die Kiwi schälen und klein schneiden, mit der Molke und dem Vanillejoghurt im Mixer oder mit dem Zauberstab pürieren; mit Mineralwasser zu einem Drink auffüllen.

Sellerie-Gurken-Shake

(4 Portionen)

Staudensellerie und die Salatgurke (oder den Apfel) waschen, putzen und klein schneiden. Im Entsafter mit dem Möhrensaft und den Schnittlauchröllchen zu einem pikanten Drink mixen; mit Tabasco abschmecken.

200 g Staudensellerie
½ Salatgurke oder
1 kleiner Apfel
200 ml Möhrensaft
1 EL Schnittlauchröllchen
1-2 Spritzer Tabasco

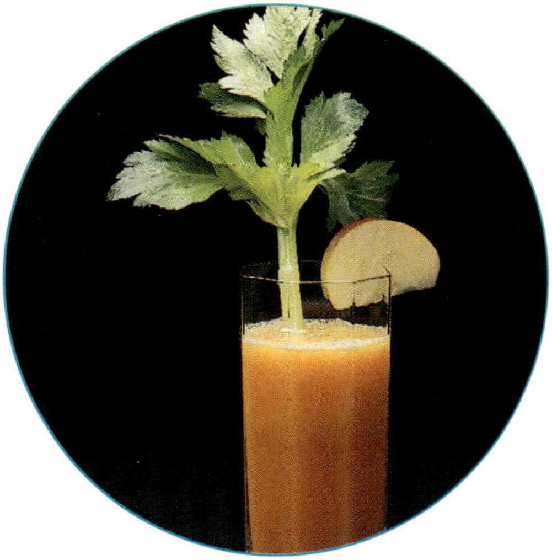

Gemüsecocktail mit Meerrettich

(4 Portionen)

Die Avocado schälen und klein schneiden. Spinatblätter verlesen, waschen, putzen und mit der Avocado und den Kräutern mit wenig Molke fein pürieren. Dann erst den Rest Molke, Meerrettich und Gewürze dazugeben und pikant abschmecken.

½ reife Avocado
50 g Spinatblätter
300 ml Naturmolke
einige Basilikumblättchen
und Dillsträußchen
1 Msp. geriebener Meerrettich
Salz, Pfeffer, Zitronensaft

Mediterranes 5 Gänge-Menü

Carpaccio von Spargel und Scampi in Rauke-Peperoncini-Vinaigrette

Mozzarella mit Tomate und Erdbeeren

Melonensorbet mit Zitronenmelisse

Lammfilet mit Oliven und gebratenem Chicorée in Balsamico

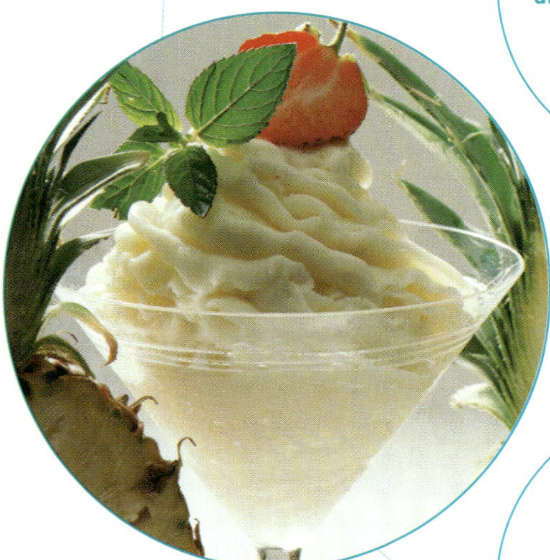

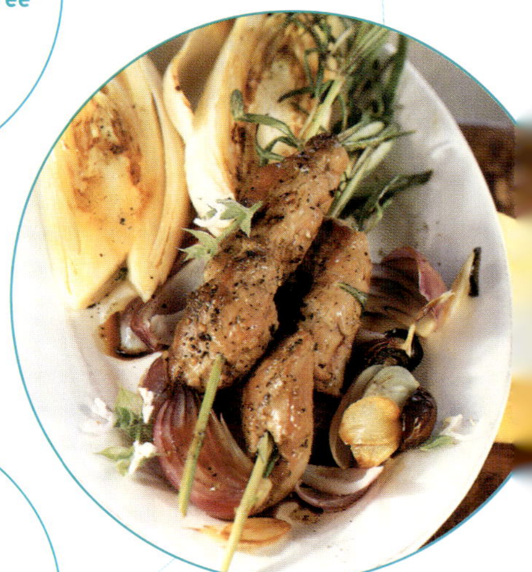

Marinierte Sommerfrüchte mit Amarettocreme

Carpaccio von Spargel und Scampi in Rauke-Peperoncini-Vinaigrette **(4 Portionen)**

Zitronensaft, die abgeriebene Schale, Essig, Salz, Zucker zusammen mit der klein geschnittenen Zwiebel verrühren; rosa Pfefferkörner leicht zerdrücken. Das Olivenöl mit einem Schneebesen kräftig unterschlagen.

Rauke waschen, verlesen und trockenschütteln, einmal durchschneiden.

Scampi waschen, trockentupfen und in heißem Olivenöl anbraten, mit gepresster Knoblauchzehe und den Ringen der Peperoncinischote 2-4 Minuten braten.

Spargel gründlich schälen, mit einem scharfen Messer in hauchdünne Scheiben schneiden.

Die Rauke auf Teller anrichten, die dünnen Spargelscheiben darauf verteilen und mit der Vinaigrette beträufeln, 10-15 Minuten marinieren.

Die noch warmen Scampi auf das Spargel-Rauke-Carpaccio verteilen und mit kleinen Dillsträußchen garnieren.

30 g Fett/pro Portion • 7,5 g Fett

Vinaigrette:
Saft und Schale von 1 Bio-Zitrone
1 EL Balsamicoessig hell, Meersalz
1 Prise Zucker, rosa Pfefferkörner
1 kleine rote Zwiebel
oder Schalotte
2 EL Olivenöl

1 Bund Rauke
16 Scampi küchenfertig,
ohne Schale (500 g)
1 TL Olivenöl
1 Knoblauchzehe
1 rote Peperoncinischote
(entkernt, ohne Scheidewände),
in Ringe geschnitten
600 g weißer Spargel,
tagesfrisch,
einige Stiele frischer Dill

Mozzarella mit Tomaten & Erdbeeren (4 Portionen)

2 Kugeln Mozzarella (je 125 g)
400 g Erdbeeren
8 große Flaschen- oder Eiertomaten

Dressing:
2 EL Balsamicoessig dunkel
1 Prise Zucker, Pfeffer, Meersalz
2 Schalotten, 2 Knoblauchzehen
Saft von 1 Orange, 2 EL Olivenöl

8 große Radicchio-Blätter
Basilikumblättchen
2 EL grüne Pfefferkörner

Mozzarella trockentupfen und in Scheiben schneiden. Erdbeeren waschen und putzen, halbieren. Tomaten waschen, Stielansatz ausschneiden, und Früchte in dünne Scheiben schneiden.
Für das Dressing den Essig mit Zucker, Pfeffer, Salz, klein geschnittenen Schalotten und gepresstem Knoblauch sowie Orangensaft verrühren. Mit einem Schneebesen das Olivenöl kräftig unterschlagen.

Die Radicchioblätter waschen, trockentupfen und auf Teller legen. Tomatenscheiben fächerförmig mit den Mozzarellascheiben abwechselnd auf den Salatblättern anrichten, die Vinaigrette darauf verteilen, mit den Erdbeeren und kleinen Basilikumblättchen garnieren; als zusätzliche Würze einige grüne Pfefferkörner dazugeben.

65 g Fett/pro Portion • 18 g Fett

Melonensorbet mit Zitronenmelisse (4 Portionen)

400 g Galia- oder Honigmelonenfruchtfleisch
je 1 EL Orangen- und Zitronensaft
1-2 EL Ahornsirup oder Honig
Mark von 1 Vanilleschote
1 steif geschlagenes Eiweiß
1-2 Stiele Zitronenmelisse oder Minze

Das Fruchtfleisch pürieren und mit dem Orangen-/Zitronensaft, Ahornsirup und dem Mark der Vanilleschote abschmecken.

Das Fruchtmus im Tiefkühlfach anfrieren lassen.

Das Eiweiß steif schlagen und unter das angefrorene Fruchtpüree geben. Die Sorbetmasse mindestens 2-3 Stunden gefrieren lassen, mehrmals mit einer Gabel oder einem Schneebesen durchrühren.

Das fertige Melonensorbet in Gläser füllen und mit Zitronenmelisse oder Minzeblättchen garnieren.

Tipp: Das Sorbet lässt sich auch mit Ananasfruchtfleisch oder mit anderen Früchten zubereiten.

0 g Fett!

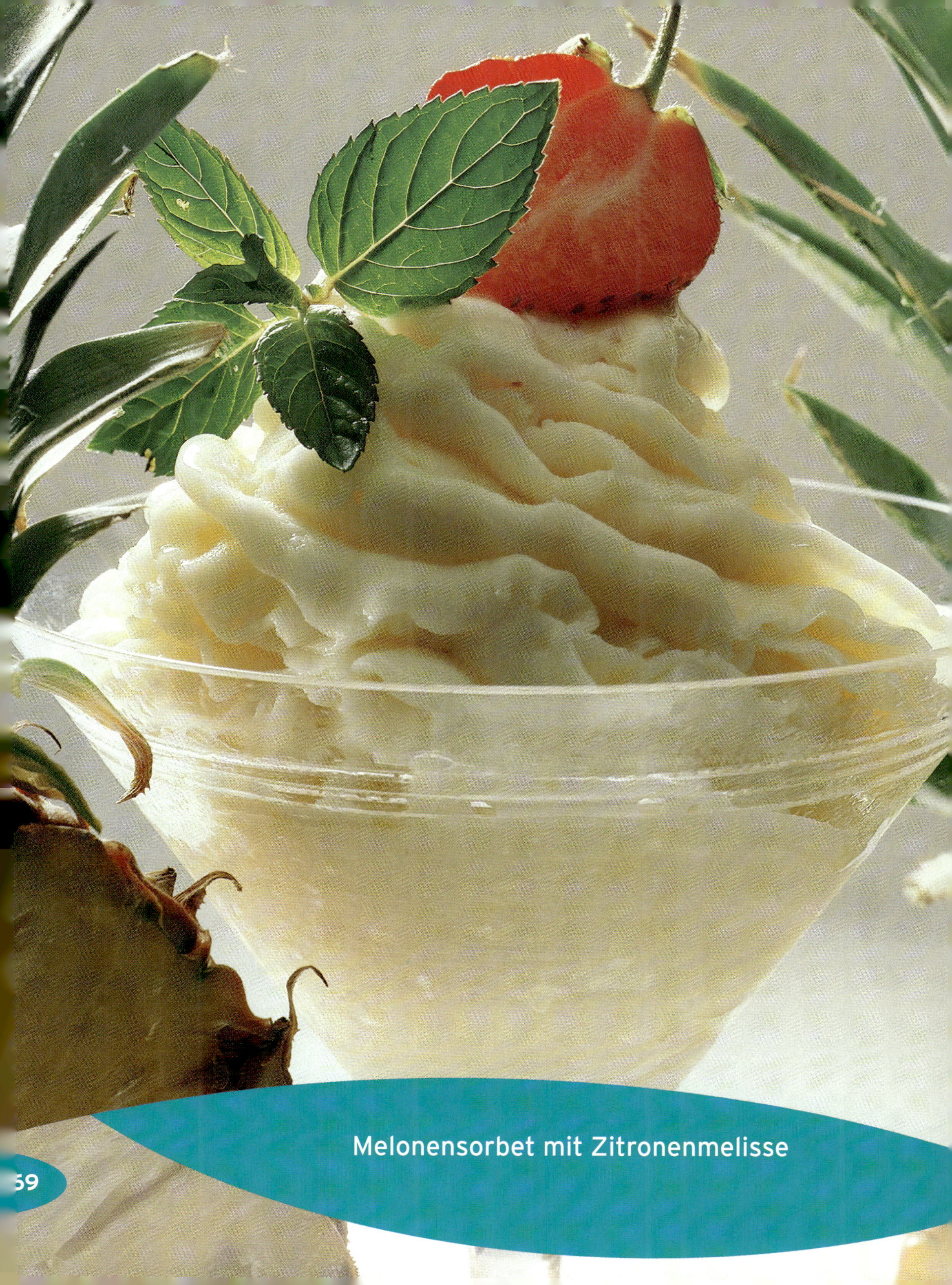

Melonensorbet mit Zitronenmelisse

Lammfilet mit Oliven und gebratenem Chicorée in Balsamico-Jus (4 Portionen)

600 g Lammfilet, Meersalz,
Pfeffer grob geschrotet,
4 Zweige frischer Rosmarin
1 EL Olivenöl
2 rote Zwiebeln,
4 Knoblauchzehen
60 g entsteinte, schwarze Oliven
2-3 EL Balsamicoessig

Chicorée-Gemüse:
800 g Chicorée (ca. 4 Chicorée-Sprossen)
1 TL Olivenöl
1 EL brauner Zucker
200 ml Gemüsefond (fettfrei)
6-8 Salbeiblätter

Lammfilet abspülen, trockentupfen und mit Salz und Pfeffer einreiben. Gleich große Medaillons schneiden; pro Portion einen Rosmarinzweig als Spieß verwenden und die Medaillons aufspießen. 1 EL Olivenöl erhitzen, die Filetspieße kräftig von allen Seiten anbraten und warm halten.

In das Bratfett geschälte und in grobe Spalten geschnittene Zwiebeln und Knoblauchscheiben geben, die entsteinten Oliven klein schneiden und kurz mitdünsten und mit Pfeffer bestreuen, dann mit Balsamicoessig ablöschen.

Die Chicoréekolben waschen, putzen und halbieren, das untere Ende kegelförmig ausschneiden und die Hälften in 1 TL Olivenöl anbraten, mit braunem Zucker karamellisieren, würzen und mit Gemüsefond ablöschen; einkochen lassen.

Die Lammfiletspieße mit dem Olivenfond auf Teller anrichten und mit dem karamellisierten Chicoréegemüse servieren; als Garnitur einige Salbeiblättchen dazugeben.

36 g Fett/pro Portion • 9 g Fett

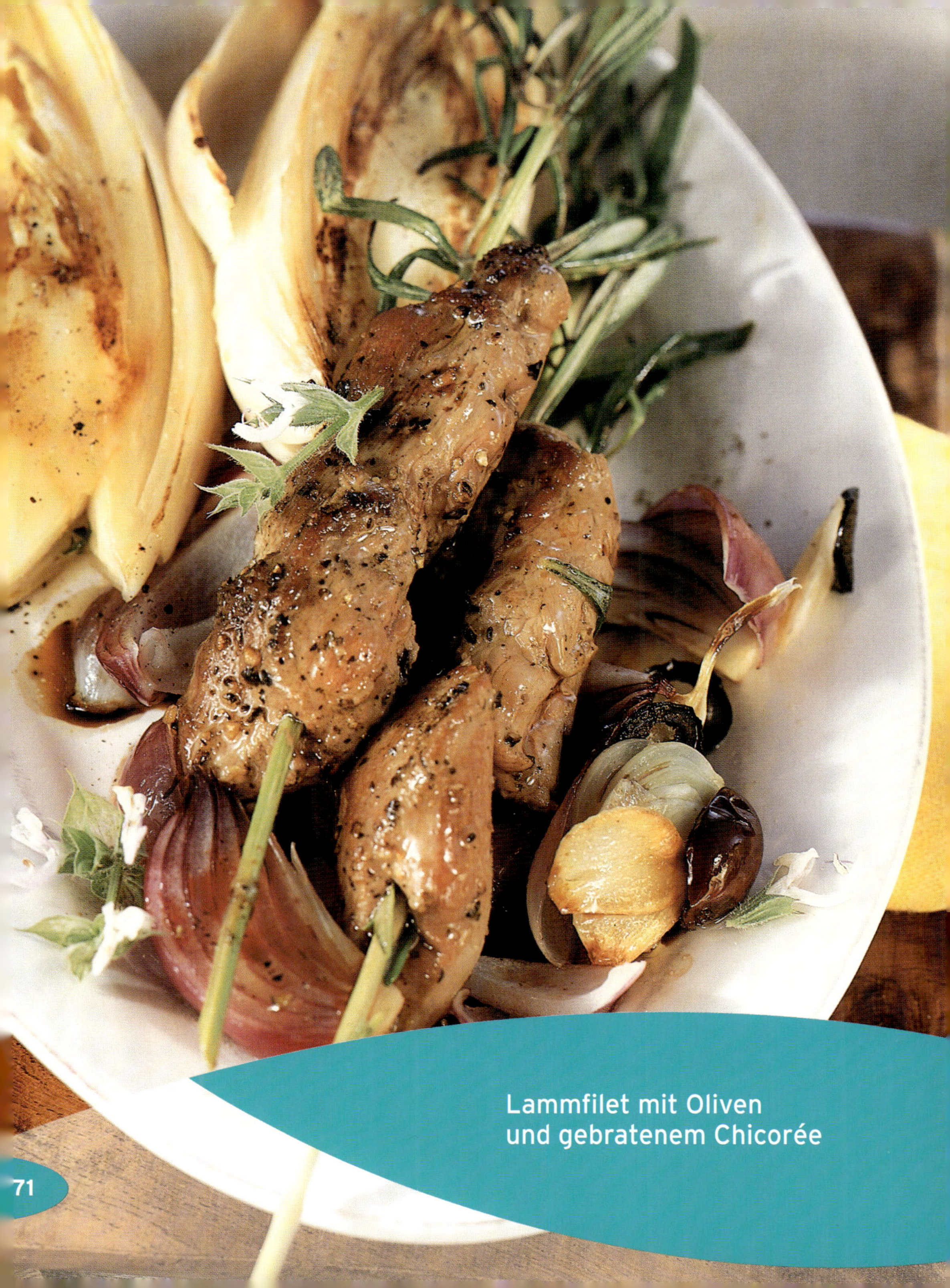

Lammfilet mit Oliven und gebratenem Chicorée

Marinierte Sommerfrüchte mit Amarettocreme

(4 Portionen)

4 Kiwi
4 Scheiben frische Ananas
1 Mango
250 g Erdbeeren
2 Nektarinen
8 Kapstachelbeeren
Saft und Schale
von 1 unbehandelten Zitrone
4 EL Orangenlikör
2 EL Fruchtzucker
200 g Cremequark 0,2 % Fett
1 EL Amarettolikör, 1 TL Honig
2 Stiele Zitronenmelisse

Die Früchte schälen bzw. waschen und in große Spalten oder Scheiben schneiden, Erdbeeren halbieren, Kapstachelbeeren aus den Hüllen lösen, evtl. abreiben. Saft und Schale der Zitrone mit dem Orangenlikör und Fruchtzucker verrühren und die Früchte darin 20–30 Minuten marinieren.

Den Cremequark mit Amarettolikör und Honig verrühren.

Die marinierten Früchte in Schälchen oder Teller geben, darauf portionsweise die Amarettocreme verteilen und mit den Blättchen der Zitronenmelisse garnieren.

0 g Fett!

Festliches 4 Gänge-Menü

Blattsalate mit
warmen Edelfischen

Möhrencremesuppe
mit gerösteten Kürbiskernen
und Kresse

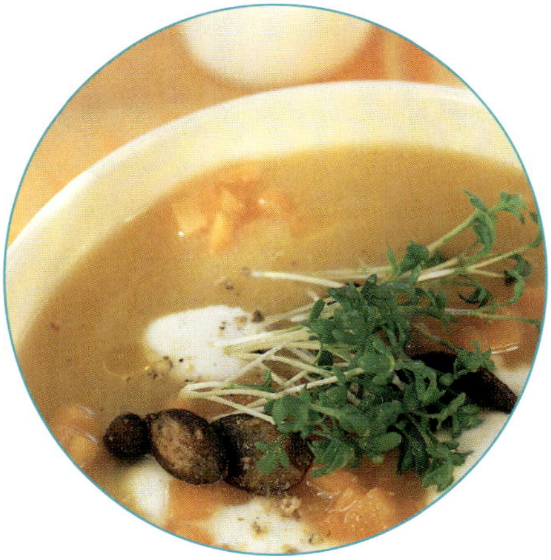

Überbackenes Rinderfilet
mit Schalotten, Tomaten
und Barolo

Joghurt-Mohn-Eis
mit Früchtesauce

Blattsalate mit warmen Edelfischen (4 Portionen)

Je 4 große Blätter Römersalat (Romana), gelber Frisée (Herzblätter), Radicchio, Eichblattsalat und 4 Röschen Feldsalat

Dressing:
1 Zwiebel, 1 Knoblauchzehe
2-3 EL Balsamicoessig
1 TL Dijon-Senf, 1 TL Honig
etwas Gemüsebrühe (Granulat)
Meersalz, Pfeffer, frisch gemahlen
3 EL Olivenöl

Fischfilets:
je 120 g Zander, Seeteufel, Alaska-Seelachs
250 g Scampi (küchenfertig)
Zitronenpfeffer
1 TL Rapsöl
1 EL Zitronensaft, Meersalz
1 Stiel frischer Dill

Die Salatblätter waschen und trockenschleudern, in mundgerechte Stücke zupfen. Zwiebel und Knoblauch schälen, fein hacken. Aus Essig, Senf, Honig und Gemüsebrühe ein Dressing rühren, würzen und mit einer Gabel das Olivenöl unterschlagen; Zwiebel und Knoblauch zugeben.

Die Fischfilets abwaschen, trockentupfen und in große Würfel schneiden. Würfel, sowie abgetrocknete Scampi mit Zitronenpfeffer würzen. Rapsöl in einer beschichteten Pfanne erhitzen; die Scampi und nach und nach die Fischwürfel anbraten und warm halten. Salatblätter mit Dressing auf Tellern anrichten; Scampi und Fischwürfel portionsweise darauf verteilen; mit wenig Zitronensaft und Meersalz würzen und mit Dillsträußchen garnieren.

20 g Fett/pro Portion • 5 g Fett

Möhrencremesuppe mit gerösteten Kürbiskernen & Kresse (4 Portionen)

3 große Möhren
2 große Kartoffeln
2 Schalotten, 1 Knoblauchzehe
1 EL Rapsöl
Meersalz, Pfeffer
Muskatnuss
600-700 ml Gemüsebrühe, fettfrei
2 EL Sauerrahm 10 % Fett
1 Hand voll Gartenkresse
2 EL Kürbiskerne, ohne Fett geröstet

Möhren und Kartoffeln bürsten bzw. schälen, fein würfeln. Schalotten und Knoblauch schälen und klein schneiden.

Öl erhitzen, Zwiebel und Knoblauch anschwitzen und die Möhren-Kartoffelwürfel dazugeben, 1-2 Minuten schmoren, würzen und mit der Gemüsebrühe ablöschen; in ca. 10-15 Minuten gar kochen. Dann die Suppe fein pürieren, aufkochen und nochmals abschmecken.

Die Suppe in Teller oder Tassen füllen, mit je einem Klecks Sauerrahm sowie mit Kresse und Kürbiskernen garnieren.

20 g Fett/pro Portion • 5 g Fett

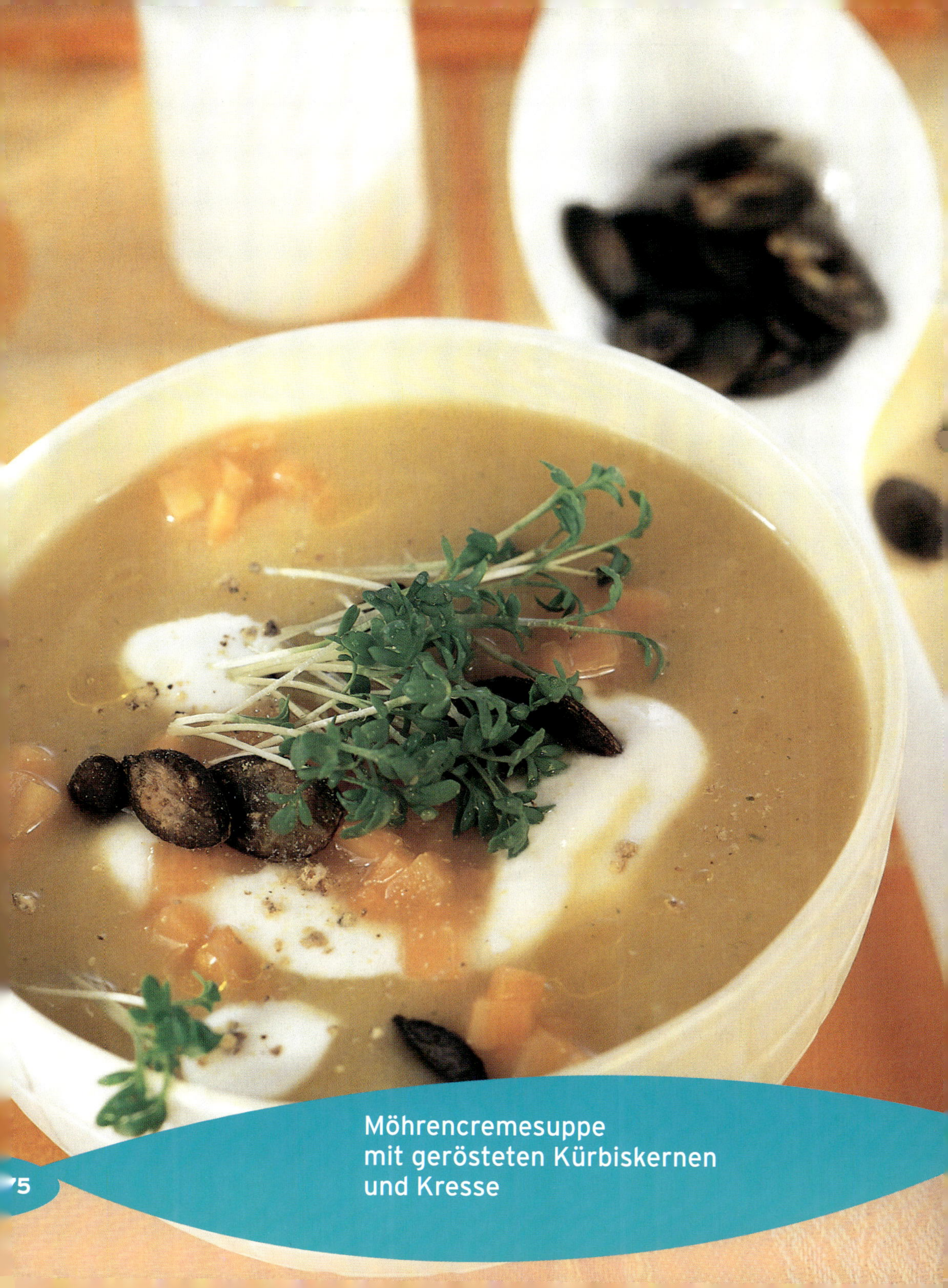

Möhrencremesuppe
mit gerösteten Kürbiskernen
und Kresse

Überbackenes Rinderfilet mit Schalotten, Tomaten & Barolo (4 Portionen)

1 Bund Suppengrün
1 Lorbeerblatt
1 Zwiebel mit 2-3 Nelken gespickt
2 l Gemüsebrühe, fettfrei (Instant)

600 g Rinderfilet am Stück
150 g Schalotten
4 Knoblauchzehen
4 große Flaschentomaten
1 TL Olivenöl, Pfeffer, frisch geschrotet, Meersalz
4 Scheiben Gambozolakäse,
250 ml Barolo (italienischer Rotwein aus dem Piemont)
1-2 Stiele frisches Basilikum & einige Salbeiblättchen

Backofen auf 200 °C vorheizen.

Suppengrün waschen, putzen und unzerteilt mit dem Lorbeerblatt und der Zwiebel in der Brühe 10 Minuten kochen lassen. Das Rinderfilet mit Küchengarn wie einen Rollbraten eng zusammenbinden und dabei drei Schlaufen anbringen, durch die man einen Kochlöffelstiel schieben kann.
Das Fleisch soll am Kochlöffel in der Brühe hängen, es darf dabei weder den Topfboden berühren, noch aus der Brühe herausragen. Etwa 10 Minuten in der leise wallenden Brühe ziehen lassen (siehe Tipp).
Fleisch herausnehmen, mit Alufolie bedecken und ruhen lassen.

Während das Fleisch gart, Schalotten und Knoblauchzehen schälen, halbieren und in dicke Scheiben schneiden. Die Tomaten waschen, halbieren und den Stielansatz ausschneiden.

Das Olivenöl erhitzen, Schalotten und Knoblauch anschwitzen, Tomatenhälften zugeben, mit Pfeffer und Meersalz würzen. Alles in eine feuerfeste Form geben, das Filet in dicke Medaillons schneiden. Auf das Tomaten-Zwiebel-Gemüse legen, mit Gambozolascheiben belegen, den Rotwein angießen und die Form in den Backofen schieben.

Alles überbacken und nach 5-6 Min. aus dem Ofen nehmen.

Die überbackenen Medaillons mit den gebratenen Tomaten-Zwiebeln auf Tellern anrichten und mit Basilikum- und Salbeiblättchen garnieren.

Beilagen-Empfehlung: Kleine Kartoffeln oder Gnocchi

Tipp: Dies ist eine alte französische Garmethode und heißt: Boeuf à la ficelle.

20 g Fett/pro Portion • 5 g Fett

Joghurt-Mohn-Eis mit Früchtesauce (4 Portionen)

Joghurt mit Ahornsirup, Vanillemark und gemahlenem Mohn, sowie Zimt und Nelkenpulver verrühren. Steif geschlagenes Eiweiß unterheben.

Die Joghurtmasse in eine gefrierfähige Schüssel geben und in das Gefrierfach stellen. Etwa alle halbe Stunde mit einem Schneebesen kräftig durchrühren. Zugedeckt mindestens 3 Stunden gefrieren lassen.

Inzwischen die Früchte waschen, putzen und bei Bedarf in mundgerechte Stücke schneiden, mit Fruchtzucker, Zitronenschale und Zitronensaft marinieren und 1 Stunde ziehen lassen.

Das Joghurt-Eis aus dem Gefrierfach nehmen, einige Minuten bei Zimmertemperatur stehen lassen. Mit einem Pürierstab durchmixen und eine geschmeidige Eiscreme herstellen.

Zusammen mit den Früchten auf Teller oder in Schalen anrichten und mit Zitronenmelisse garnieren.

4 g Fett/pro Portion • 1g Fett

400 g Magerjoghurt
3 EL Ahornsirup
Mark von 1 Vanilleschote
1 gehäufter EL gemahlener Mohn
½ TL Zimtpulver
1 Messerspitze Nelkenpulver
1 Eiweiß, steif geschlagen

600 g Früchte nach Saison
1 EL Fruchtzucker
1 TL abgeriebene Zitronenschale und Zitronensaft
1 Zweig Zitronenmelisse

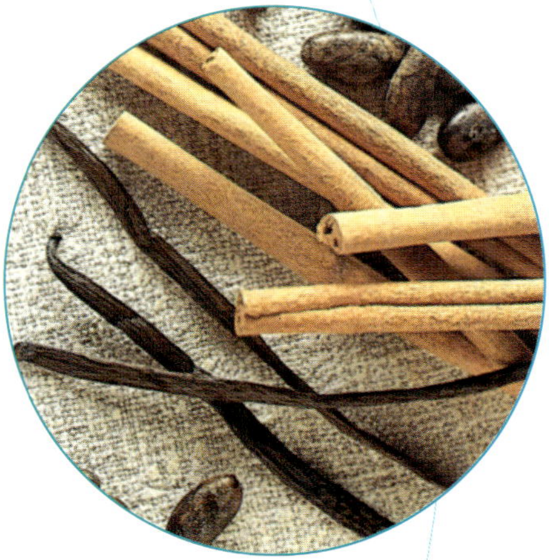

Tipps & Tricks aus der Küchenpraxis

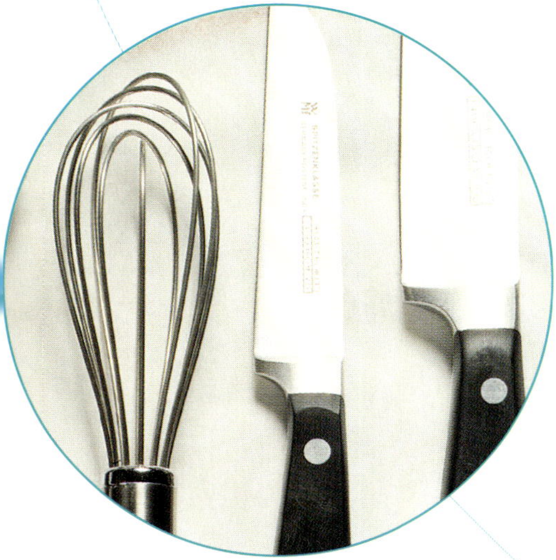

- Kalorienzählen ist out, Fettbremse ziehen!
  Die tägliche Gesamtfettmenge auf 30 bis max. 40 g beschränken.
- Die fettarme Zubereitung mit Hilfe eines Pinselstrichs Öl in der beschichteten Pfanne oder im Topf nutzen, oder als Dosierung einen Öl-Sprüher verwenden.
- Geflügel ohne Haut braten bzw. die krosse Haut abziehen (das meiste Fett sitzt direkt in der Haut des Geflügels).
- Schlanke Saucen mit Hilfe eines Fettabschöpf-Kännchens (im Fachhandel) herstellen.
- Statt Sahne Sauerrahm (Schmand) mit 20 % Fett zum Schluss in die Sauce oder unter das Gemüse rühren (auch magere Kondensmilch sorgt für eine cremige Konsistenz).
- Eischnee statt Sahne!
  Bei Nachspeisen und süßen Gerichten kann leicht Fett eingespart werden, wenn statt geschlagener Sahne Eischnee untergezogen wird (Eier aus Freilandhaltung).
- Streichfette für den Brotbelag durch mageren Kräuterquark, Senf, Meerrettich oder Paprikapaste ersetzen.
- Fettarme und doch leckere Röstkartoffeln!
  Rohe oder gekochte Kartoffeln in dünne Scheiben schneiden (oder auf der Rohkostreibe hobeln), in einer beschichteten kratzfesten Pfanne ohne Fett bei mittlerer Hitze langsam braten. Wenn die Ränder knusprig werden, wenden. Zum Schluss mit Gewürzen, Kräutern und Knoblauch würzen und einige Tropfen Oliven- oder Rapsöl darüber träufeln.
- Generell Rohkost und Salate als Vorspeise in reichlicher Menge bereitstellen (gut kauen und langsam essen, das bringt Sättigung und dabei reichlich Vitamine!).

- Lust auf Süßes?
  Kakao aus Magermilch, Kakaopulver und Fruchtzucker oder Stevia herstellen.
  Eine große Tasse voll in kleinen Schlucken trinken.
- Hefekuchen mit Obstbelag oder Biskuits mit Obstbelag statt Cremetörtchen als fettarme süße Variante einsetzen.
- Suppen mit passierten gekochten Kartoffeln oder mit Haferflocken bzw. mit Kartoffelflocken oder Haferkleie binden; mit dem Mixstab aufschäumen.
- Mit wenig Meersalz (aus der Salzmühle) würzen, dafür umso mehr frische oder tiefgekühlte Kräuter verwenden.
- Generell verschiedene pikante, fettarme Saucen (wie Tomaten-Gemüse-Sauce, Fischsauce, Currysauce, Bratensauce usw.) im Tiefkühlgerät als Vorrat einfrieren.
  Bevorzugt in Eiswürfelbehältern, da diese sich ideal zum Portionieren eignen.
  Die Saucen können, je nach Jahreszeit, mit Gemüse, Kräutern und Gewürzen verändert werden.
  Diese Portions-Saucen passen als »schnelle Sauce« zu kurz gebratenem Fleisch oder Fisch, aber auch bei der Zubereitung von Aufläufen und Pasta-Gerichten können sie verwendet werden. Ihr Einsatz spart Zeit in der Küche!

Empfehlungen für den täglichen Umgang mit Geschmack und Genuss

Süßigkeiten

Kleine Mengen qualitativ hochwertiger Schokolade, wenn möglich mit einem hohen Kakaoanteil von 70–80%, stellen in Verbindung mit einer Tasse Kaffee, Cappuccino oder Espresso einen gesunden Genuss dar.
Im Kakao sind spezielle Flavonoide (s. Seite 25) enthalten, die seine gesundheitsfördernde Eigenschaft ausmachen. Wissenschaftler haben herausgefunden, dass die Inhaltsstoffe der Schokolade auch anregend wirken oder ein Glücksgefühl erzeugen können. Eine gute Auswahl an Schokoladen, die mit Kakao aus biologischem Anbau, mit echter Kakaobutter und manche mit Rohrohrzucker hergestellt sind, findet man heute in vielen Naturkostläden und Reformhäusern.

Essig & Öl

Essig: Apfelessig, Aceto Balsamico (Balsamicoessig) dunkel und hell/bzw. rosé, Himbeer- oder Estragonessig, Bärlauchessig u. a.
Öl: Olivenöl extra vergine (ital., franz. oder griech.), Rapsöl, Kürbiskernöl, Traubenkernöl. Verwenden Sie kaltgepresste, natürlich reine Öle – sie sind ernährungsphysiologisch wertvoller – und bevorzugen Sie möglichst Sorten aus biologischem Anbau. Native Öle enthalten im Gegensatz zu raffinierten Ölen noch alle wichtigen Nährstoffe und eine optimale Zusammensetzung an Fettsäuren.

Gewürze und Kräuter

Meersalz oder feines Meersalz (Fleur de Sel)
Bunte Pfefferkörner-Mischung für die Pfeffermühle
Fettarme, salzreduzierte Gemüsebrühe (Instant)
Paprikapulver, edelsüß und scharf
Currypulver, mild und scharf
Curcumapulver und Safran
Chili, getrocknet, zum Mahlen in der Mühle
Chilischoten oder Peperoncini, frisch
Ingwer, frisch als Wurzel oder Ingwerflocken zum Mahlen (Tipp: frischer Ingwer kann sehr gut geschält eingefroren, und bei Bedarf, gerieben werden)
Muskatnuss, ganz, frisch gerieben aus der Muskatmühle
Chinesische 5-Gewürze-Mischung
Zitronenpfeffer (für Fischgerichte, Schal- und Krustentiere)
Frische Kräuter der Saison bzw. tiefgefrostet oder selbst getrocknet (je nach Jahreszeit)

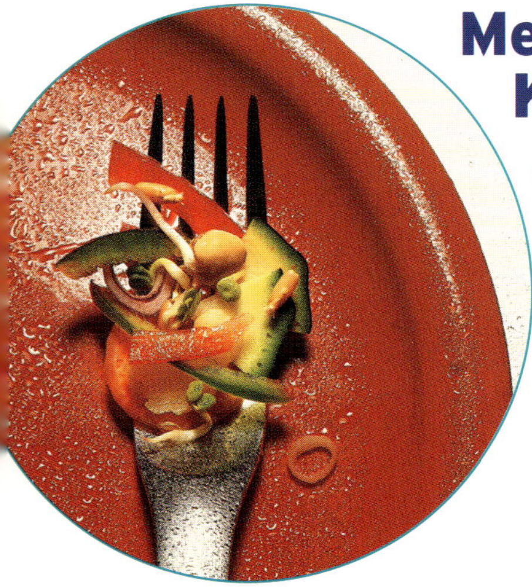

Mengenlehre in der Küchenpraxis

Allgemeine Grundbegriffe:

In der Küche werden wir tagtäglich mit den unterschiedlichsten Abkürzungen und Mengen konfrontiert und nicht immer weiß man sofort, was und wieviel die Angaben bedeuten. Auf den Umschlaginnenseiten haben wir ein paar gängige Maßeinheiten für die täglich zu verarbeitenden Nahrungsmittel aufgelistet.

Tipps zur täglichen Umsetzung

- Schränken Sie den Genuss von Lebensmitteln ein, die reich an gesättigten Fettsäuren sind.
  Eine Faustregel hilft: Je fester die Fette sind, desto mehr Fettsäuren enthalten sie! Tierische Fette (außer Fischöl-Omega-3 Fettsäuren) und feste pflanzliche Fette enthalten besonders viele gesättigte Fettsäuren.
- Verwenden Sie möglichst wenig behandelte Öle für Ihren Salat und kalte Speisenzubereitungen, bevorzugt Olivenöl, Distelöl und Rapsöl. Kaltgepresste Öle sollten nicht erhitzt werden. Je mehr mehrfach gesättigte Fettsäuren und Linolsäure enthalten sind, desto weniger hitzestabil sind die Öle. Für die warme Zubereitung ist ein hitzestabiles Oliven- oder Rapsöl (2. Pressung) zu empfehlen.
- Der Streit Butter oder Margarine? ist vorbei!
  Essen Sie in bewusster Dosierung Butter, achten Sie dabei stets auf die tägliche Gesamt-Fettmenge und die sinnvolle Auswahl und Zusammensetzung der Fette. Bevorzugen Sie Margarine – dann eine hochwertige, ohne chemische Härtungsstoffe.
- Steigen Sie auf fettarme Garmethoden um – wie Dünsten, Grillen, Garen in Folie, im Römertopf, in der Tajine, im Wok und in beschichteten Pfannen.
- Probieren Sie alternative Garmethoden für ansonsten fettreiche Speisen aus; z. B. Bratkartoffeln: Dünn geschnittene, gekochte Kartoffelscheiben im Backofen (auf Backpapier) bei mittlerer Hitze rösten, einmal wenden und mit wenig Öl bepinseln.
- Sparen Sie Fett bei der Saucenzubereitung! Z. B. Joghurt statt Sahne in die Salatsauce geben; warme Saucen mit einer geriebenen Kartoffel statt mit Sahne oder Crème fraîche binden; Salatmayonnaise mit Joghurt, Kefir oder Magerquark verlängern.
- Ersetzen Sie Käse oder Wurst durch Obst- oder Gemüsescheiben. Auch aus Quark, vermischt mit Gemüse, Zwiebeln oder Obst und Fruchtmus lassen sich feine Aufstrich-Kreationen zubereiten.
- Meiden Sie feste Plattenfette wie Kokosfett, sowie gehärtete Fette generell
  Diese werden vor allem als Brat-Fritierfette verwendet; sie stecken auch in Fertigprodukten; achten Sie deshalb bei der Zutatenliste auf »pflanzliche Fette und Öle, gehärtet« als Angabe.
- Bevorzugen Sie – und essen Sie so oft wie möglich-Vollkornprodukte (Brot, Brötchen, Reis, Nudeln) und frisches Gemüse, Obst und Salate.
  Diese Nahrungsmittel enthalten praktisch keine Fette, sind aber reich an Vitaminen, Mineral- und Ballaststoffen sowie sekundären Pflanzenstoffen.

Gewürz- und Kräuterkunde

Gewürze sollen das Aroma der Speisen abrunden, aber nicht den Geschmack des Lebensmittels überlagern.
Den Speisen sollte beim Würzen eine Hauptrichtung gegeben werden, also den Akzent auf ein Gewürz setzen und die begleitenden Gewürze nur sparsam verwenden.
Die Gewürze stets gut verschlossen und in dunklen Gläsern aufbewahren, durch Sauerstoffeinfluss verlieren sie erheblich an Geschmack und Aussehen.
Kräuter frisch oder tiefgefroren verwenden. Fast alle Kräuter sind in Töpfchen auf der Fensterbank oder im Freien (je nach Jahreszeit) ganzjährig verfügbar. Frische Kräuter enthalten wertvolle Vitamine, sekundäre Pflanzenstoffe und ätherische Öle.

Anis

besitzt einen sehr eigenwilligen Geschmack – aromatisch süß – und verträgt sich nur selten mit anderen Gewürzen; gibt es gemahlen oder als Samen für Süßspeisen oder Backwaren.

Basilikum

gibt es als Topf- oder Freilandpflanze, klein- oder großblättrig. Es ist geschmacksintensiv und passt zu allen Tomaten- und italienischen Pastagerichten, zu Pizza oder frischen Salaten.

Thai-Basilikum

Thailändisches Basilikum hat leicht gezackte, grüne Blätter und tiefrote Stängel. Das Kraut hat ein süßes Anisaroma; eignet sich für Pfannengerührtes aus dem Wok, Currygerichte und Salate.

Zitronen-Basilikum

hat kleine grüne Blätter mit Zitronenduft und leicht pfeffrigem Geschmack; wird für Salate und Suppen verwendet.

Bohnenkraut

kann frisch oder getrocknet zu Bohnen- und Eintopfgerichten, zu Lammfleisch und Tomaten verwendet werden.
Geschmack: leicht pfeffrig, an Thymian und Minze erinnernd.

Carob

ist die Frucht des Johannisbrotbaumes; es gilt als Kakaoersatz und ist sehr nährstoff- und mineralreich; enthält einen hohen Anteil an Eigensüße. Carob gibt es im Naturkostladen oder Reformhaus.

Cayennepfeffer

wird aus Chilischoten gewonnen, er ist sehr scharf, deshalb sparsam verwenden. Sollte eine Speise dennoch zu scharf gewürzt sein, kein Wasser trinken! – trockenes Brot oder Joghurt essen – das neutralisiert die Schärfe (s. a. Seite 185).

Currypulver

ist eine indische Gewürzmischung, die ursprünglich von dem Wort »Karie«, d. h. »Sauce« kommt. In Indien heißt diese Mischung »Masala«; dort wird sie täglich frisch gemischt, kann bis zu 15 verschiedene Zutaten vereinen und variiert in Farbe, Geschmack und Schärfegrad.

Chilischoten

sind scharfe Verwandte des Gemüsepaprikas. Meistens sind kleine Schoten würziger als große. Man kann die Schärfe der Chilis mindern: Schoten entkernen, weiße Häute entfernen und die Schoten im Ganzen mitgaren, vor dem Servieren herausnehmen. Hände stets gut waschen!

Cumin oder Kreuzkümmel

ist im Geschmack kräftiger und schmeckt ganz anders als »normaler Kümmel«, er kommt aus einer anderen Pflanzenfamilie; für asiatische und orientalische Speisen.

Dijonsenf

wird meist aus schwarzen Senfkörnern, aber auch aus Sarepta-Senf hergestellt. Durch das Schälen der Körner erhält er seine hellgelbe Farbe. Sein Geschmack wird durch Traubenmost oder Wein, Salz und verschiedene Gewürze bestimmt.

Dill

gibt es ganzjährig; das Kraut kann in einem Wasserglas oder einem Plastikbeutel im Kühlschrank aufbewahrt werden. Dill bedarf wenig Pflege; das Kraut passt sehr gut zu Fisch, Salaten und Saucen.

Estragon

meist ganzjährig erhältlich, mit leicht herb-bitterem Geschmack und feinem Anisaroma; wird für Marinaden und Saucen als Geschmacksträger benötigt.

Galgant

ist eine dem Ingwer verwandte Gewürzwurzel, der ein schwaches Kampferaroma anhaftet. Der ausgeprägte Geschmack (scharf, bitter-aromatisch) der Wurzel kommt nur frisch gerieben zur Geltung; wird vorrangig in asiatischen Speisen und Currygerichten verwendet.

Gelbwurzel-Kurkuma

ist ein intensiv gelbes Pulver und in fast allen Curry-Mischungen enthalten. Es verleiht Speisen eine gelbliche Farbe und einen ingwerähnlichen Geschmack; passt sehr gut zu asiatischen Speisen, Fisch- und Reisgerichten. Kurkuma ist erhältlich in Naturkostläden, Dritte-Welt-Läden und Asia-Shops und ist auch ein Ersatz für den teuren Safran.

Gemüsebrühe, vegetarisch

ist ein gut sortierten Supermärkten, im Reformhaus und im Naturkostladen erhältlich. Sie darf weder gehärtete Fette, noch Geschmacksverstärker oder Konservierungsstoffe enthalten; sie ist geeignet für alle Speisen.

Gewürzpaprika

stammt aus Südostasien und gelangte durch die Türken nach Ungarn. Für den scharfen Geschmack ist Capsaicin verantwortlich, das in den Kernen und den Scheidewänden konzentriert ist. Hervorzuheben ist auch der Gehalt an Provitamin-A und Vitamin-C. Aus Gewürzpaprika werden Delikatess-, Halbsüß-, Rosenpaprika- und Scharfpaprika-Pulver hergestellt.

Ingwer

ist ein knollig verzweigter Wurzelstock einer schilfartigen Staude mit aromatisch frischem – aber auch brennend – scharfem Aroma. Ingwer ist ein unentbehrliches Gewürz für alle, die gern indisch oder chinesisch kochen; für Reisgerichte, Tofu, Karotten, Suppen und Saucen. Es eignet sich aber ebenso zu Obstgerichten sowie Chutneys. Ingwer ist gemahlen und frisch als Wurzel erhältlich.

Kardamom

gehört zu den Ingwergewächsen, ist gemahlen oder ganz als Kapseln erhältlich. Die Kapseln vor Zugabe an ein Gericht leicht zerstoßen; sie entwickeln ein süßlich-zitroniges Aroma; für Getränke, Süßspeisen und Currygerichte.

Kerbel

ist ein aromatisches, leicht nach Anis schmeckendes Küchenkraut. Kann frisch oder gekocht verwendet werden. Bei warmen Gerichten den Kerbel erst vor dem letzten Aufkochen in das Essen geben.

Knoblauch

darf nicht über 60 °C erhitzt werden, da er sonst bitter wird. Die Knolle gehört zu den Zwiebelgewächsen und ist aus etwa 12 Zehen zusammengesetzt. Knoblauch besitzt wertvolle ätherische Öle, die dicht unter der dünnen Haut liegen. Fein gehackt oder gepresst verwenden.

Koriander

gemahlen oder als Samen erhältlich; als frisches Koriandergrün ist die Pflanze unentbehrlich in der asiatischen und brasilianischen Küche. Aber auch in Brot, Weihnachtsbackwaren und bei einigen Süßspeisen darf Koriander nicht fehlen.

Kümmel

macht schwer verdauliche Gerichte nicht nur schmackhafter, sondern auch bekömmlicher (z. B. Kohlgerichte). Wer den intensiven Geschmack und Kümmelkörner nicht mag, sollte gemahlenen Kümmel verwenden. Er verträgt sich schlecht mit anderen Gewürzen (außer Pfeffer).

Liebstöckel

wird auch Maggikraut genannt; es gibt – sparsam zugegeben – Gemüse, Suppen, Salaten und Fleisch ein dezentes Aroma; besser frisch verwenden.

Minze

ist frisch in Blumentöpfchen und getrocknet erhältlich. Minze eignet sich als Gewürz sehr gut zu Lamm, Gemüse und Saucen, auch zu Obst (z. B. Ananasminze & Erdbeeren) und Süßspeisen. Es gibt verschiedene Sorten, u. a. Pfefferminze, Zitronenminze etc.

Muskat

sollte als ganze Nuss vorrätig sein und mit Hilfe einer feinen Reibe immer frisch gerieben in die Speisen gegeben werden. So erzielt man ein besseres Aroma, denn Muskatpulver schmeckt meist leicht bitter und verliert schnell an Geschmack.

Oregano

bekommt man auch in Töpfen angeboten; entwickelt aber auch getrocknet sein intensives Aroma; sollte daher auch sparsam verwendet werden. Getrocknet kann Oregano mitgekocht werden.

Paprikapulver siehe »Gewürzpaprika«

Paprikapulver ist wasserlöslich und extrem temperaturempfindlich; wird es in heißem Fett mitgeröstet, verbrennt es und macht die Speisen bitter.

Piment

wird auch Nelken- oder Jamaikapfeffer genannt; die getrockneten Beeren vereinen geschmacklich Muskatnuss, Zimt und Nelke. Früher wurde Piment überwiegend zur Haltbarmachung verwendet. Heute nimmt man ihn für pikante Gerichte und zum Backen.

Pinienkerne

sind die kleinen, länglichen Samen der Pinie, die roh, geröstet oder gesalzen angeboten werden. Der feine Geschmack macht sie zum idealen Partner für Salate, Suppen und Vorspeisen etc.

Petersilie

ist das bekannteste Gartenkraut; man bekommt es ganzjährig; es lässt sich in frischem Wasser mehrere Tage aufbewahren oder im Blumentopf ziehen und stets frisch schneiden. Es gibt glatte Petersilie mit intensivem Geschmack und die krause Gartenpetersilie mit milderem Aroma.

Pfeffer

zählt zu den ältesten Gewürzen, er wurde früher teuer gehandelt. Piper nigrum, wie die rankende Pflanze botanisch heißt, wächst in verschiedenen Arten in den Tropen. Die langen Fruchtstände tragen zunächst grüne Körner. Diese werden unter Wenden an der Sonne getrocknet, bis sie *schwarz* sind. Reifen die grünen Früchte aus, werden sie orange oder rot; in Säcke verpackt werden sie in Wasser eingeweicht, die Haut wird anschließend abgerieben – das sind die *weißen* Pfefferkörner.
Grüne Pfefferkörner gibt es auch eingelegt. Schwarzer und weißer Pfeffer sollte stets frisch gemahlen verwendet werden, das Pulver »raucht« schnell aus.
Rosa Pfefferkörner stammen von einem Baum aus Südamerika und sind nicht mit dem oben genannten Pfeffer verwandt. Die Beeren werden reif geerntet und entweder in Salzlake eingelegt oder getrocknet angeboten. Ihr Aroma ist süß mit pfeffrigem Geschmack; sie eignen sich zum Mischen mit anderen Pfefferkörnern.

Rauke

ursprünglich ein Wildkraut mit hohem Ölgehalt – als Rucola in Italien bekannt – ist heute in deutschen Küchen etabliert und wird auch in den Gärten angebaut. Der nussige, leicht scharfe Geschmack der Rauke verfeinert viele Blattsalate, passt auch zu italienischen Nudelgerichten.

Reisessig

kommt aus China, gibt es weiß, rot oder schwarz; wird aus Reiswein hergestellt und kann durch Apfel- oder Weinessig ersetzt werden.

Salbei

meist als Kräuterbund oder im Blumentopf angeboten; gibt es getrocknet in Apotheken. Salbei wird zu Fleisch- und Gemüsegerichten genommen; passt, in Butter gebraten, über Pastagerichte oder Gnocchi.

Schalotte

ist die kleine Schwester der Zwiebel und wird mit ihrer milden Schärfe vor allem in der feinen Küche eingesetzt.

Salz/Meersalz

braucht der menschliche Organismus in einer Menge von ca. 6–7 g pro Tag. Viele Lebensmittel enthalten genügend Salz (wie Käse, Wurst, Brot, Fertigprodukte, Saucen und Suppen), so dass Nachsalzen und zusätzliches Salzen beim Kochen nur in kleinsten Mengen sinnvoll ist.

Schnittlauch

als heimisches Kraut in vielen Gärten oder Blumentöpfen anzutreffen; gehört zu den Zwiebelgewächsen und hat ein kräftiges, pikantes Aroma; passt zu Saucen, Salaten und Quarkzubereitungen.

Selleriesalz

setzt sich grundsätzlich aus Steinsalz und Selleriesamen zusammen; gibt es vorzugsweise in Reformhäusern; gibt den Speisen eine gewisse Grundwürze.

Sesam

das Saatkorn der Sesampflanze gibt es ungeschält oder geschält; geschält hat Sesam einen nussigen Geschmack und wird geröstet für Speisen verwendet, die nicht mehr erhitzt werden (wie Müsli, Süßspeisen und Salate). Ungeschält ist Sesam ballaststoffreich, muss aber noch erhitzt werden, damit die Schalen sich öffnen (schmeckt leicht herb). Sesam wird auch zu Sesamöl (sparsam verwenden!) verarbeitet.

Sojasauce

ist ein asiatisches Würzmittel, das es in unterschiedlichen Geschmacksrichtungen gibt: die hellen Sojasaucen sind mild und die dunklen kräftig-süßlich. Zu beachten ist, dass viele Sojasaucen Salz enthalten.

Sambal Oelek

ist eine klassische, scharfe Paste aus Chilischoten und Salz; kommt aus Indonesien.

Tabasco

ist eine feurig scharfe Würzsauce aus roten Chilischoten, Salz und Essig.

Vanille

eine Kletterorchidee aus Mexiko liefert die Kapselfrüchte. Das intensiv duftende Gewürz wird als ganze Vanilleschoten oder gemahlene Bourbon-Vanille angeboten. Das Mark sollte vorsichtig aus der Schote geschabt werden, die Schoten können nochmals ausgekocht werden oder in ein Glas mit Zucker gelegt werden, denn sie geben noch reichlich Aroma ab.

Wacholder

ist als Beere in jedem Gewürzregal zu finden für Kohlspeisen sowie Fisch- und Wildmarinaden.

Zimt (Ceylonzimt; Chinesischer Zimt)

Ceylonzimt hat ein warmes, leicht süßliches Aroma, er ist feiner als der Chinesische Zimt, auch Kassia genannt-und teurer. Dieser Zimt wächst in verschiedenen tropischen Ländern; der Duft von Kassia ist nicht so intensiv und der Geschmack ist schärfer als Ceylonzimt. Zimt gibt es als Stange bzw. Rinde oder pulverisiert. Er eignet sich sehr gut zu Desserts, wärmenden Drinks u.a. Er ist Bestandteil von indischen Masalas.

Zitronenmelisse

ist ein erfrischendes Kraut, reich an ätherischen Ölen, mit angenehm würzigem Aroma. Zitronenmelisse passt zu frischem Salat und Vorspeisen, Gemüsezubereitungen und als Garnitur zu Desserts und Süßspeisen; frisch oder in Töpfen beim Gemüse- und Kräuterhändler zu finden.

Zitronengras

stammt aus den tropischen Regionen Südindiens und Ceylons. Die dicken Halme enthalten ätherische Öle mit zitronigem frischen Duft und Aroma. In der Küche sollte nur der untere, zartere Teil (klein geschnitten) verwendet werden. Zitronengras gibt es auch als Pulvergewürz in asiatischen Läden; es passt zu Wok-Gerichten, Suppen und asiatischen Pfannengerichten.

Vitamin-Jahres-Kalender

Januar	Februar
Viel Provitamin-A: Möhren, Grünkohl, Endivie, Chicorée **Viel Vitamin-C:** Orangen, Zitronen, Grapefruit, Grünkohl, Blumenkohl, Wirsing	**Viel Provitamin-A:** Brokkoli, Chicorée, Endivie, Kresse **Viel Vitamin-C:** Weißkohl, Knoblauch, Orangen, Zitronen, Grapefruit
März	**April**
Viel Provitamin-A: Brokkoli, Chicorée, Endivie **Viel Vitamin-C:** Chinakohl, Blumenkohl, Rotkohl, Grapefruit	**Viel Provitamin-A:** Spinat, Möhren, Brokkoli **Viel Vitamin-C:** Kohlrabi, Radieschen, Blumenkohl
Mai	**Juni**
Viel Provitamin-A: Spinat, Möhren, Spargel, Kopfsalat, Kresse **Viel Vitamin-C:** Kohlrabi, Tomaten, Blumenkohl, Fenchel, Petersilie	**Viel Provitamin-A:** Spinat, Möhren, Aprikosen **Viel Vitamin-C:** Erdbeeren, Paprika, Kartoffeln, Kohlrabi, Petersilie, Tomaten
Juli	**August**
Viel Provitamin-A: Aprikosen, Kirschen, Himbeeren Möhren, Kopfsalat **Viel Vitamin-C:** Schwarze Johannisbeeren, Erdbeeren, Kiwis, Kirschen, Paprika, Kohlrabi, Petersilie	**Viel Provitamin-A:** Möhren, Spinat, Kopfsalat, Pfirsiche, Himbeeren **Viel Vitamin-C:** Blumenkohl, Paprika, Heidelbeeren, Kiwis, Petersilie
September	**Oktober**
Viel Provitamin-A: Pfirsiche, Himbeeren, Brombeeren, Endivie, Kopfsalat **Viel Vitamin-C:** Paprika, Tomaten, Fenchel, Petersilie, Kiwis, Quitten	**Viel Provitamin-A:** Möhren, Kopfsalat **Viel Vitamin-C:** Quitten, Blumenkohl, Chinakohl, Rosenkohl, Grapefruit, Petersilie
November	**Dezember**
Viel Provitamin-A: Kresse, Brokkoli, Tomaten, Möhren **Viel Vitamin-C:** Chinakohl, Brokkoli, Blumenkohl, Grünkohl, Kartoffeln, Orangen, Kiwis, Grapefruit, Zitronen	**Viel Provitamin-A:** Chicorée, Endivie, Grünkohl, Brokkoli, Möhren **Viel Vitamin-C:** Grünkohl, Wirsing, Kresse, Sanddorn, Orangen, Zitronen, Grapefruit

Die Fitness-Küche
Köstliche Rezepte für Aktive & Figurbewusste
Rezepte von A-Z

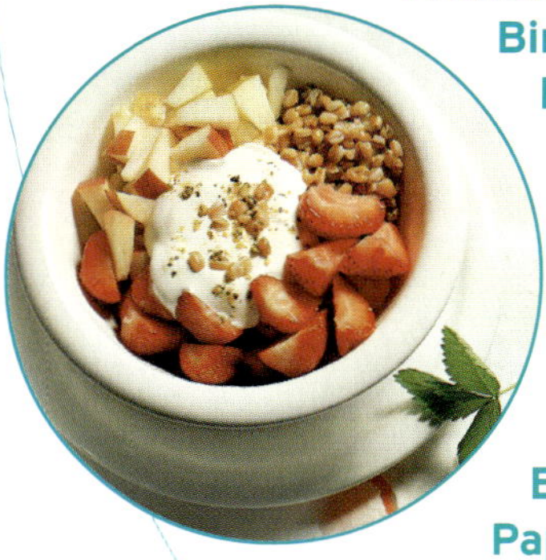

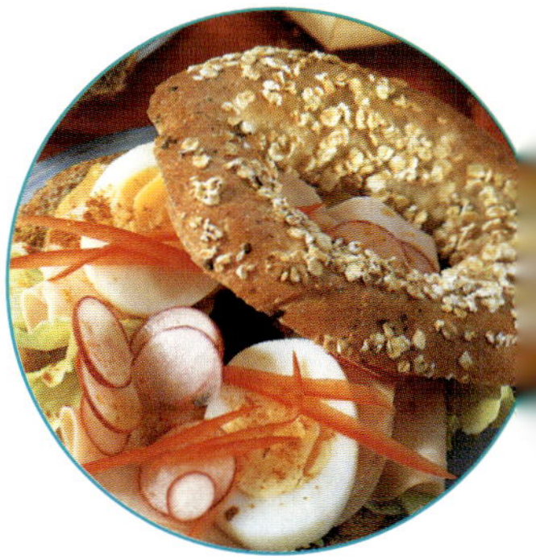

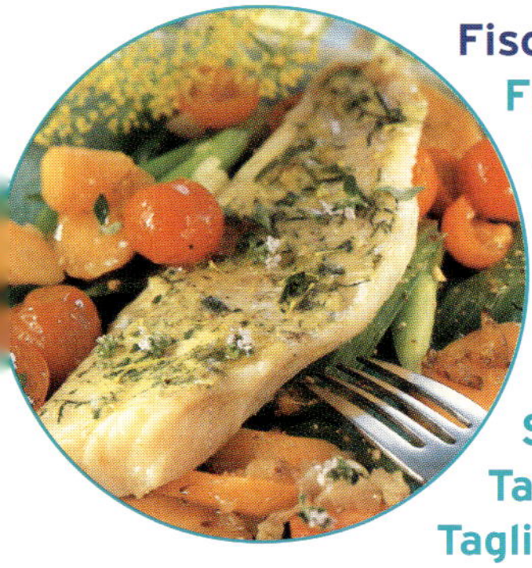

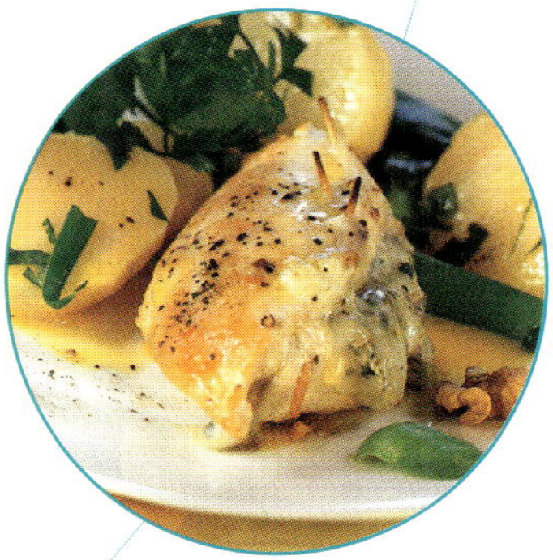

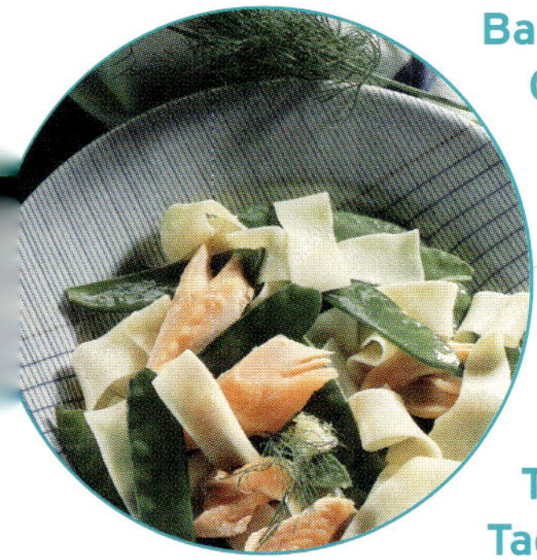

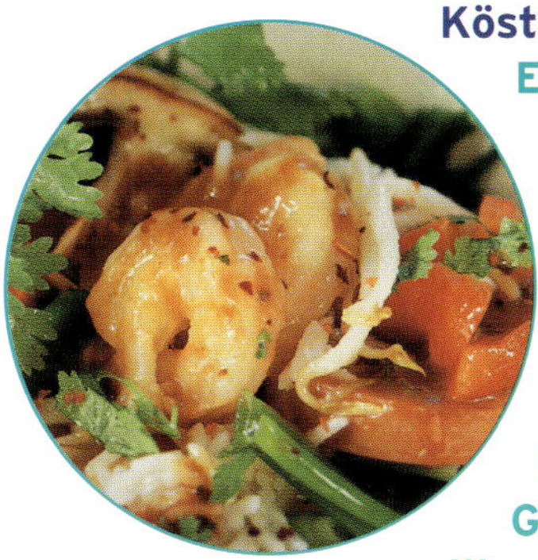

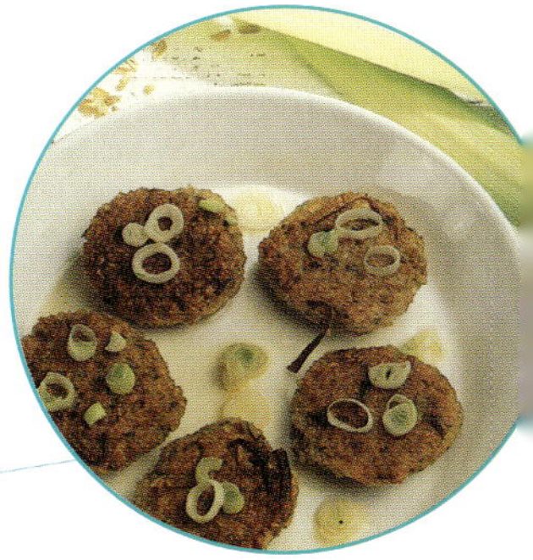

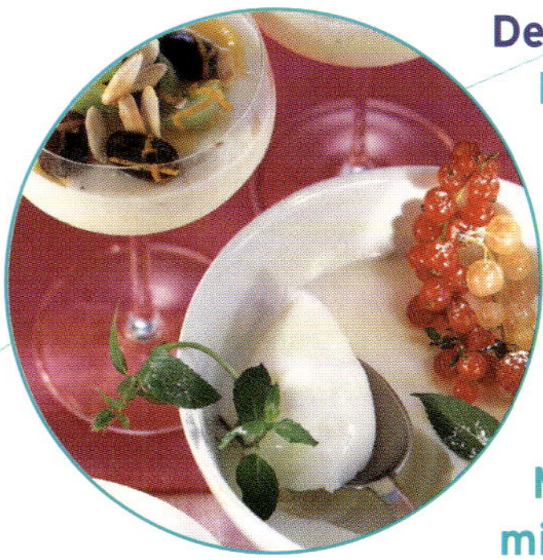

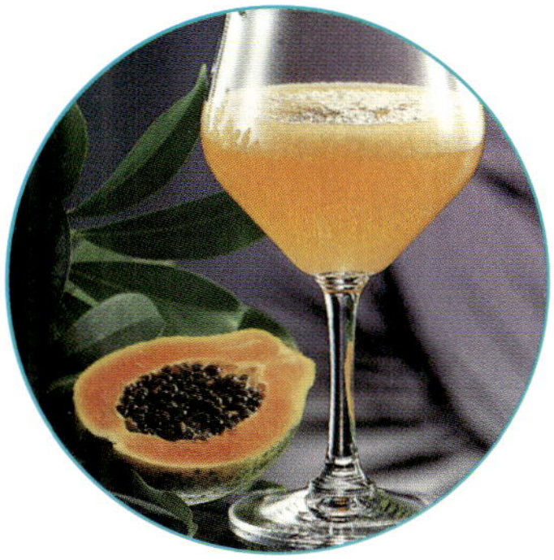

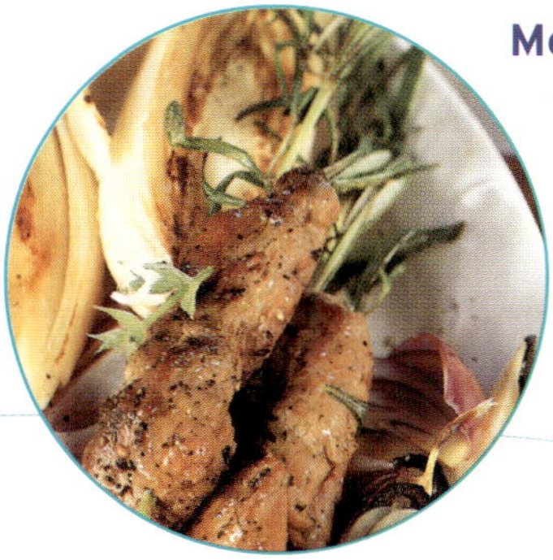

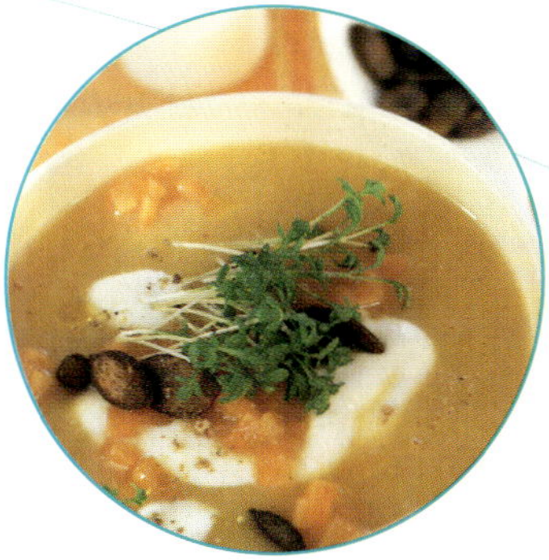

Literatur

Aepli, Beatrice: **Das Ebly-Kochbuch,** Edition FONA, CH-Lenzburg, 2004

Altmaier, Doris: **Abnehmen ohne Diät,** Midema Verlag, Augsburg, 1997

Buser, Marianne und Koch, Antonia: **Von fast vergessenen Gemüsen, Kräutern und Beeren,** Hädecke Verlag, Weil der Stadt, 2004

Cacciatore, Monica und Daiber, Claudia: **Hülsenfrüchte,** Hädecke Verlag, 2002

Coisel, Eric: **Genuss aus dem Meer: Algen** Informationen und Rezepte vom Meisterkoch aus der Normandie, Hädecke Verlag, Weil der Stadt, 2004

Croft, John E.: **Apotheke Ozean,** naturaviva Verlag, Weil der Stadt, 2004

Elmadfa, Ibrahim u. a.: **Die große GU-Nährwert-Kalorien-Tabelle,** Gräfe und Unzer, München, 2000/2001

Gandhi, Jeeti: **Indische Gewürzküche,** Hädecke Verlag, Weil der Stadt, 2003

Issar, Sushila und Kopecky, Mrinal: **Indisch vegetarisch,** Hädecke Verlag, Weil der Stadt, 2001, 2003

Jochum-Guillo, Mireille: **Algen – natürliche Quelle der Vitalität,** Trias-Verlag, Stuttgart, 1998

Kalorien mundgerecht, Umschau Buchverlag, 2001

Kaspar, Heinrich: **Ernährungsmedizin und Diätetik,** Urban & Fischer Verlag, München, 2000

Klever, Ulrich: **Klevers Kompass Kalorien & Fette,** Gräfe und Unzer, München, 1992

La Roche-Pharma: **Xenical-Fettkonto,** Richtig-Essen-Institut, Bonn, 2003

Liebster, Günther und Levin, Hans-Georg: **Warenkunde Obst und Gemüse, Band 1 Obst,** Hädecke Verlag, Weil der Stadt, 2002

Liebster, Günther: **Warenkunde Obst und Gemüse, Band 2 Gemüse,** Hädecke Verlag, Weil der Stadt, 2003

Morris, Sallie und Mackley, Lesley: **Das kulinarische Handbuch der Gewürze,** Christian Verlag, München, 1999

Pudel, Volker und Ellrott, Thomas: **Abnehmen & Co,** ZDF-Verlag, Mainz

Salvesen, Christian: **Blaugrüne Algen,** fit fürs Leben Verlag, Weil der Stadt, 2003

Souci-Fachmann-Kraut: **Nährwerttabelle,** Wissenschaftliche Verlagsgesellschaft mbH, Stuttgart

Steckhan, Ilona: **Küchenschätze der Indios und Indianer,** Hädecke Verlag, Weil der Stadt, 2000

Straten, Michael van: **Superjuice – gesünder leben mit Säften,** Hädecke Verlag, Weil der Stadt, 2000